L. Török · Hauterscheinungen bei Erkrankungen innerer Organe

Hauterscheinungen bei Erkrankungen innerer Organe

von László Török

Deutsche Übersetzung em. Prof. Dr. med. Sándor Marghescu

Mit 215 Abbildungen in Farbe und 56 Tabellen

Johann Ambrosius Barth Verlag
Heidelberg · Leipzig

Anschrift des Verfassers:

Prof. Dr. med. László Török
Dermatologische Abteilung
Komitatskrankenhaus
H-6000 Kecskemét
Ungarn

Die Deutsche Bibliothek – CIP-Einheitsaufnahme

Török, László:
Hauterscheinungen bei Erkrankungen innerer Organe : mit 56 Tabellen /
von László Török. [Aus dem Ungar. von Sándor Marghescu]. –
Heidelberg ; Leipzig : Barth, 1997
   Einheitssacht.: A bőrtünetek általános diagnosztikai jelentősége <dt.>
   ISBN 3-335-00487-6

Originaltitel: A bőrtünetek általános diagnosztikai jelentősége
© Dr. med. László Török 1994
Medicina Könyvkiadó Rt., Budapest, 1995

© für die deutsche Ausgabe 1997 Johann Ambrosius Barth Verlag, Hüthig GmbH, Heidelberg · Leipzig
Alle Rechte vorbehalten
Printed in Germany
Gesamtherstellung: Paderborner Druck Centrum, Paderborn

ISBN 3-335-00487-6

Geleitwort

Als ich das Werk von Herrn Török erhielt, war ich zunächst einmal zu dessen Neuartigkeit und Wert skeptisch. Ich nahm an, daß wiederum Hautkrankheiten aufgezählt werden, die mehr oder weniger häufig bei Erkrankungen innerer Organe beobachtet werden. Dies setzt üblicherweise voraus, daß man die Diagnose der inneren Erkrankungen kennt.

Beim Vertiefen in das Buch erkannte ich das sehr praktische Ordnungsprinzip: Beschreibung der Hauterscheinungen in einer, auch für den Nicht-Dermatologen erkennbaren Form als Ausgangspunkt, wozu dann die in Frage kommenden Erkrankungen innerer Organe zugeordnet werden. Auch innerhalb eines Kapitels wurden die Hauterscheinungen nach verschiedenen Prinzipien unterteilt. So muß man beim Erythem im Gesicht an andere innere Erkrankungen denken, als zum Beispiel beim Erythem im Unterschenkelbereich.

Diese neuen Gesichtspunkte mit hoher praktischer Relevanz, die klare Diktion, die Berücksichtigung auch der neuesten Literatur, die zahlreichen aussagekräftigen Farbabbildungen, die Angaben über zusätzliche diagnostische Maßnahmen zur Festigung der Verdachtsdiagnose und besonders auch die Hinweise auf Hauterscheinungen, die einer inneren Erkrankung vorangehen und dadurch eine frühzeitige Therapie ermöglichen, haben mich von der Notwendigkeit überzeugt, das Buch ins Deutsche zu übersetzen.

Ich wünsche dem Verfasser, daß verdienterweise die deutsche Ausgabe ebenso binnen weniger Monate vergriffen sein wird, wie die ungarische.

Hannover, November 1996   *Sándor Marghescu*

Müsset im Naturbetrachten
immer eins wie alles achten:
Nichts ist drinnen, nichts ist draussen:
Denn was innen, das ist aussen.
Aus dem Epirrhema Goethes

Vorwort

Jeder Arzt sieht bei der Untersuchung eines Kranken auch seine Hautveränderungen. So wußte man schon früher, daß sich auf der Haut nicht nur die Hautkrankheiten manifestieren, sondern daß darauf, wie auf dem größten „Bildschirm" unseres Organismus, auch zahlreiche innere bzw. systemische Erkrankungen sichtbar werden. Aus diesem Grunde ist der Arzt, der auf der Haut „lesen" kann, durchaus in der Lage, relativ schnell und ohne apparative Hilfe komplizierte Erkrankungen innerer Organe zu erkennen.

Das Buch geht von den Bedürfnissen des praktischen Arztes aus und zeigt mit Hilfe gut umschriebener Hauterscheinungsmuster die Veränderungen und Zusammenhänge, die auch neben den heutigen modernen diagnostischen Mitteln wichtig oder durch nichts anderes zu ersetzen sind. Natürlich handelt ein Arzt dann richtig oder berücksichtigt am besten die Interessen des Kranken, wenn er die nicht-invasiven diagnostischen Möglichkeiten, die durch die Berücksichtigung der Hauterscheinungen gegeben sind, mit den neuesten apparativen Untersuchungen verbindet. In diesem Werk kann der Leser solche diagnostisch und prognostisch wertvollen Hauterscheinungen kennenlernen, die ihm schon sehr früh ermöglichen können, eine vollständige Diagnose oder zumindest eine Arbeitsdiagnose zu stellen.

Um den vorgegebenen Rahmen nicht zu sprengen, werden weder die bekannten Begriffe der internistischen Inspektion, noch die Hauterscheinungen bei Infektionskrankheiten, noch die allein internistisch bedeutsamen Krankheitszeichen, noch die Schleimhauterscheinungen abgehandelt. Letztere allein würden nach einer eigenen Monographie verlangen. Demgegenüber werden die in der allgemeinmedizinischen Diagnostik auch heute verwertbaren Hauterscheinungen, die sich daraus ergebenden Konsequenzen und die häufigen differentialdiagnostischen Überlegungen beschrieben, wobei auf die neuesten Zusammenhänge und deren Literatur eingegangen wird.

Das Buch stützt sich auf meine beinahe 25jährige klinisch-diagnostische Erfahrung, auf Erfahrungen während meiner kürzeren oder längeren Studienreisen in zahlreichen ungarischen und ausländischen Institutionen, auf die lehrreichen Fälle, die bei zahlreichen Kongressen und Krankendemonstrationen vorgestellt wurden und auf die einschlägige Literatur der letzten 25 Jahre. In der Aufarbeitung des inzwischen erheblich angesammelten Wissensgutes war es mir von großer Hilfe, in der Szegediner Hautklinik über dieses Thema eine spezielle Vortragsreihe halten zu dürfen, woraus sich auch die Struktur dieses Buches herauskristallisierte.

Nach Fertigstellung dieser Monographie ergeht mein herzlicher Dank an meinen ersten Lehrer, Herrn Professor Miklós Simon (Szeged). Er hat nicht nur die Liebe zur Dermatologie in mir entfacht, sondern mich auch auf das Studium der Zusammenhänge aufmerksam gemacht, die in der Dermatologie verborgen sind und die gesamte Medizin umfassen.

Die in diesem Buch beschriebenen Krankheitsfälle und Beobachtungen stammen größtenteils aus der Dermatologischen Abteilung und den anderen Abteilungen des Komitatskrankenhauses in Kecskemét. Aus diesem Grunde bin ich in erster Linie meinen eigenen Kollegen zu Dank verpflichtet. Sie waren bereits ausreichend „sensibilisiert" gegenüber einer korrelativen Dermatologie, um an die Krankheitserscheinungen innerer Organe zu denken, die sich hinter den Hauterscheinungen verbergen. Für die mühevolle Schreibarbeit danke ich Frau Labancz. Für die Anfertigung der „Seele" des Buches, der farbigen Abbildungen, sei an dieser Stelle Frau Tapolcsányi und Herrn Bálint gedankt.

Es ist für mich eine große Ehre und Freude, daß zwei international anerkannte Fachvertreter der ungarischen Dermatologie und der Inneren Medizin, die Herren Professoren István Rácz † und Gyula Petrányi die Durchsicht des Manuskripts übernommen haben. Ich danke Ihnen sehr dafür, daß sie meine Arbeit mit Ratschlägen und Bemerkungen gefördert haben.

Ich möchte auch denen danken, die mir zur Erweiterung der Bebilderung Diapositive zur Verfügung gestellt haben. Herrn Professor Sándor Marghescu (Hannover) verdanke ich die Diapositive 51, 89, 101, 132 und 189, Herrn Professor Miklós Simon (Szeged) die Diapositive 43, 53, 55, 102 und 103, Herrn Professor G. K. Steigleder (Köln) die Diapositive 90, 118 und 119, Herrn Oberarzt György Horváth (Györ) die Diapositive 45 und 46, Frau Professor Éva Török (Budapest) das Diapositiv 82, Herrn Professor M. Waugh (Leeds) das Diapositiv 88, Herrn Kollegen S. Smitt (Amsterdam) das Diapositiv 153, Herrn Professor K. Bork (Mainz) das Diapositiv 159, Herrn Dr. J. Harkai (Miskolc) das Diapositiv 187, Herrn Professor H. O. Zaun (Homburg) das Diapositiv 214, Frau Professor Lenke Szekeres (Szeged) das Diapositiv 151, Herrn Oberarzt Lajos Domján (Kecskemét) das Diapositiv 33 und der radiologischen Abteilung unseres Krankenhauses die Diapositive 33 und 96.

Zum Schluß wünsche ich mir, daß mein Buch im Zeitalter der stark technisierten Medizin die praktizierenden Ärzte erneut auf die Notwendigkeit und Bedeutung einer eingehenden klinischen Untersuchung der Kranken aufmerksam macht.

Kecskemét, Oktober 1996   *L. Török*

Inhalt

1. Einführung

Medizingeschichtliche Aspekte

Seit langem ist es bekannt, daß die Haut ein guter Indikator zahlreicher innerer Erkrankungen ist. Bereits Hippokrates kannte die diesbezügliche Bedeutung der Hauterscheinungen. Er bezeichnete diese als „Apostasis" (Abtropfen), eine Ablagerung der Krankheitsprodukte und entsprechend seiner Theorie erklärte es mit der Lehre der Dyskrasie.

Später, vor allem im 18. und 19. Jahrhundert wurden bei der Beschreibung der Krankheitsbilder nach und nach auch die Hauterscheinungen erkannt. Diese wurden empirisch in der Diagnostik verwendet, aber die engeren Beziehungen zwischen inneren Erkrankungen und Hauterscheinungen sowie die in den Hauterscheinungen verborgenen diagnostischen Möglichkeiten wurden noch nicht ausgeschöpft.

Mit der Zunahme der medizinischen Kenntnisse können die mehr auf wissenschaftlicher Basis beruhenden Beobachtungen auf dem Gebiet der korrelativen Dermatologie auf das Ende des 19. Jahrhunderts datiert werden. Zunächst kann das Wirken französischer Dermatologen hervorgehoben werden, die die Hautkrankheiten – entsprechend ihrer Betrachtungsweise – auf die Erkrankung des ganzen Organismus zurückgeführt haben. So kann man verstehen, daß unter den Ersten der Franzose *Darier* (1893) auf die häufigere Koinzidenz der obligat paraneoplastischen Dermatose Acanthosis nigricans mit gastrointestinalen Tumoren hingewiesen hat.

Wesentliche, zusammenfassende Abschnitte über die korrelative Dermatologie sind Anfang des 20. Jahrhunderts in der Handbuchreihe von *Jadassohn*, ein Standardwerk der damaligen Zeit, erschienen und wurden von *Jessner* und *Lutz* (1932) verfaßt [1]. In der zweiten Ausgabe hat diesen Abschnitt *Schirren* (1967) geschrieben, der bereits auch auf die ätiologischen und pathogenetischen Aspekte der mit Erkrankung innerer Organe

vergesellschafteten Dermatosen hingewiesen hat [2]. Die Arbeiten von *Wiener*, *Herzberg*, *Hagedorn*, *Bazex* und *Andreev* lieferten gründlichere Kenntnisse über die tumorassoziierten, sog. paraneoplastischen Dermatosen [3–6]. Sie berichteten über viele neue Krankheitsbilder und Zusammenhänge, mit deren Hilfe man auf die sonst noch symptomlosen Tumorerkrankungen schließen konnte. Hinsichtlich der anderen Hauterscheinungen, die mit inneren Erkrankungen einzelner Organe oder Organsysteme in Verbindung standen, können die Arbeiten von *Bohnstedt* (1965), *Braveman* (1981), *Hurwitz* (1985), *Tischendorf* (1987) und *Callen* (1988) hervorgehoben werden [7–11]. Erwähnt werden soll in diesem Zusammenhang auch das kompakte zweibändige Werk von Fitzpatrick und Mitautoren, in welchem zwar auch rein dermatologische Abschnitte zu finden sind, jedoch auch eine moderne Synthese der Dermatologie mit vielen Gebieten der Medizin dargestellt wird. Die interessanteren medizingeschichtlichen Aspekte einzelner Hauterscheinungen werden ausführlich im Buch erwähnt [12].

Von den Ungaren muß zuerst *Mór Kaposi* erwähnt werden, der 1869 auf die Möglichkeit schwerer Allgemeinerscheinungen und Symptome von seiten innerer Organe in Zusammenhang mit dem Lupus erythematosus aufmerksam gemacht hat. Im Hinblick auf die Hauterscheinungen im Gesicht schlug er vor, die Krankheit Erysipelas perstans faciei zu nennen. Trotzdem wurde das Krankheitsbild lange für eine primäre Hauterkrankung gehalten, die nur selten mit Komplikationen in anderen Organen einhergeht [13].

Wir setzen die Aufzählung mit *Ferenc Poór* fort, den man als den Bahnbrecher der ungarischen korrelativen Dermatologie betrachten kann. Seiner Zeit voraus untersuchte er bereits die Krankheiten im Lichte der Einheit des Organismus und führte die einzelnen Krankheiten auf die Erkrankung der übrigen Organe bzw. Organsysteme zurück. Im Jahre 1878 schrieb er folgendes: „Die inneren Organe stehen mit der Haut in einer Beziehung wechselseitigen Zusammenwirkens. Deswegen können die Erkrankungen innerer Organe auch an der sonst gesunden Haut in Erscheinung treten" [14]. Entsprechend der Lehre seiner Zeit versuchte er auch die Ursachen zu erforschen. Bezüglich der Untersuchung der Zusammenhänge zwischen Haut und Nervensystem weisen wir auf die Arbeiten von *Ernö Schwimmer* (1884) hin [15]. Unter den ungarischen Autoren muß man auch *István Rothmann* erwähnen, der als Erster begann, sich gründlicher mit dem Pathomechanismus der Zusammenhänge zwischen Hauterscheinungen und inneren Erkrankungen zu beschäftigen [16]. Es ist erwähnenswert, daß er als Erster die dem Glucagonom-Syndrom entsprechenden Hauterscheinungen beobachtet hat. Diesbezüglich faßte er die Hauterscheinungen als Produkt der Reaktion zwischen Tumortoxinen und Eiweißstoffen des Organismus auf. Unsere Kenntnisse über die korrelative Dermatologie gipfelten nach dem II. Weltkrieg im Buch von *Pastinszky und Rácz* mit dem Titel „Hauterscheinungen innerer Organe" (1959). Das Buch wurde auch international bekannt und auch ins Deutsche und Polnische übersetzt [17]. Vor ähnlichen Werken ausländischer Autoren wurde in diesem Buch die Aufmerksamkeit auf die Beziehungen zwischen Hauterscheinungen und Erkrankungen innerer Organe gelenkt, damit die Hauterscheinungen im Lichte des Gesamtorganismus betrachtet werden. Andererseits sollte das Werk nicht nur den Dermatologen, sondern auch den Vertretern anderer Disziplinen diagnostische Hilfe bieten.

Die Hauterscheinungen und ihre Bedeutung

Die krankhaften Veränderungen auf der Haut, d. h. die Hauterscheinungen, können sehr einfach, bereits mit dem unbewaffneten Auge und ohne apparative Hilfe studiert werden. Ihre Anwesenheit kann nicht nur den Dermatologen, sondern auch praktischen Ärzten und Vertretern anderer Disziplinen wichtige Informationen liefern. Aus diesem Grunde ist es wichtig, daß jeder Mediziner wenigstens die für sein Fach typischen Hauterscheinungen kennt. Was ist ihre Bedeutung und welche Hilfe kann der Kliniker von denen erwarten? *Die Bedeutung der Hauterscheinungen ist mehrschichtig: 1. diagnostisch, 2. prognostisch und 3. therapeutisch.*

Die Hauterscheinungen haben diagnostisch eine doppelte Bedeutung: Einerseits ermöglichen sie die primäre dermatologische Diagnose (z. B. atopisches Ekzem, Psoriasis vulgaris, malignes Melanom usw.), die für die Versorgung der Hauterkrankungen grundsätzlich wichtig ist. Nennen wir den Vorgang, wo wir aus krankhaften Hauterscheinungen Dermatosen erkennen, als dermatologische Diagnostik. Andererseits können durch die Wechselwirkung zwischen Erkrankungen innerer Organe und der Haut auch solche Hautveränderungen in Erscheinung treten, die auf die inneren krankhaften Vorgänge zurückgeführt werden und für diese kennzeichnend sind. Diese helfen uns, die dahinter verborgenen Grundkrankheiten und krankhafte Vorgänge zu erkennen. Nennen wir es Dermatodiagnose, wenn wir mit Hilfe solcher „endogener" Hauterscheinungen die Erkrankungen innerer Organe diagnostizieren. Solche Hauterscheinungen müßten möglichst viele Mediziner kennen, da diese ohne irgendeinen Apparat, allein durch Betrachten des Kranken erkannt werden können (nicht-invasive Dermatodiagnostik) [18].

Da die Hauterscheinungen, die eine Erkrankung innerer Organe begleiten, auch deren Wesen und Schwere widerspiegeln, können diese auch zur Prognose herangezogen werden [19]. Die generalisierte Livedo racemosa bei SLE ist beispielsweise nicht nur ein diagnostisches Zeichen, sondern auch ein prognostischer Hinweis auf vaskuläre Komplikationen im Gehirn [20]. Ein generalisierter Zoster zeigt auch die Schwere eines Immundefektes an und kann so bei der HIV-Infektion als sehr ungünstiges Zeichen betrachtet werden.

Neuerlich fangen wir an, auch die therapeutische Bedeutung der Hauterscheinungen zu erkennen, weil diese in der Wahl des Heilmittels wegweisend sein kann. So können bei der chronischen Niereninsuffizienz das Auftreten einer umschriebenen, verästelten, lividen Verfärbung oder netzartig angeordnete hämorrhagische Knötchen auf eine fortgeschrittene vaskuläre Kalzifikation oder auf einen nephrogenen Hyperparathyreoidismus hinweisen [21]. In solchen Fällen ist es sinnvoll, so früh, wie möglich eine subtotale Parathyreoidektomie durchzuführen, um schwere, ausgedehnte Nekrosen der Haut und von Geweben unter der Haut oder der Muskulatur zu vermeiden. Die Blasenbildung bei Porphyrien ist nicht nur ein diagnostisches Zeichen für den Arzt, sondern gleichzeitig auch ein behandlungsbedürftiges Symptom.

Nach den bisherigen Ausführungen können die Hauterscheinungen in bezug auf die korrelative Dermatologie, wie folgt eingeteilt werden:

1. Primäre Hauterscheinungen, die in erster Linie auf Erkrankungen der Haut selbst hinweisen.

2. Sekundäre Hauterscheinungen, die auf verschiedene innere Krankheitsbilder oder auf Systemerkrankungen aufmerksam machen.

Diese können fakultativ auf der Haut in Erscheinung treten, wie z.B. die Necrobiosis lipoidica bei Diabetes mellitus. Auch paraneoplastische Hauterscheinungen können fakultativer Natur sein, wie die Dermatomyositis. Es gibt aber auch obligate Zeichen, die mit Vorgängen in inneren Organen in strenger Beziehung stehen. Solche sind die neurokutanen Syndrome, die Hauterscheinungen der angeborenen Stoffwechselkrankheiten und die obligaten paraneoplastischen Hauterscheinungen. Diese Einteilung hat keine absolute Gültigkeit, weil auch Hauterscheinungen mit doppelter Bedeutung bekannt sind. Diese können nur eine Dermatose, aber auch einen dahinter stehenden Krankheitsvorgang in inneren Organen anzeigen (die seborrhoische Dermatitis kann eine Dermatose sui generis sein, aber auch einen Hinweis auf eine fortgeschrittene HIV-Infektion liefern).

Von der Blickdiagnose zur korrelativen Dermatologie

Bereits zum klassischen internistischen Untersuchungsgang gehörte auch die Inspektion, die gründliche Untersuchung des äußeren Habitus und der Haut des Patienten. Damit wurden die relativ leicht zu beobachtenden diagnostischen Zeichen registriert, wie der Gesichtsausdruck des Kranken, die Farbe der Haut und der Schleimhäute, der Hautturgor, das Ödem, das Hautemphysem, der Palpationsbefund der Haut, die Hauttemperatur, die Verteilung der Haare und der Zustand der Nägel [27]. Man hat aber auch solche auffällige Hauterscheinungen beschrieben, die auf eine bestimmte Erkrankung innerer Organe kennzeichnend waren. Diese wurden durch die sog. Blickdiagnose erfaßt [10]. Wir müssen wissen, daß diese Zeichen nicht immer eine fertige Diagnose bedeuteten, lieferten jedoch gute Hinweise zur weiteren Untersuchung des Patienten.

Die genauere Untersuchung der Haut kann dem in der Inspektion geübten Arzt weitere diagnostische Hilfen bieten. Dazu muß man allerdings die feineren Informationen der Haut kennen, was man sich durch Erlernen der klassischen dermatologischen Beschreibungsart aneignen kann. In diesem Buch werden diese Erscheinungen so dargestellt und geordnet, daß sie in der Diagnostik der Erkrankungen innerer Organe und von Systemerkrankungen angewendet werden können. Diese können nämlich die Arbeitsdiagnose liefern, die Richtung anderer Untersuchungen bestimmen und somit mit anderen Symptomen und Untersuchungsergebnissen zusammen die Krankheitsdiagnose ergeben („kutane Innere Medizin").

Wir nennen es *korrelative Dermatologie* den Teil der Hautkunde, der sich mit den Erkrankungen innerer Organe und der Ätiologie, dem Pathomechanismus der dazugehörigen Hauterscheinungen und mit deren Bedeutung beschäftigt. Der wichtigste Inhalt dieses Teilgebietes ist die Untersuchung der Wechselwirkungen zwischen den Erkrankungen innerer Organe und der Haut. Als *Dermadrome* werden Hauterscheinungen bezeichnet, die als Folge von Erkrankungen innerer Organe in

Erscheinung getreten sind, mit den inneren Erkrankungen in einer mehr oder weniger engen Beziehung stehen und diese anzeigen. Das Integument kann nämlich als ein Bildschirm betrachtet werden, worauf die Erkrankungen innerer Organe sichtbar werden. (Dermadrome sind die nach außen projizierte Symptome.) Diese Dermadrome sind das Alphabet der korrelativen Dermatologie, eine visuelle Information, wodurch ein in der korrelativen Dermatologie geübter Arzt lesen und daraus auf die inneren bzw. systemischen Vorgänge schließen kann. Solche Hauterscheinungen haben eine wichtige Funktion. Der Arzt muß diese weiter analysieren, mit anderen Symptomen zusammen betrachten und einordnen, damit er daraus diagnostische und prognostische Schlüsse ziehen kann. Die korrelative Dermatologie gilt als ein echtes interdisziplinäres Teilgebiet. Der Umgang damit erfordert ein breites medizinisches Wissen. Voraussetzungen ihrer Anwendung sind die Kenntnis der Beziehungen zwischen den krankhaften Vorgängen sowie eine morphologische und funktionelle Betrachtungsweise.

Schließlich soll die Art dieser Zusammenhänge untersucht werden. Die Wechselwirkung zwischen den inneren Organen und der Haut kann sich in unterschiedlicher Weise manifestieren:

1. Primär ist der krankhafte Vorgang der inneren Organe oder Organsysteme und die Hauterscheinungen sind deren Folge. *Beispiel:* Hautveränderungen bei Leberleiden oder bei Niereninsuffizienz.

2. Primär ist die Hauterkrankung und diese wirkt sich an den inneren Organen aus. *Beispiel:* Das maligne Melanom und seine Metastasen in den inneren Organen oder die Erythrodermien mit sekundärer Beteiligung innerer Organe und mit kardiovaskulären Komplikationen und Stoffwechselstörungen.

3. Schließlich können die gleichen krankhaften Vorgänge gleichzeitig das innere Organ und das Integument betreffen. *Beispiel:* Die Multi-Systemerkrankungen, wie die Autoimmunerkrankungen und die Stoffwechselkrankheiten.

Der diagnostische Wert der Hauterscheinungen

Die diagnostische Bedeutung der auf der Haut sichtbar gewordenen Erscheinungen ist unterschiedlich. Sie können spezifisch oder unspezifisch sein. Es gibt solche Dermadrome, die auf eine Krankheit pathognomonisch sind. So z. B. die Angiofibrome auf den Morbus Pringle, die gelblichen, hämorrhagisch tingierten Papeln oder papulöse Infiltrate bei der systemischen Amyloidose oder die interdigitalen Xanthome auf den LDL-Rezeptorenmangel.

Die Spezifität kann auf den gleichen krankhaften Vorgang in den inneren Organen und in der Haut beruhen. Beispiel dafür sind die Ceramidvermehrung in der Haut und in den inneren Organen bei Morbus Fabry oder verschiedene Hamartome in der Haut und in den inneren Organen bei Morbus Pringle. Andererseits kann der (z. T.) bekannte Krankheitsvorgang spezifisch sein, wie z. B. das migrierende nekrolytische Erythem beim Glucagonom-Syndrom. Es ist auch möglich, daß die Hauterscheinung durch einen gemeinsamen, vererbten Hintergrund mit einer Erbkrankheit verbunden ist (Phakomatosen und andere erbliche Syndrome, wie z. B. das Multiple-Hamartome-Syndrom oder das Multiple-Endokrine-Neoplasie-Syndrom).

In vielen Fällen weist das Dermadrom nicht auf eine konkrete Erkrankung, sondern auf irgendeine Grundstörung hin, wie etwa ein generalisierter Zoster oder die mukokutane Candidose auf einen Immundefekt und die Flush-Reaktion auf eine sehr starke vasomotorische Aktivität.

Weiter sind auch solche Hauterscheinungen bekannt, die zwar nicht pathognomonisch, aber sehr kennzeichnend für eine bestimmte Erkrankung sind, wie z. B. die Café-au-lait-Flecke, die auf den Morbus Recklinghausen kennzeichnend sind, aber auch bei anderen Krankheitsbildern vorkommen können.

Die unspezifischen Hauterscheinungen sind weder pathologisch, noch statistisch empfindliche Hinweiszeichen. Sie stehen meistens mit den durch die Grundkrankheit primär oder sekundär ausgelösten Krankheitsvorgängen in

Zusammenhang, können aber auch wichtige Informationen über ein Krankheitsbild liefern. Beispiele sind die Haut- und Schleimhautblutungen bei den verschiedenen Leukämien oder die begleitenden vaskulären und neurologischen Dermadrome bei Diabetes mellitus. Es gibt auch polyätiologische Hauterscheinungen und Erkrankungen, wie das Erythema nodosum, die Pannikulitiden und die chronische Prurigo, die zwar einen inneren Krankheitsvorgang anzeigen, aber über ihre Art keine Auskunft geben. Jedenfalls müssen auch diese den Arzt veranlassen, den Patienten gezielt durchzuuntersuchen.

Bestimmte Hauterscheinungen weisen bereits auf eine vorhandene etablierte Erkrankung eines inneren Organs hin (monitorische Hauterscheinungen). Ihre Bedeutung besteht darin, daß des öfteren nur diese die Grundkrankheit signalisieren, da der Patient noch keine anderen Beschwerden hat. Als solche gelten beispielsweise die paraneoplastischen Hauterscheinungen. Es gibt aber auch solche Dermadrome, die Jahre voraus eine Erkrankung voraussagen (prämonitorische Erscheinungen). So machen die bei der Geburt vorhandenen weidenblattförmigen depigmentierten Herde auf die tuberöse Sklerose oder die epidermalen Talgzysten im Gesicht auf die später maligne entartende gastrointestinale Polyposis beim Gardner-Syndrom aufmerksam. Hinsichtlich der Pflege und der Vorsorge haben diese Erscheinungen eine wahrlich große diagnostische Bedeutung.

Erscheinungsformen der Dermadrome

Im Klinikalltag begegnen uns verschiedene Formen der Dermadrome. Sie können sich als elementare Hauterscheinungen (aus einer Effloreszenzart bestehend) äußern. Wir denken hier an die verschiedenen Farbflecke und Farbmängel, auf die Erytheme und Gefäßerweiterungen. Es ist interessant, daß ein Dermadrom aus gleichen Effloreszenzen in einer anderen Konfiguration und Lokalisation einen unterschiedlichen Inhalt bekommt. So können beispielsweise periorbitale und peribuccale

Lentigines auf ein Peutz-Jeghers-Syndrom, zentrofaziale auf den Status dysraphicus von Touraine und generalisierte profuse Lentigines auf das LEOPARD-Syndrom hinweisen.

Neben der Lokalisation und Konfiguration der einzelnen Effloreszenzen kann auch ihre Kombination zu verschiedenen Formen kennzeichnend, sogar auch pathognomonisch werden. So ist die sog. palpable Purpura, entstanden durch Blutung in linsengroße Quaddeln, sehr charakteristisch auf die Vaskulitiden (z.B. Schönlein-Henoch-Syndrom) oder mit Petechien kombinierte Erscheinungen des atopischen Ekzems auf das Wiscott-Aldrich-Syndrom.

In Zusammenhang mit Erkrankungen innerer Organe treten die Dermadrome nicht nur in Form einfacher Hauterscheinungen, sondern auch als selbständige Dermatosen in Erscheinung. In solchen Fällen haben beide Vorgänge eine selbständige Pathogenese – sowohl an den inneren Organen, als auch auf der Haut –, aber für den Krankheitsvorgang sind die Veränderungen an den inneren Organen grundlegend und bestimmend. Beispiele hierfür sind der begleitende Zoster generalisatus bei malignen Lymphomen, die infantile Acrodermatitis papulosa bei der Hepatitis-B-Infektion und die generalisierten Mollusca contagiosa bei einem durch eine HIV-Infektion bedingten Immundefekt.

Schließlich manifestieren sich die Dermadrome häufig in Form verschiedener Syndrome. Hier ist der Zusammenhang zwischen der Erkrankung innerer Organe und der Hauterscheinungen viel enger, dauernd und auch bunter und ermöglicht, die Verbindung als Syndrom (z.B. paraneoplastisches Tumorsyndrom) zu betrachten [23]. Man kann anhand der Zusammenhänge zwischen den Erscheinungen und der Kenntnis ihrer Ätiopathogenese verschiedene Syndrome voneinander abgrenzen:

Syndrome I. Ordnung (Symptomenkomplexe, phänotypisch definierte Syndrome): Diese bedeuten ohne Kenntnis der Ätiologie und der Pathogenese ein wiederkehrendes Muster der morphologischen und funktionellen Veränderungen, wie z.B. bei der akuten, febrilen, neutrophilen Dermatose (Sweet-Syndrom).

Syndrome II. Ordnung (Sequenzen, pathogenetische Syndrome): Ihre Pathogenese ist bekannt und diese ist bestimmend. Ihre Ätiologie ist dagegen unbekannt. Als solche können das Cushing-Syndrom, das toxische Schocksyndrom und das Malabsorptionssyndrom bezeichnet werden.

Syndrome III. Ordnung (ätiologische Syndrome, eigentliche Syndrome): Diese können auf eine Hauptursache zurückgeführt werde, ihre Pathogenese ist jedoch unbekannt. Auslösend können Mikrobe, Toxine und umweltbedingte genetische Schäden (z.B. das LEOPARD-Syndrom (kardiokutanes Syndrom) sein.

Wie wir sehen können, sind die Syndrome keine vollwertigen Erkrankungen. Wir dürfen uns nicht täuschen lassen und diese als Krankheiten werten. Sie dürfen uns kein Wissen vormachen, wo dies nicht der Fall ist. Das Malabsorptionssyndrom darf z.B. nicht zu einer Diagnose werden, sondern verpflichtet uns, immer nach der Ätiologie oder der Pathogenese der Erkrankung zu fahnden.

Ätiopathogenese der Dermadrome

Heute kennen wir nur teilweise die Ursache und den Pathomechanismus der Dermadrome. Bis jetzt hat man sich mit der Beschreibung und Dokumentation der Symptomenkombinationen zufriedengegeben, da die Untersuchungsmethoden zur Klärung des direkten oder indirekten Zusammenhanges unzulänglich waren. Die Beurteilung wurde zusätzlich dadurch erschwert, daß ein gleiches Dermadrom durch Krankheitsvorgänge unterschiedlicher Ätiologie und Pathogenese der inneren Organe bedingt sein konnte.

Relativ einfacher ist die Lage bei solchen Erkrankungen, wo der gleiche krankhafte Vorgang gleicherweise die inneren Organe und die Haut betrifft. In solchen Fällen kann die Hauterscheinung als kutane Manifestation der multisystemischen Erkrankung aufgefaßt werden. Da die Erscheinungen von seiten innerer Organe vor allem zu Beginn für lange Zeit auch „stumm" bleiben können, sind die Haut-

erscheinungen die ersten Zeichen der Erkrankung. Diesen Zusammenhang zeigen die Autoimmunerkrankungen, die systemischen Vaskulitiden, die Stoffwechselerkrankungen (Ablagerung von krankhaftem Material in den inneren Organen und in der Haut) und die spezifischen Hautinfiltrate bei den Leukämien. In diese Gruppe gehören auch die generalisierten Dysplasien verschiedener Strukturen (*Beispiel:* Der Morbus Osler bei Beteiligung des Gefäßsystems).

Verständlich ist der Zusammenhang auch dann, wenn die Veränderungen auf der Haut und in den inneren Organen auf verschiedene oder pleiotrope Genschäden zurückgeführt werden können. Zum Beispiel beim Gardner-Syndrom, wo im Gastrointestinaltrakt maligne Polypen, auf der Haut Talgzysten und epidermale Zysten und in den Knochen Hyperostosen und Osteome in Erscheinung treten. Eine ähnliche Gruppe bilden die Phakomatosen, wo die Störungen in der frühembryonalen Phase entstehen und sich nach Abschluß der Wachstumsphase bei den jungen Erwachsenen manifestieren. Die Ursache der neuroektodermalen bzw. mesenchymalen Entwicklungsstörungen ist heute noch nicht bekannt. Hierher gehören die Neurofibromatose, die tuberöse Sklerose, der Morbus Hippel-Lindau und der Morbus Sturge-Weber. Die ersten drei werden autosomal dominant vererbt, während der letzte keine vererbte Fehlbildung darstellt. (Ausgehend vom Wort „phakos", Muttermal, nannte der holländische Ophthalmologe van der Haeve diese Krankheitsbilder Phakomatosen).

Beim Großteil der Dermadrome ist jedoch die Beteiligung der Haut nur sekundär, weil als primär der innere Vorgang gilt, der direkt oder indirekt die Hauterscheinungen hervorruft. Folgende Möglichkeiten kommen in Frage:

1. Das Erscheinen von krankhaftem Material in der Blutzirkulation, z.B. bakterielle Embolien bei der infektiösen Endokarditis, Splitterblutungen im Nagel, Osler-Knoten und Janeway-Läsionen palmoplantar, Kryoproteine bei der Kälte-Urtikaria oder bei der Kälte-Purpura, Makroglobuline bei der Makroglobulinämie von Waldenström, sowie Uroporphyrine, deren Anstieg in der Haut eine erhöhte Licht-

empfindlichkeit verursacht, was sich in Form von Blasen manifestiert. Der Anstieg dieser Stoffe, die normalerweise nur in kleinen Mengen vorhanden sind, kann nicht nur morphologische, sondern auch funktionelle Erscheinungen verursachen, wie die Flush-Bildung beim Karzinoid-Syndrom oder Zirkulationsstörungen bei der Makroglobulinämie und bei der Kryoproteinämie.

2. Das Fehlen oder die Verminderung bestimmter Stoffe. Die Blutung in die Haut kann auf das Fehlen von Gerinnungsfaktoren bei Lebererkrankungen zurückgeführt werden. Das Fehlen von Protein C verursacht die schwere, ausgedehnte Purpura fulminans. Dermatosen an lichtexponierten Hautarealen zeigen gut den exogenen oder endogenen Vitamin-B-Mangel an, wie auch die Acrodermatitis enteropathica den Zinkmangel.

3. Die verstärkte oder verminderte Organfunktion. Zahlreiche Endokrinopathien gehören hierher. Beispielsweise die funktionellen oder morphologischen Erscheinungen bei der Hyperthyreose: warme, feuchte Haut, Hitzewellen als Folge des gesteigerten Stoffwechsels, sowie das Effluvium. Durch eine Mehrproduktion von Androgenen entstehen die Seborrhoe, die Akne und der Hirsutismus. Beim Morbus Addison erscheint eine Hyperpigmentierung. Gut bekannt sind auch die Dermadrome durch die Insuffizienz verschiedener innerer Organe, wie die vaskulären Hauterscheinungen bei der Leberzirrhose, die Nagelveränderungen und die Blasenbildung bei der Niereninsuffizienz und je nachdem, ob die Myelo- oder die Thrombopoese ausfällt, Hautblutungen und Erscheinungen in der Mundschleimhaut bei der Knochenmarkinsuffizienz.

Indirekt entstehen Dermadrome, wenn nicht unmittelbar die Grundkrankheit die Hauterscheinungen bedingt, sondern zunächst eine allgemeine Funktion betrifft, wie z.B. die Blutgerinnung oder die Immunreaktion, in deren Folge sich sekundär die Hauterscheinungen entwickeln. So entstehen die verschiedenen Hauthämorrhagien, die vaskulären und neurologischen Dermadrome der diabetischen Stoffwechsellage und die mukokutanen bakteriellen, mykotischen und viralen Infektionen bei Erkrankungen, die mit einem Immundefekt einhergehen.

Letztlich haben wir auch heute noch keine Erklärung für verschiedene Stigmen und Erscheinungen, die auf Erkrankungen innerer Organe hinweisen. Die Kenntnis dieser Zeichen ist auch wichtig, weil sie sehr frühzeitig auf den verborgenen inneren Krankheitsvorgang aufmerksam machen können. Ein solches Zeichen ist z.B. die Querfurche am Ohrläppchen, die auf eine Neigung zur Erkrankung der Koronarien hinweist [12].

Paraneoplastische Hauterkrankungen

Die Untersuchung der Wechselwirkungen zwischen den Hauterscheinungen und den Erkrankungen innerer Organe ist auf dem Gebiet der paraneoplastischen Hauterkrankungen noch relativ am weitesten fortgeschritten. Da das Buch sich seinem Wesen nach nicht gesondert mit den Paraneoplasien beschäftigt, soll auch ihre Pathogenese hier kurz umrissen werden. Dies ist besonders begründet, da in der allgemeinen Tumordiagnostik auch heute noch keine umfassenden Suchtests zur Verfügung stehen (die Tumormarker sind noch nicht verläßlich), die es erlauben würden, die viszeralen Tumoren frühzeitig zu erkennen. Aus diesem Grunde müssen alle Mittel, so auch die Hauterscheinungen, im Dienst einer Früherkennung der Tumoren gestellt werden.

Den Begriff des paraneoplastischen Syndroms führte zuerst Denny-Brown (1948) ein, um die spezifischen metabolischen, hämatologischen, kardiovaskulären, endokrinologischen, kutanen, muskulären und neurologischen Erscheinungen zusammenzufassen, die mit den Tumoren in einer entfernteren, indirekten Beziehung stehen. Dermatologisch können diese nach Schnyder (1979), Curth (1976) und Herzberg (1980) wie folgt definiert werden [3, 19, 24]: Paraneoplastische Dermatosen sind solche nicht-metastatischen Hauterscheinungen, die an das Auftreten und die Existenz eines malignen viszeralen

Tumors oder Lymphoms gebunden sind. Zwischen dem Tumor und den Hauterscheinungen besteht insofern eine Parallelität, daß bei Behandlung oder Entfernung des Tumors sich die Hauterscheinungen bessern oder verschwinden und bei einem Rezidiv des Tumors erneut in Erscheinung treten [25]. Die entsprechende Hauterscheinung ist selten, aber der Zusammenhang zwischen der Dermatose und den viszeralen Tumoren ist meist gesichert. Nur ein bestimmter Tumor ruft das Dermadrom hervor und das gleichzeitige oder zeitlich nahe Auftreten ist nachweisbar. Leider wird diese Definition neuerlich dadurch abgeschwächt, daß abgesehen von 1–2 paraneoplastischen Syndrome (wie z. B. die paraneoplastische Akrokeratose) keine Hauterscheinung hundertprozentig für einen bestimmten Tumor spezifisch ist und ein und derselbe Tumor praktisch alle paraneoplastischen Hauterscheinungen verursachen kann. Bekannt sind etwa 5 obligate und zahlreiche fakultative paraneoplastische Dermatosen. Neben den Paraneoplasien soll erwähnt werden, daß es auch solche Tumorsyndrome gibt, bei denen hinter dem viszeralen Tumor und der Hauterkrankung eine genetische Störung steht [26]. Solche sind z. B. das Gardner-Syndrom, das Cowden-Syndrom und das Torre-Muir-Syndrom. In diesen Fällen kann keine direkte Beziehung zwischen dem Tumor und der Hauterscheinung nachgewiesen werden und die Parallelität des Verlaufes fehlt: Man entfernt zwar den Tumor, aber die Hauterscheinungen können sich naturgemäß nicht zurückbilden (z. B. beim Gardner-Syndrom persistieren die Talgzysten auch nach einer Hemikolektomie).

Die Paraneoplasien haben eine mehrfache Bedeutung: Sie signalisieren und erlauben, auf den Tumor, eventuell auch auf die Art der Tumorzellen, auf die Lokalisation des Tumors, auf die Prognose (paralleler Verlauf) und mit Ausnahme der oben erwähnten Syndrome auch auf die Wirksamkeit der Therapie zu schließen [3, 6].

In der Ätiopathogenese der onkogenen Hauterscheinungen spielen folgende Mechanismen eine Rolle [27]:

1. Am meisten akzeptiert ist die immunologische Genese. Das Immunsystem kann in zweierlei Hinsicht betroffen sein. Einmal spielt sich eine Reaktion zwischen dem Tumorantigen und dem Immunsystem des Organismus ab. Im Verlauf der immunologischen Tumorabwehr kommt es zu einer Kreuzreaktion, wenn die Tumorantigene den Organantigenen ähnlich oder mit diesen identisch sind und verursacht die Hauterscheinungen. Diese treten in erster Linie als entzündliche Dermatosen in Erscheinung, wie z. B. die Dermatomyositis im Erwachsenenalter, die Erythrodermie, die figurierten Erytheme, die neutrophilen Dermatosen, wie das Sweet-Syndrom und nicht selten auch die blasenbildende Pemphigus-Gruppe. Es kann auch sein, daß der immunologische Vorgang die in der Haut verstreuten Tumorzellen oder löslichen Tumorantigene zerstört und dadurch die paraneoplastischen Hauterscheinungen entstehen läßt. Das Immunsystem kann auch dadurch am paraneoplastischen Vorgang beteiligt sein, daß der Tumor einen Immundefekt unterschiedlichen Ausmaßes verursacht und sich dadurch die Hauterkrankungen entwickeln, wie z. B. die unterschiedlichen mukokutanen Infektionen (Zoster generalisatus).

2. Durch metabolische Produkte maligner Tumoren. Die Hauterscheinungen werden durch die vom Tumor in größeren Mengen produzierten hormonellen oder enzymatischen Stoffe hervorgerufen. Akne, Hirsutismus und androgenetische Alopezie im untypischen Alter treten durch gesteigerte Hormonproduktion, in erster Linie durch Überproduktion von Androgenen, z. B. bei einem Tumor der Nebennierenrinde, auf. So produziert auch das APUDom (*A*mine *P*recursor *U*ptake and *D*ecarboxylation), wie z. B. das Karzinoid, das ektopische ACTH-Syndrom und das Glucagonom-Syndrom Hormone. Es ist interessant, daß beim Cushing-Syndrom durch ektopisches ACTH – entgegen der nicht-ektopischen Form – eine sehr stark ausgeprägte Hyperpigmentierung entsteht. Beim Glucagonom-Syndrom verursachen die katabolische Wirkung des Glucagons oder andere Peptidhormone die hochgradige Verletzlichkeit der Haut uns so das nekrolytische Erythem.

Auch die Pannikulitiden, die sich in Verbindung mit einem Pankreaskarzinom entwickeln, entstehen wahrscheinlich auf enzymatischem Wege, wobei das Enzym Lipase erhöht in die Zirkulation gerät und umschrieben das Fettgewebe schädigt. Öffnet man bei diesen pankreatogenen Pannikuliden den entzündlichen Knoten, so findet man keinen Eiter, sondern verflüssigtes Fett.

Es ist bekannt, daß bestimmte Tumoren dem EGF-Faktor (epidermaler Wachstumsfaktor) ähnliche Peptide sezernieren und wenn diese in größerer Menge in die Zirkulation gelangen, eine epidermale Proliferation hervorrufen können. Dies kann bei der Acanthosis nigricans sowie neben den viszeralen Tumoren auch bei multiplen seborrhoischen Warzen der Fall sein (der sog. Leser-Trèlat-Zeichen), die in Zusammenhang mit viszeralen Karzinomen beobachtet werden können. Genauso wahrscheinlich ist es, daß die Tumoren auch einen Haarwachstumsfaktor erzeugen, womit man das gesteigerte Haarwachstum bei der Hypertrichosis lanuginosa erklären könnte. Ein Tumor könnte auch Uroporphyrin erzeugen und eine Blasenbildung, wie bei der Porphyria cutanea tarda, hervorrufen. Man spricht dann von einer paraneoplastischen Porphyria cutanea tarda [28].

3. Bestimmte Hauterscheinungen können auf die tumorbedingten funktionellen Veränderungen zurückgeführt werden. Das ist der Fall bei der Gelbsucht durch ein Pankreaskopfkarzinom, bei den Hautblutungen durch Resorptionsstörungen in Zusammenhang mit bestimmten Tumoren und hauptsächlich bei der gesteigerten Blutgerinnung durch Pankreaskarzinom, die eine sonst unverstandene tiefe Venenthrombose am Unterschenkel erklären könnte.

4. Idiopathische Genese. In zahlreichen Fällen bleibt die Natur der Wechselwirkung unbekannt. Die relative Seltenheit kutaner paraneoplastischer Syndrome weist jedoch darauf hin, daß zwischen dem Tumor und der Haut nicht nur eine beidseitige Beziehung besteht, sondern auch ein multifaktorielles Geschehen angenommen werden kann.

Der Stellenwert der korrelativen Dermatologie in der modernen ärztlichen Diagnostik

In den letzten beiden Jahrzehnten erfuhr die Diagnostik eine früher nie gesehene Fortentwicklung. Es seien hier in erster Linie die modernen bildgebenden Verfahren (Ultraschall, Szintigraphie, Computertomographie, Magnetresonanztomographie) und die sehr präzisen organspezifischen Labormethoden, hauptsächlich RIA und ELISA, erwähnt. Deswegen sei die Frage erlaubt, ob sich unter den heutigen Umständen die Bedeutung der Dermadrome geändert hat und wo haben diese ihren Platz in der heutigen Diagnostik?

Zunächst muß man feststellen, daß die Entwicklung der Untersuchungsmethoden auf bestimmten Gebieten den Wert der Kenntnisse der korrelativen Dermatologie bedeutend gemindert oder überflüssig gemacht hat. Vor allem diejenigen Dermadrome haben ihre Bedeutung eingebüßt, die eine bestimmte Erkrankung erst spät signalisierten, weil heute diese bereits viel früher diagnostiziert werden können. Solche sind z. B. die Hauterscheinungen bei verschiedenen strukturellen Herzfehlern, wie die krankhafte kapilläre Pulsation, die Facies mitralis, die Erscheinungen der Arteriosklerose usw. Auch solche Dermadrome wurden weniger wichtig, deren Spezifität und Empfindlichkeit in bezug auf die betreffende Grundkrankheit gering war. Solche sind z. B. die Hauterscheinungen bei Anämie, Urämie und Lebererkrankungen, die man heute routinemäßig mit den Labordaten erfaßt. In bestimmten Fällen verlor die Grundkrankheit selbst dadurch ihre Bedeutung, daß diese zumindest in unseren Regionen verschwanden (wie z. B. Mangelernährung und Vitaminmangel). Aber wir dürfen nicht vergessen, daß diese Erkrankungen in einer anderen Form erneut in Erscheinung treten und Schwierigkeiten bereiten könnten, wie z. B. durch Rückkehr der Tuberkulose, durch die HIV-Infektion oder durch den Alkoholismus, welcher Hauterscheinungen der Pellagra verursachen kann.

Darüber hinaus wurden die früher auf eine bestimmte Erkrankung als pathognomonisch betrachteten Hauterscheinungen auch ohne diese Grundkrankheit beschrieben. So z. B. eine profuse Lentiginose auch ohne Herz- und andere Organleiden, sozusagen als Alternative zum LEOPARD-Syndrom oder der Papulosis atrophicans ohne innere Organbeteiligung (kutane, benigne Formen oder familiäre Fälle) als Gegenpol zur mit einer generalisierten Vaskulitis einhergehenden Allgemeinerkrankung.

Des weiteren ist es interessant, daß ein Dermadrom, welches für eine bestimmte Erkrankung als kennzeichnend gehalten wurde, auch bei anderen Erkrankungen beobachtet werden konnte. So lernen wir die symptomatischen Formen der vorhin erwähnten Papulosis atrophicans (Degos-Syndrom) kennen, die vor allem Autoimmunerkrankungen begleitet. Man findet Zeichen des Angiokeratoma corporis auch bei Typ-III-Fucosidose, dem Pseudoxanthoma elasticum entsprechende Hauterscheinungen im Verlauf einer Behandlung mit D-Penicillamin (durch Penicillamin induzierte Elastose, ein Pseudo-Pseudoxanthoma elasticum), sowie eine sog. Amyloid-Elastose, wenn das Amyloid um die elastischen Fasern abgelagert wird. Diese Beobachtungen bedeuten nicht nur eine Bereicherung der korrelativen Dermatologie, sondern sie weisen auch auf die Deckungsgleichheit der Manifestationen einzelner Erkrankungen hin [29, 30].

Die einzelnen Dermadrome bekamen in den letzten Jahren einen neuen Inhalt. Zum Beispiel die Purpura fulminans, die man als die kutane Manifestation des angeborenen Protein-C-Mangels ansehen kann oder die ischämischen distalen kutanen Gangräne und die disseminierten kutanen Nekrosen, die kennzeichnende Erscheinungen eines Antiphospholipid-Antikörper-Syndroms sein könnten. Im Hintergrund stehen dabei der Lupus anticoagulans und die Anticardiolipin-Antikörper [31].

Jetzt sollten wir untersuchen, womit die Daseinsberechtigung einer korrelativen Dermatologie begründet werden kann und warum ein Kliniker es auch heute noch braucht.

Erstens hilft die korrelative Dermatologie dem Arzt, neben der Anamnese und der physikalischen Untersuchungen, auch durch eine gründliche Inspektion der Hauterscheinungen mit dem Patienten einen persönlichen Kontakt herzustellen, was in unseren Tagen immer notwendiger geworden ist. Zweitens besteht ihre größte Bedeutung in der Lieferung diagnostischer Informationen. Die sorgfältige Untersuchung der Haut bietet uns nämlich zahlreiche Daten, die auch die heute deutlich technisierte Diagnostik nicht hergibt. Leider wächst in der heutigen mechanisierten Medizin die Gefahr, daß die wertvollen anamnestischen und physikalischen Daten des Kranken verlorengehen, wie es Imre Magyar bereits in den 60er Jahren vermerkt hat [32]. Wenn man nämlich die Anamnese und die physikalischen Untersuchungen oberflächlich oder schlecht erhebt und die klassischen klinischen Begriffe nicht kennt, kann die Untersuchung des Patienten auch in der bestausgestatteten Klinik auf einen Irrweg geraten. Wenn z.B. die Hypertrichose im Gesicht einer Patientin mit Porphyria cutanea tarda als Hirsutismus diagnostiziert wird, kann die gesamte Durchuntersuchung überflüssigerweise in eine endokrinologische Richtung gleiten.

Eine Diagnose soll nach einer alten, aber auch heute gültigen Regel nicht aus einem einzigen Zeichen, sonder aus der Gesamtheit der Erscheinungen gestellt werden, wozu auch die Hauterscheinungen gehören (z.B. bestimmt die Hautfarbe beim Morbus Addison sofort den Ort des Hormonmangels). Der geschulte Kliniker benützt die zeitgemäßen technischen Mitteln nicht, um seine mangelhaften diagnostischen Kenntnisse zu ergänzen, sondern er verstärkt oder verwirft mit deren Hilfe die nach der physikalischen Untersuchung aufgestellte Arbeitsdiagnose. Des weiteren darf man nicht vergessen, daß sich wohl auch die verfeinerten Techniken irreführen können, was sich erst nach Kenntnis aller Patientendaten herausstellen kann.

Es gibt sehr viele solche Dermadrome – und in diesem Buch werden diese berücksichtigt –, die sich bereits sehr früh, wenn der Kranke noch keine Beschwerden hat und auch die zeitgemäßen apparativen Untersuchungen negativ ausfallen, auf die gegebene Erkrankung oder Komplikation hinweisen.

Es genügt hier nur an die Tumormarker und an die Tumorsyndrome zu denken. Hauptsächlich auf diesem Gebiet werden wir noch lange die oben erwähnten, wegweisenden klinischen Zeichen brauchen. So signalisieren die im Nabelbereich lokalisierten Angiokeratome sehr früh den Morbus Fabry und die lividen, lichenifizierten Papeln auf den Fingerrücken die Dermatomyositis.

Die Kenntnis der korrelativen Dermatologie kann dem Kliniker, aber auch dem Kranken eine Menge Zeit ersparen, weil sie sofort die Aufmerksamkeit auf die richtige Diagnose oder auf die Arbeitsdiagnose oder auf den Krankheitsvorgang im Hintergrund lenken kann. In solchen Fällen genügt es häufig, wenn der Arzt nur gezielte Untersuchungen durchführt, mit denen er die vermutete Arbeitsdiagnose bekräftigt.

Der wahre Kliniker versucht auch heute, über seinen Patienten möglichst viele Daten zu sammeln, so auch die visuellen Informationen. Diese bereichern und beschleunigen seine diagnostische Tätigkeit und machen es effektiver. Er erhält nämlich auf dieser Weise häufig fertige oder halbfertige diagnostische Elemente. Die Methode der korrelativen Dermatologie ist nicht invasiv und kann beinahe ohne Apparate praktiziert werden. Ihre Anwendung erfordert keine größeren Investitionen, verlangt aber vom Arzt eine gute visuelle Fähigkeit, viele Kenntnisse und viel Studium. Die eingesetzte geistige Energie wird sich aber nicht nur für den Patienten, sondern auch für den Arzt reichlich rentieren, weil so, unabhängig von seiner Fachrichtung, seine medizinischen Kenntnisse weiter und tiefer werden [33].

Methode der korrelativen Dermatologie

Bei der Abhandlung der Zusammenhänge der korrelativen Dermatologie gingen bisher alle Autoren, die sich mit diesem Thema beschäftigt haben, einheitlich von den inneren Organen aus. Praktisch gesehen nahm man der Reihe nach die Organe und Organsysteme vor und zählte systematisch die dabei beobachteten Hauterscheinungen auf. Diese systematisierte, ordnende Abhandlung hatte den Vorteil, daß man über alle begleitenden Hauterscheinungen einen Überblick bekam und der Leser die Möglichkeit hatte, organbezogen die einzelnen Erscheinungen zu prüfen.

Bei der Untersuchung eines Kranken dagegen begegnet der Arzt die o. g. Zusammenhän-

ge gerade umgekehrt. Er sieht nämlich bei der physikalischen Untersuchung zunächst die verschiedenen Hauterscheinungen, wie z.B. ein Gesichtserythem, ein netzartiges livides Erythem, eine profuse Lentiginose oder einen N. araneus. Aus diesem Grunde wird in diesem Buch die Reihenfolge der Abhandlung umgedreht. Ausgehend von diesen Hauterscheinungen werden die Erkrankungen gesucht, bei denen solche Hauterscheinungen vorkommen können. (Natürlich wird auf die nur dermatologisch bedeutenden Hauterscheinungen nicht eingegangen.) Es ist anzunehmen, daß der Kliniker diese Methode der Orientierung nach der Hauterscheinung (Dermadrom) in seiner täglichen diagnostischen Arbeit besser verwerten kann, als das umgekehrte, klassische Vorgehen.

Die Variationsbreite der Hauterscheinungen in Farbe und Form ist sehr groß. Aus diesem Grunde werden die Dermadrome nach der gut bewährten Methode der klinischen Dermatologie mittels der beschreibenden Makromorphologie abgehandelt. Es werden dabei die auf der Haut sichtbaren Informationen eingehender analysiert und die kleinsten Bausteine, die sog. Effloreszenzen gesucht und geprüft. (Dazu reicht eine einfache Lupe und die Beleuchtung der kranken Haut.) Mit der richtigen Erkennung der Effloreszenzen, d. h. der Art der Hauterscheinung ist ein erster, sehr wichtiger Schritt in Richtung einer Diagnose getan [34, 35].

Der Stoff wird in großen Kapiteln, wie Hauterscheinungen durch Farbveränderungen der Haut, hämorrhagische Erscheinungen, verschiedene Infiltrate und Keratosen usw. abgehandelt. Wo es nur möglich ist, werden die Hauterscheinungen so dargestellt, daß diese auch ein Nicht-Dermatologe relativ leicht erkennen kann, wie z.B. livide Erytheme, netzartige Erytheme, figurierte Erytheme usw. Neben der Beschreibung der Makromorphologie wird in einigen Fällen auch die Lokalisation der Hautveränderungen berücksichtigt, wie z.B. Gesichtserytheme, palmoplantare Erytheme usw. Für den Nicht-Dermatologen werden am Anfang jeden Kapitels die dermatologischen makromorphologischen Begriffe kurz erläutert und die Erscheinungsmuster kurz erklärt. Bei der Aufzählung der Erkrankungen, die mit dem betreffenden Dermadrom in Verbindung stehen, wird deren Häufigkeit zugrundegelegt. Auch das Wesen einer Erkrankung und ihre wichtigsten Erkennungsmerkmale sowie ihre differentialdiagnostischen Aspekte werden beschrieben.

Literatur

1. Jadassohn J (1932) Handbuch der Haut- und Geschlechtskrankheiten, Bd IV/I. Springer, Berlin
2. Jadassohn J (1967) Handbuch der Haut- und Geschlechtskrankheiten. Grundlagen und Grenzgebiete der Dermatologie. Gottron HA (Hrsg). Springer, Berlin Heidelberg New York
3. Herzberg J (1980) Cutane paraneoplastische Syndrome der Haut. Perimed, Erlangen
4. Hagedorn M, Hauf CF, Thomas C (1978) Paraneoplasien, Tumorsyntropien und Tumorsyndrome der Haut. Springer, Wien New York
5. Bazex A, Griffiths A (1980) Acrokeratosis paraneoplastica – a new cutaneous marker of malignancy. Br J Dermatol 103: 301–306
6. Andreev VC (1978) Skin manifestations in visceral cancer. Karger, Basel München Paris
7. Bohnstedt RM (1965) Krankheitssymptome an der Haut in Beziehung zu Störungen anderer Organe. Thieme, Stuttgart
8. Braverman IM (1981) Skin signs of systemic disease. Saunders, Philadelphia London Toronto
9. Hurwitz S (1985) The skin and systemic disease in children. Year Book Medical Publishers, Chicago
10. Tischendorf FM (1987) Der diagnostische Blick: Atlas zur Differentialdiagnose innerer Krankheiten. Schattauer, Stuttgart
11. Callen JJ (1988) Dermatological signs of internal disease. Saunders, Philadelphia London Toronto
12. Fitzpatrick TB, et al (1993) Dermatology in general medicine. McGraw-Hill, New York St. Louis San Francisco
13. Kaposi M (1869) Zum Wesen und zur Therapie des Lupus erythematosus. Arch Dermatol Syph (Prag) I: 18–41
14. Poór F (1922) Dermatologie (ungarisch). Franklin Társulat, Budapest
15. Schwimmer E (1870) Hautkrankheitenlehre (ungarisch). A Magyar Orvosi Könyvkiado Tarsulat, Pest
16. Rothman S (1925) Über Hauterscheinungen bei bösartigen Geschwulsten innerer Organe. Arch Dermatol (Berlin) 149: 99–123
17. Pastinszky I, Rácz I (1959) Hautveränderungen bei inneren Erkrankungen (ungarisch). Medicina Könyvkiado, Budapest
18. Bologa EJ (1971) Die Haut als Indikator in der dermatologischen Diagnose innerer Krankheiten. Z Haut-Geschlechtskrankh 46: 534–537
19. Schnyder UW (1979) Diagnostische, prognostische und therapeutische Wertigkeit von Hautveränderungen bei inneren Krankheiten. In: Braun-Falco O, Wolff HH (Hrsg) Fortschritte der praktischen Dermatologie und Venerologie. Springer, Berlin Heidelberg New York, S 159–162
20. Weinstein C, et al (1987) Livedo reticularis associated with increased titers of anticardiolipin antibodies in systemic lupus erythematosus. Arch Dermatol 123: 596–600
21. Török L, Közepessy K, Suhajda K (1990) Unter dem Bild einer kutanen Gangrän erscheinende sekundäre Hyperparathyreose bei einer hämodialysierten Patientin (urämisches Gangrän-Syndrom). Hautarzt 41: 689–691
22. Petranyi G (1983) Diagnostik innerer Erkrankungen (ungarisch). Medicina Könyvkiado, Budapest
23. Leiber G (1990) Die klinischen Syndrome. Burg G, et al (Hrsg). Urban & Schwarzenberg, München Wien Baltimore
24. Curth HO (1976) Skin lesions and internal carcinoma. In: Andrade R, et al (Hrsg) Cancer of the skin. Saunders, Philadelphia, S 1308–1309
25. McLean DI (1986) Cutaneous paraneoplastic syndromes. Arch Dermatol 122: 765–767
26. Burgdorf WHC, Worret W-I (1988) Autosomal dominante Genodermatosen und ihre Assoziation mit internen Karzinomen. Hautarzt 39: 413–418
27. Rácz I (1987) Pathomechanism of paraneoplastic syndromes. In: Orfanos CE, Stadler R, Gollnick H (Hrsg) Dermatology in five continents. Proceedings of the XVII. World Congress of Dermatology. Springer, Berlin Heidelberg New York
28. Török L (1976) Innere Tumore (Porphyria cutanea tarda). Z Hautkrankh 51: 397–403
29. Török L, et al (1992) Bullous systemic lupus erythematosus with malignant papulosis atrophicans and Schönlein-Henoch vasculitis symptoms. Acta Dermatovenerol 2: 60–64
30. Dalziel KL, et al (1990) Elastic fibre damage induced by low-dose D-penicillamine. Br J Dermatol 23: 305–312
31. Grob JJ, Bonerandi JJ (1986) Cutaneous manifestations associated with the presence of the lupus anticoagulant. J Am Acad Dermatol 15: 210–219
32. Magyar I (1983) Belbetegségek elkülönitö diagnózisa. Medicina Könyvkiado, Budapest
33. Török L (1994) A bortünetek jelentosege a korszeru orvosi diagnosztikaban. Orv Hetil 135: 619–623
34. Siemens HW (1952) Allgemeine Diagnostik und Therapie der Hautkrankheiten. Springer, Berlin Göttingen Heidelberg
35. Jackson R (1979) Morphological dermatology. Thomas, Springfield Ill

2. Erythematöse Dermadrome

Das Erythem (Rötung der Haut) ist eine der einfachsten, aber am häufigsten vorkommenden Hautreaktion, die von verschiedenen Noxen ausgelöst wird und auf der Erweiterung der Arteriolen und der Kapillaren beruht. Es kann selbständig in Erscheinung treten, aber auch in Verbindung mit anderen Effloreszenzen, denen es vorangehen oder diese begleiten kann. Bei entzündlichen Reaktionen ist es immer vorhanden.

Das Erythem signalisiert die aktive oder passive Blutfülle der Haut. Die aktive Hyperämie kann entzündlicher oder vasomotorischer Natur sein, bedingt durch eine vorübergehende, rückbildungsfähige Erweiterung und eine gesteigerte Perfusion der Hautgefäße. (Wichtiges Kriterium des Erythems ist die Reversibilität der Gefäßerweiterung; eine Dauererweiterung der Gefäße wird als Teleangiektasie bezeichnet.) Bei einem akut-entzündlichen Erythem fühlt sich die Haut wärmer an und das Erythem ist hellrot, während es bei einem chronischen Verlauf die Haut bräunlich-rot erscheint. Die Flush-Reaktion ist ein aktives, vasomotorisches Erythem. Die passive Blutfülle wird durch eine Blutstase in den Venolen und Kapillaren der Haut, (Stasis-Erythem), aber auch vasomotorisch hervorgerufen (Akrozyanose, Cutis marmorata). Solche Erytheme erscheinen bläulich (livides Erythem) und die Haut darüber fühlt sich kälter an.

Makromorphologisch versteht man unter einem Erythem meist eine makulöse (fleckige) Hauterscheinung. Dies bedeutet, daß die Textur der Haut unverändert bleibt und die Effloreszenz nur durch eine Farbveränderung der Haut zustandekommt. Ist die Erweiterung der Hautgefäße bedeutender, so wird das Erythem leicht erhaben und palpabel. Für ein Erythem typisch ist, daß man es über einer harten, knöchernen Basis mit einem Glasspatel üblicherweise wegdrücken kann.

In der klinischen Praxis entspricht das Erythem nicht in allem dieser Definition. Durch Serumaustritt kann es sich leicht über das Hautniveau erheben (eleviertes Erythem) oder es wandern Entzündungszellen ein (infiltriertes Erythem). Schließlich kann sich eine entzündlich bedingte Erhöhung der Zellteilungsrate in einer sichtbaren Schuppung äußern (schuppendes Erythem).

Das Erythem kann stecknadelkopfgroß sein, aber auch die gesamte Hautoberfläche einnehmen (generalisiertes Erythem). Je nach Größe, Konfiguration und Verteilung werden verschiedene Erythemtypen unterschieden. Skarlatiniform: nadelstichgroße, hellrote, dicht disseminierte Erytheme. Morbilliform: weniger als 5 mm Durchmesser große, häufig konfluierende, ein wenig matte, in der Mitte leicht elevierte Erytheme. Rubeoliform: Exanthem aus hirsekorngroßen, hellroten, im allgemeinen distinkt stehenden Makulopapeln. Roseola: pfenniggroße, runde oder ovale, blaßrote Flecke (im II. Stadium der Syphilis, bei Typhus abdominalis). Wenn die erythematösen Herde in großer Zahl und gleichzeitig einen bedeutenden Teil der Haut einnehmen und akut in Erscheinung treten, wird von Exanthem gesprochen. Figuriertes Erythem: Es besteht aus unterschiedlich geformten und verteilten erythematösen Herden, die von Fall zu Fall ihre Form ändern und wandern können (wandernde Erytheme).

Tabelle 1. Erythematöse Dermadrome

Nach Merkmalen des Erythems
    Flush-Erythem
    figurierte Erytheme
        anuläres Erythem
        multiformes Erythem
        wanderndes Erythem
        livides Erythem
    deformierte Erytheme
        schuppendes Erythem
        nekrolytisches Erythem

Nach Ausdehnung des Erythems
    umschriebenes Erythem
        Gesicht
        Hand und Fuß
        Intertrigo
    disseminiertes Erythem

Die erythematösen Dermadrome können aus praktischen Gründen in zwei Gruppen eingeteilt werden. Ein Gesichtspunkt ist dabei die Eigenart des Erythems (Farbe, Größe, Form usw.), ein anderer die Lokalisation des Erythems (Tabelle 1).

Makromorphologisch typische Erytheme

Flush-Erytheme

Als Flush-Erythem wird eine anfallsweise auftretende Rötung der Haut verstanden, die zunächst den Kopf, den Hals und den oberen Teil des Brustkorbes und dann den proximalen Teil der oberen Extremitäten betrifft (Flush = Rötung, Errötung). Die Blutfülle tritt ohne Vorzeichen auf und dauert am Anfang nur einige Minuten. Später nehmen Häufigkeit, Intensität und Dauer der Anfälle immer mehr zu. Das Erythem ist zu Beginn der Anfälle rosarot und wird zum Schluß der Anfälle dunkelrot. Der Anfall klingt in der Reihenfolge seiner Entstehung ab, d. h. das Erythem verschwindet zuerst im Gesicht. Wenn eine Flush-Reaktion längere Zeit anhält, kann es zu einer permanenten Hyperämie mit Teleangiektasien kommen.

Die Flush-Reaktion kann auch von anderen Symptomen des Respirationstraktes und des Gastrointestinaltraktes, aber auch von Kopfschmerzen, von Hyper- und Hypotonie und von Schweißausbruch begleitet werden, die auch wegweisend sein können. (Der Schweißausbruch wird später näher erläutert.) Die Flush-Reaktion beruht meist auf einer Vasodilatation, die wegen der dualen Regelung der glatten Muskulatur der Gefäße auf dem Wege von zwei Mechanismen zustandekommt. Der eine ist die Entwicklung des Flushing durch die autonomen Nerven, die immer mit einem Schweißausbruch einhergeht, weil diese Nerven auch die Schweißdrüsen innervieren (wet flush). Die andere Form entsteht direkt durch die vasoaktiven Stoffe in der Zirkulation, die mittels der glatten Muskulatur der Gefäßwand die Gefäße erweitern. Dadurch fehlt hier der Schweißausbruch (dry flush).

Die Unterscheidung zwischen einem feuchten und einen trockenen Flush ist diagnostisch wichtig. Tabelle 2 zeigt ausführlicher die auslösenden Faktoren der Flush-Reaktion.

Tabelle 2. Ursachen eines Flush-Erythems

1. Flush durch Alkoholkonsum
   Exposition an gewerblichen Lösungsmitteln
   Medikamente
2. Speisen und Lebensmitteladditiva
3. Neurologischer und emotioneller Flush
4. Medikamente
   Vasodilatatoren
   Kalzium-Antagonisten
   Tamoxifen
5. Neoplasien
   Karzinoid-Syndrom
   Mastozytose
   basophile Granulozyten-Leukämie
   Phäochromozytom
   Medulläres Schilddrüsenkarzinom
   Pankreastumor (VIPom)
   Nierenkarzinom

Das Karzinoid-Syndrom. Das Karzinoid entsteht in erster Linie aus den argentophilen Zellen des Magen-Darm-Traktes, sezerniert Serotonin und andere vasoaktive Stoffe und verursacht typische klinische Erscheinungen. Eine Flush-Reaktion (ohne Schweißausbruch) wird nur dann verursacht, wenn bereits auch Lebermetastasen vorhanden sind, weil unter normalen Umständen die Leber die vasoaktiven Stoffe abbaut. Ursache einer Flush-Reaktion nach den Mahlzeiten kann ein Magenkarzinoid sein. Ein Bronchialkarzinoid verursacht eine langanhaltende Flush-Reaktion und wird häufig von einem periorbitalen Ödem begleitet. Typisch für die Flush-Reaktion bei Karzinoid-Syndrom ist eine spätere pellagroide Dermatose (Dermatitis und bräunliche Hyperpigmentierung an den lichtexponierten Stellen). Verursacht wird diese Dermatose dadurch, daß aus Tryptophan in erster Linie Serotonin und nicht Niazin entsteht (endogene Karenz). Die Diagnose kann durch den Nachweis einer Vermehrung von 5-Hydroxy-Indolessigsäure im Urin erhärtet werden.

Phäochromozytom. Tumor der Katecholamin sezernierenden, chromaffinen Zellen des sympathischen Nevensystems. Typische Symptome sind eine paroxysmale Hypertonie, heftige Kopfschmerzen, Herzklopfen und Schweißausbruch. Die Flush-Reaktion gehört nicht zu den führenden Symptomen, da eine Blässe der Haut für den Anfall kennzeichnend ist, aber danach kann sich ein Flushing an der Gesichtshaut entwickeln. Das Phäochromozytom kann auch als eine Komplikation der Neurofibromatose in Erscheinung treten. In solchen Fällen kann man auf der Haut typische Neurofibrome und Café-au-lait-Flecke sehen.

Mastozytose-Syndrom. Es entsteht durch Proliferation der Mastzellen und betrifft am häufigsten die Haut. Im Erwachsenenalter werden in 30–50 % der Fälle auch die inneren Organe miteinbezogen. Die Mastzellen enthalten Histamin und Heparin. Diese sind nicht die Ursache der Flush-Reaktion, sondern das gefäßerweiternde Prostaglandin (PGD$_2$). Eine Flush-Reaktion tritt hauptsächlich bei ausgedehntem Befall der Haut und der inneren Organe auf. Sie ist durch Juckreiz gekennzeichnet und wird häufig von Bronchospasmus, Rhynorrhoe und Hypotonie begleitet.

Die Symptome werden in erster Linie durch physikalische Reize (Kälte, Wärme, Anstrengung) ausgelöst. In der Abgrenzung vom Karzinoid-Syndrom sind die gelblich-braunen Flecke auf der Haut behilflich, die beim Reiben rot und ödematös werden und Juckreiz verursachen (Darier'sches Zeichen).

Auch wenn Hauterscheinungen fehlen, aber ein Verdacht auf diese Erkrankung besteht, lohnt es sich, die Haut mit einem stumpfen Gegenstand anzukratzen. Wenn man dadurch eine lineare urtikarielle Reaktion erhält (Urticaria factitia), könnte eine Mastozytose vorliegen. In solchen Fällen kann histologisch eine Vermehrung der Mastzellen nachgewiesen werden. Diagnostisch hilfreich sind zum Nachweis der Proliferation von Mastzellen auch eine Knochenmarkpunktion und die Feststellung eines erhöhten Histaminspiegels im Urin [1].

Sipple-Syndrom. Das Sipple-Syndrom oder MEN-2-Syndrom (Multiple-Endokrine-Neoplasie-Syndrom) wird autosomal rezessiv vererbt und geht mit einer generalisierten Flush-Reaktion einher. Das Syndrom umfaßt einen marfanoiden Habitus, Schleimhautneurinome, geschwollene, verdickte Lippen (typischerweise ist die Oberlippe stärker

geschwollen, als die Unterlippe), das Phäochromozytom, ein medulläres Schilddrüsenkarzinom und einen Nebenschilddrüsentumor. Als Hinweise auf die Diagnose dienen die Neurinome der Mund- und Zungenschleimhaut (rosafarbene, sessile Knötchen), die sich bereits im ersten Jahrzehnt entwickeln. Die Flush-Reaktion wird hier durch verschiedene vasoaktive Substanzen (Katecholamin, Serotonin, Prostaglandin) ausgelöst.

Hyperthyreose. Auch hierbei kann man im Gesicht eine Flush-Reaktion beobachten, die typischerweise von einer palmoplantaren Hyperhidrose begleitet wird.

POEMS-Syndrom. Seltene Multisystem-Erkrankung (P = Polyneuropathie, O = Organomegalie, E = Endokrinopathie, M = M-Protein, S = Skin – Hauterscheinungen). Es handelt sich dabei um ein osteoklastisches Myelom mit Polyneuropathie, Organomegalie, Endokrinopathie, monoklonalem Protein und Hauterscheinungen (diffuse Hyperpigmentierung, Ödem, sklerodermiforme Veränderungen). Neuerlich hat man auch Fälle beschrieben, bei denen neben der Flush-Reaktion auch ein marfanoider Habitus, Hypotonie und Bronchospasmen beobachtet wurden (karzinoidartiger Flush) [2]. Eine Flush-Reaktion kann auch durch Alkohol, Medikamente/Nikotinsäure oder in der Menopause ausgelöst werden. Es gibt aber auch solche Fälle, bei denen trotz jahrelangem Bestand weder eine Grundkrankheit, noch eine andere Ursache nachgewiesen werden kann.

Figurierte Erytheme

Manche Erytheme fallen dem Kliniker durch ihre charakteristische Form und Verteilung auf [4]. Unter ihnen finden sich auch solche, die markant genug sind, um sie als separates Erscheinungsmuster herauszustellen. Die wichtigeren makromorphologischen Muster sind Folgende: anuläres Erythem, zielscheibenförmiges Erythem, netzartiges Erythem und baumzweigartiges Erythem. Einzelne Erytheme wechseln ihren Sitz (wandernde Erytheme), während andere an der gleichen Stelle bleiben (fixe Erytheme).

Anuläre Erytheme. Es handelt sich um runde, ovale, ringförmige Erytheme, die im Verlauf ihrer Ausdehnung oder Rückbildung miteinander konfluieren und so bogige, polyzy-

klische Formationen bilden können [5]. Weil
der Rand solcher Erytheme wellenförmig ist,
ist es üblich, diese auch als gyrierte Erytheme
zu bezeichnen. Typische anuläre Erytheme
sind Folgende:

Erythema anulare rheumaticum. Dies ist
eine spezifische Hauterscheinung beim rheumatischen Fieber (seltener auch bei der juvenilen rheumatoiden Arthritis). Man kann es als
eine – leider nur spät – abgegebene „Visiten-
karte" des rheumatischen Fiebers betrachten.
Man findet es in 10–20 % der Fälle. Man sieht
blaßrosafarbene, etwa 0,5–1,0 cm Durchmesser
große, gruppierte, ringförmige erythematöse
Herde, deren Rand auch leicht erhaben sein
kann (Erythema marginatum). Das Erythem ist
sehr diskret, als ob man es mit Pastellkreide
gezeichnet hätte. Aus diesem Grunde muß es
gesucht werden. Es ist in erster Linie am
Stamm und an den proximalen Anteilen der
Extremitäten lokalisiert und ist interessanterweise am Nachmittag am deutlichsten zu sehen. Es bleibt nur einige Stunden, höchstens
1–2 Tage bestehen (kapriziöses Exanthem). Die
Läsionen blassen in der Mitte ab und breiten
sich am Rande aus, verändern ihre Form und
bringen auf dieser Weise serpiginöse, landkar-
tenförmige Ausschläge hervor (Eine Zeich-
nung, wie der Maschendraht eines Hühnerstal-
les.) Die Hauterscheinungen signalisieren eine
schwerere kardiale Beteiligung (Endokarditis).
Sie haben eine prognostische Bedeutung [6, 7].

Erythema infectiosum. Es manifestiert sich
zu Beginn mit einem kennzeichnenden,
schmetterlingsförmigen Gesichtserythem und
breitet sich auf die Streckseite der Extremitäten
– der Stamm bleibt frei – als ring- oder netz-
förmiges, nicht schuppendes Erythem aus. Man
rechnet es zu den Infektiösen Viruserkrankungen (Parvo). Es verursacht kaum Beschwerden. Seine Bedeutung besteht in der Abgrenzung vom Erythema anulare rheumaticum.

Multiforme Erytheme

Charakteristischer polyätiologischer Hautre-
aktionstyp, der in erster Linie dermatologisch
von Bedeutung ist, da er sich aber auch mit
Erkrankungen innerer Organe und mit Systemerkrankungen assoziieren kann, wird hier
kurz erwähnt. Die Krankheitsherde sind ziel-
scheiben- oder kokardenförmig und verteilen
sich symmetrisch auf der Streckseite der
Extremitäten oder auf den Handflächen und
Fußsohlen. Die charakteristische Zielschei-
benform entsteht dadurch, daß sich nebeneinander konzentrisch unterschiedlich gefärbte
Erytheme oder urtikarielle Ringe anordnen.
Im allgemeinen bildet ein zyanotischer Fleck
das Zentrum des Herdes und wird von weniger
roten erythematösen oder urtikariellen Ringen
umgeben. In schwereren Fällen kann sich im
Zentrum auch ein kleines Bläschen bilden
(Abb. 1).

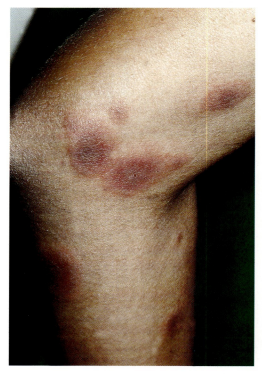

Abb. 1. *Erythem mit einer dunkleren zentralen
Partie und einem helleren Halo und mit einem
elevierten Rand (multiformes Erythem)*

Die Hauterscheinungen werden in den meisten Fällen durch eine Überempfindlichkeit (zirkulierende Immunkomplexe) verursacht. Als ätiologische Faktoren kommen infektiöse Noxen (Mycoplasma pneumoniae, Herpes-simplex-Virus), Tumoren (Röntgenbestrahlung), Leukämien, Autoimmunerkrankungen (SLE) und entzündliche Erkrankungen in Frage.

Wandernde Erytheme

Erythema chronicum migrans. Es ist der Prototyp wandernder Erytheme und entsteht durch Zeckenbiß. Es ist die erste diagnostisch verwertbare Erscheinung der Lyme-Borreliose. Am Ort des Zeckenbisses entsteht zunächst ein rosafarbener Fleck oder eine Papel. Von dort aus breiten sich zentrifugal 0,5–2,0 cm breite dunkelrote erythematöse Ringe, während im Zentrum eine Rückbildung erfolgt.

Der erythematöse Ring kann sich in vielen Fällen leicht über das Hautniveau erheben (eleviertes Erythem) und charakteristischerweise schuppt es nicht.

Es kommt vor, daß in einem bestimmten Hautgebiet gleichzeitig mehrere Bisse erfolgen. In diesem Fall entstehen bizarre, gyrierte, erythematöse Herde. Das Erythema migrans ist eine wichtige Hauterscheinung, weil es die Ätiologie einer evtl. später auftretenden neurologischen, muskulären und kardialen Komplikation anzeigt und die Notwendigkeit signalisiert, frühestmöglich mit einer adäquaten Therapie zu beginnen (Abb. 2).

Erythema anulare centrifugum. Ein auf den Stamm und auf den Extremitäten lokalisiertes, infiltriertes, urtikarielles Erythem. Es beginnt mit einer ödematösen erythematösen Papel und breitet sich peripherwärts aus, während im Zentrum eine Abheilung erfolgt. Charakteristisch sind dabei die bogige, halbkreisförmige, polyzyklische Konfiguration des Randes, die wallartige Erhabenheit und die langsame Wanderung (täglich 5–10 mm).

Später erscheint eine zum abheilenden Teil hin gerichtete, halskrausenartige, pityriasiforme Schuppung (Abb. 3). (Dadurch unterschei-

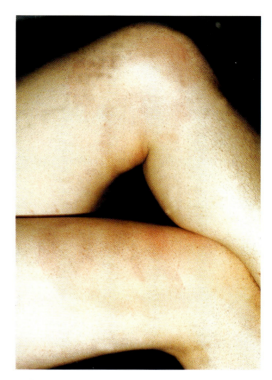

Abb. 2. Multiple runde, bogig konfigurierte, randbetonte Erytheme (Erythema chronicum migrans)

det es sich von der anulären Urtikaria, die sich außerdem gewöhnlich in 24 Std zurückbildet.)

Das Erythema anulare centrifugum ist sowohl aus dermatologischer Sicht, als auch in bezug auf die korrelative Dermatologie von Bedeutung. Man kann es als eine polyätiologische Erscheinung auffassen, die durch verschiedene Infektionen (Viren, Bakterien, Pilze), Malignome (Bronchialkarzinom), Myelom, Endokrinopathie und neuerdings auch durch ein Sjögren-Syndrom bedingt sein kann. In solchen Fällen verlaufen die Hauterscheinungen konkordant mit der viszeralen Erkrankung [8].

Livide Erytheme

Diese können durch ihre charakteristische bläulich-rote Farbe sehr gut von anderen Erythemen abgegrenzt werden. Es wird angenommen, daß in ihrer Entstehung der Vasospasmus der Arteriolen und der kleinen Arterien der Haut, die verringerte Zirkulation in den entsprechenden Hautgebieten oder die dadurch entstandene subpapilläre venöse Stase eine Rolle spielen. Je nach klinischer Manifestation können diffuse, netzartige und baumzweigartige Formen unterschieden werden, die jeweils auch eine unterschiedliche diagnostische Bedeutung haben.

Akrozyanose. Die Akrozyanose ist eine gut bekannte Manifestation eines diffusen lividen Erythems. Man versteht darunter eine livide Verfärbung der Akren (Hand, Fuß, Nase, Ohren), die in der Kälte zunimmt. Charakteristisch ist ihre Anämisierbarkeit durch Fingerdruck, wobei sich nach Druckentlastung das anämisierte Gebiet irisblendenartig verschließt (Irisblenden-Phänomen). Die Akrozyanose ist schmerzlos und führt gewöhnlich zu keinen sekundären Erscheinungen.

In sich ist die Akrozyanose keine spezifische Hauterscheinung und stellt bei jungen Leuten gewöhnlich ein konstitutionelles Merkmal dar. Spätere Erscheinungsformen können sich mit folgenden Krankheitsbildern assoziieren: Autoimmunerkrankungen, entzündliche und gefäßobturierende Prozesse, Dysproteinämien, Viskosipathien, Erkrankungen durch Kälteagglutinine (nach Kälteexposition plötzliche Akrozyanose) und Kryoglobulinämie (idiopathische oder symptomatische Formen). Zur Letzteren können auch andere Erscheinungen hinzukommen, wie Urtikaria, Purpura und Nekrose.

Bei einseitigem Befall einer Extremität muß man an Nerven- und Gefäßschäden und an eine Venenthrombose, u. U. in ihrer maximalen Manifestationsform der Phlegmasia coerulea dolens, denken. Besonders erwähnt werden soll die Erscheinung „blue-toe", eine bläuliche, schmerzhafte Verfärbung der Zehen. Es lohnt sich hierbei eine innere Emboliequelle zu suchen, z. B. einen viszeralen Tumor [9]. Auch eine Embolie durch Cholesterinkristalle, besonders in Zusammenhang mit einer Livedo racemosa, kommt in Frage.

Livedo reticularis (Cutis marmorata). Symmetrisch angeordnetes, livides Erythem in Form netzartiger, miteinander verflochtener Ringe an den Extremitäten und im Gesäßbereich, wodurch die Haut einen charakteristischen, marmorierten Aspekt erhält. Es handelt sich um eine funktionelle Erscheinung, die sich in der Wärme vollkommen zurückbildet. Es beruht ebenfalls auf einer Dysregulation der Mikrozirkulation, die aber die Gefäße der tieferen Dermis und der Subkutis betrifft. Bei der seltenen, angeborenen Form findet man

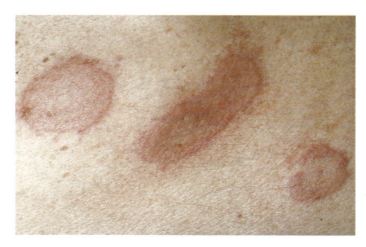

Abb. 3. Ringförmige, am Rande urtikariell wirkende erythematöse Läsionen (Erythema anulare centrifugum)

gewöhnlich auch multiple Anomalien. Im übrigen handelt es sich meist um eine harmlose Erscheinung, die vor allem bei Kindern und Frauen auch mit einer Akrozyanose assoziiert werden kann.

Sollte die Livedo reticularis im höheren Alter in Erscheinung treten, dann wäre es berechtigt, an funktionelle oder organische Gefäßkrankheiten, an Autoimmunkrankheiten und an Endokrinopathien (Phäochromozytom) zu denken.

Livedo racemosa. Im Gegensatz zur Livedo reticularis sind bei dieser Form die Bänder breiter und bilden bizarre, meist blitzfiguren-artige und arboreszierende livide Erytheme. Die Livedo racemosa hat eine konstante Lokalisation und verschwindet nicht auf Wärme, sondern blaßt nur ab. Die lividen Zeichnungen am Stamm verlaufen quer, an den Extremitäten linear.

Die Hauterscheinungen zeigen eine entzündliche oder obturierende Gefäßerkrankung in den tieferen Schichten (Subkutis) der Haut an (Abb. 4).

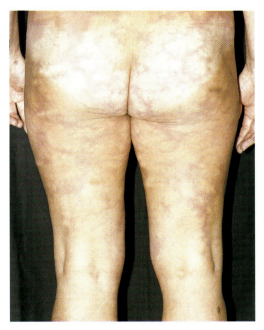

Abb. 4. *Arboreszierendes, bläuliches Erythem bei Livedo racemosa*

Klinisch unterscheidet man generalisierte und umschriebene, ätiologisch symptomatische und idiopathische Formen. Bei der idiopathischen Form findet man außer dem Erythem selten auch andere Hautsymptome, während bei der symptomatischen Form auch andere Hauterscheinungen, wie hämorrhagische Knötchen, Knoten, oberflächliche und tiefere Nekrosen, sowie Ulzera vorkommen können.

Generalisierte Formen können bei entzündlichen oder obturierenden Gefäßerkrankungen, bei Autoimmunerkrankungen, Endokrinopathien, Erkrankungen des Nervensystems und bei der malignen Hypertonie beobachtet werden [10]. Die Livedo racemosa beim Lupus erythematodes ist ein wichtiges Zeichen, weil es die Anwesenheit von Antiphospholipid-Antikörper anzeigt und andererseits vorzeitig das Risiko einer Beteiligung des zentralen Nervensystems signalisiert (prognostisches Zeichen) [11]. Lokalisierte Formen entstehen mehr durch örtliche Ursachen oder Erkrankungen, wie z.B. die kutane Form der Panarteriitis nodosa (an den Extremitäten lokalisierte Livedo racemosa, subkutane Kno-

ten, Ulzera) und die Embolien unterschiedlicher Genese (atheromatöser Embolus, Embolus aus dem Herzen), aber in solchen Fällen findet man neben der Livedo racemosa auch sekundäre Erscheinungen [12] (Tabelle 3).

Tabelle 3. Livedo racemosa

Entzündliche Gefäßwanderkrankungen
    Panarteriitis nodosa, livedoide Vaskulitis
Mit Verschluß des Gefäßlumens einhergehende
Krankheitsbilder
    Embolisierung, Thrombose
Autoimmunerkrankungen
Schwere Infekte
    Syphilis u. a.
Endokrinopathien
    Phäochromozytom, Diabetes mellitus
Erkrankungen des Nervensystems
    Morbus Parkinson, zerebrovaskuläre Läsionen
Stoffwechselkrankheiten
    Hyperkalziämie, vaskuläre Kalzifikation,
    primäre Oxalose
Hämatologische Erkrankungen
    Thrombozythämie, Polycythaemia vera rubra,
    Makroglobulinämie, DIC,
    thrombotische thrombopenische Purpura

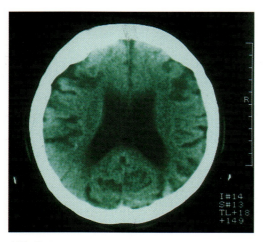

Abb. 5. Computertomogramm mit erweitertem Kammersystem und mit kortikaler Atrophie (Sneddon-Syndrom)

Idiopathische Formen kommen vor allem bei jungen Frauen und Frauen im mittleren Alter vor. Ihre Beobachtung ist wichtig, weil man dabei mit der Ausbildung ischämischer, zerebrovaskulärer Läsionen rechnen muß (Sneddon-Syndrom: Livedo racemosa mit zerebrovaskulären Läsionen). Diagnostisch wertvoll ist die Tatsache, daß die Hauterscheinungen auch hier den zerebrovaskulären Läsionen Jahre vorausgehen können. Die zerebrovaskulären Komplikationen reichen von der TIA bis zur schweren Enzephalomalazie. Dieses Syndrom faßt man heute als eine besondere, zerebrokutane Form der Endangitis obliterans auf [13] (Abb. 5).

Nach neueren Untersuchungen kann die Livedo racemosa neben der schweren Akrozyanose, den distalen Gangränen und den ausgedehnten kutanen Nekrosen ein führendes Symptom des Antiphospholipidantikörper-Syndroms sein. In solchen Fällen sind in der Zirkulation Lupus anticoagulans und Anticardiolipin-Antikörper nachweisbar, deren Auswirkungen sich in einem Syndrom des gesamten Gefäßsystems, in wiederholten Aborten, venösen und arteriellen Thrombosen, Thrombozytopenien und neurologischen Erscheinungen äußern [14].

Auch die unlängst beschriebene akrale *Mikrolivedo* weist auf die Anwesenheit von Antiphospholipid-Antikörper hin. Der Bezeichnung entsprechend sieht man hierbei auf den Fingerkuppen, palmoplantar und auf den Fersen zyanotische, nicht wegdrückbare, lineäre, sternförmige oder netzartige Erytheme. Weil sie unauffällig sind (0,5–1,0 cm groß), muß man nach denen suchen. Auch hier handelt es sich um die Folgen von Mikrothrombosen der dermalen Gefäße, ohne Zeichen einer Vaskulitis [15]. Differentialdiagnostisch muß man auf andere obturierende Erkrankungen des Gefäßlumens denken, wie die Kryoglobulinämie, die Thrombozythämie und die Embolisierung durch Cholesterin. Die akrale Mikrolivedo muß als Zeichen einer Thrombosebereitschaft gewertet werden, die den Kliniker veranlassen soll, nach Antiphospholipid-Antikörper zu suchen und eine prophylaktische Behandlung zu beginnen.

Schuppende Erytheme

Es wurde bereits erwähnt, daß in Abhängigkeit vom auslösenden Prozeß die Erytheme mit sekundären Hauterscheinungen assoziiert werden können. Es gibt solche Erytheme, bei denen eine Schuppung charakteristisch ist. (Unter Schuppung versteht man eine klein- oder größerlamellöse Ablösung der Hornschicht.) In den hier abgehandelten Erscheinungsmustern ist weiterhin das Erythem das führende Symptom.

Subakuter kutaner Lupus erythematodes. Das anulär schuppende Erythem ist kennzeichnend für den subakuten, kutanen Lupus erythematodes (frühere Bezeichnung des anulären Lupus erythematodes: Lupus erythematodes gyratus repens). Man sieht in erster Linie an den lichtexponierten Stellen, vor allem auf dem Rücken, den Schultern, auf der Streckseite der oberen Extremitäten und am Decolleté doppelkonturierte, anuläre, später miteinander konfluierende, polyzyklisch, gyriert konfigurierte Läsionen. Die anulären Herde sind wegen der zentralen Rückbildung durch halskrausenartig schuppende erythematöse Ringe charakterisiert, die aus einem etwas mehr lividen Erythem in ihrer Mitte hervorgegangen sind. An den Rändern werden Teleangiektasien und punktförmige Blutungen beobachtet, deretwegen das Erythem zunächst dunkelrot und später bräunlich-gelblich erscheint. Die Form der Herde kann konzentrisch, zielscheibenförmig sein. Die Ränder können erosiv werden und dadurch sekundär verkrusten. Der anuläre Lupus erythematodes heilt immer ohne Narben ab; es kann höchstens eine Hyperpigmentierung zurückbleiben. Differentialdiagnostisch kommen der chronische, kutane, disseminierte, diskoide Erythematodes, das Erythema anulare centrifugum und das multiforme Erythem in Frage (Abb. 6).

Patienten mit anulärem Lupus erythematodes bilden einen homogenen Subtyp und werden serologisch durch zytoplasmatische Ro (SS-A) und antinukleäre La (SS-B) Antikörper, zirkulierende Immunkomplexe und durch die Phänotypen HLA-B8 und HLA-DR3 charakterisiert. Da diese Autoantikörper auch bei anderen Erkrankungen vorkommen, sind nicht die serologischen Zeichen, sondern die klinischen Erscheinungen pathognomonisch.

In neueren, interessanten Beobachtungen wird neben den Hauterscheinungen des Lupus erythematodes gyratus repens ein viszerales Karzinom ohne innere Beteiligung des Lupus erythematodes beschrieben [17].

Neonataler Lupus erythematodes. Dies ist das Lupus-erythematodes-Syndrom der Neugeborenen von Müttern, die an einem systemischen Lupus erythematodes leiden. Es wird durch die plazentagängigen Ro (SS-A)-Autoantikörper verursacht. Die Hauterscheinungen werden durch runde, anuläre, fein schuppende, narbenlos abheilende Herde an lichtexponierten Stellen gebildet.

In 15–30 % der Fälle findet man bei diesen Kranken auch einen angeborenen atrio-ventrikulären Block. Aus diesem Grunde ist es immer empfehlenswert, bei einem Neugeborenen mit anulärem Erythem und Herzblock eine serologische Untersuchung durchzuführen [18].

Differentialdiagnostisch muß es vom familiären, anulären Erythem (Erythema gyratum perstans), welches ebenfalls bei Neugeborenen in Erscheinung tritt und monatelang bestehen bleiben kann, abgetrennt werden. Die Labordaten sind uncharakteristisch; diagnoseentscheidend kann die Familiarität sein.

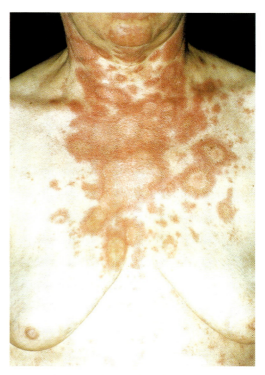

Abb. 6. Erythematöse, anuläre, konfluierende Herde mit halskrausenartiger Schuppung beim subakuten, kutanen Lupus erythematodes

Erythema gyratum repens. Auch das langsam wandernde Erythema gyratum repens kann man in erster Linie zu den schuppenden Erythemen zählen (repens = Kriechtier), welches durch seine charakteristischen schuppenden erythematösen Bänder auffällt. Es gehört zu den obligat paraneoplastischen Dermatosen und wurde 1952 von *Gammel* beschrieben. Die Hauterscheinungen sind jedoch weder auf einen bestimmten Tumor, noch auf seine Lokalisation typisch. Bei einer Durchuntersuchung kann man verschiedene Tumoren, am häufigsten ein Bronchialkarzinom finden. Aus diesem Grunde muß der Diagnose des Erythema gyratum repens eine gründliche Tumorsuche folgen [19].

Die Hauterscheinungen bestehen aus konzentrischen, bogigen oder wellenförmigen Erythembändern. Die Erytheme wandern in eine Richtung täglich etwa 1 cm, während sich am anderen Rand eine halskrausenartige, an Holzspan erinnernde Schuppung entwickelt. Die Herde am Stamm und an den proximalen Anteilen der Extremitäten erinnern an Jahresringe der Bäume oder an die Streifen an der Haut eines Zebra (Zebrahaut).

Das charakteristische Dermadrom ist diagnostisch wertvoll. Nach erfolgreicher Behandlung des Tumors bilden sich die Hauterscheinungen zurück. Differentialdiagnostisch muß es vom familiären Erythema gyratum perstans abgetrennt werden. Neuerdings hat man auch dem Erythema gyratum repens ähnliche Erytheme beschrieben, die nicht wanderten, keine charakteristische Schuppung zeigten und stellenweise Blasen aufwiesen. Histologisch konnte in den gyrierten Läsionen eine subepidermale Spaltbildung nachgewiesen werden, die für das Erythema gyratum repens untypisch ist. Bei der Durchuntersuchung der Kranken fand man einen Mammatumor [20].

Nekrolytische Erytheme

Nekrolytisches, migrierendes Erythem (Glucagonom-Syndrom). Dies ist ebenfalls ein charakteristisches paraneoplastisches Dermadrom. Es steht mit einem glucagonsezernierenden Pankreastumor (Glucagonom) in Verbindung. Der Tumor entspricht einem APUDom und entwickelt sich aus den Alpha-Zellen der Pankreas [21].

Neuerdings wurde es auch in Verbindung mit einem insulinsezernierenden, neuroendokrinen Pankreastumor beobachtet [22]. Wenn sich die Hauterscheinungen manifestieren, liegen bei einem Teil der Kranken bereits Lebermetastasen vor, deswegen muß die Prognose vorsichtig gestellt werden. Man findet eine Parallelität zwischen dem Verlauf der Hauterscheinungen und des Tumors: Nach einer Pankreatektomie können sich die Hauterscheinungen zurückbilden, wenn noch keine Metastasen vorhanden waren.

Typische Veränderungen finden sich am unteren Teil des Stammes, auf dem Bauch, am proximalen Anteil der unteren Extremitäten, sowie in den perigenitalen und perianalen Regionen. Es erscheinen hier fingerkuppen-

große erythematöse Läsionen mit einem leicht erhabenen und langsam wandernden Rand. Innerhalb der erythematösen Herde schießen dünnwandige Blasen auf, die früh platzen und so dem Ausschlag einen erosiv-krustösen Charakter verleihen (nekrolytisches Erythem). Durch peripheres Wachstum und zentrale Rückbildung der Herde können runde, halbkreisförmige oder polyzyklische Konfigurationen entstehen. Die Läsionen werden halskrausenartig von peripher haftenden, zum Zentrum hin abstehende Schuppen bedeckt. Darüber hinaus sieht man an den Akren periungual erythematöse Erosionen und vesikulobullöse Hauterscheinungen, die gewöhnlich später großlamellös schuppen.

Histologisch sind für das nekrolytische, migrierende Erythem die Nekrose der Keratinozyten und die Spaltbildung in der oberen Epidermis charakteristisch, die den nekrolytischen Charakter des Erythems erklären.

Neuerdings wurden Hauterscheinungen beschrieben, die denen beim nekrolytischen, migrierenden Erythem sehr ähnlich waren, obwohl nur eine mäßige Erhöhung des Glucagonspiegels gefunden wurde. Man hat diese Hauterscheinungen auch ohne Glucagonom sowie bei Malabsorptions- und Malnutritionssyndrome beobachtet (okkulter Tumor?) [23]. Man kennt nicht die genaue Entstehungsursache der Hautveränderungen. Neben dem Glucagon können auch der Zinkmangel sowie Stoffwechselstörungen der Aminosäuren und der essentiellen Fettsäuren eine Rolle spielen.

Übrigens muß das nekrolytische, migrierende Erythem von der Acrodermatitis enteropathica oder vom erworbenen Zinkmangel und von der neuerlich beschriebenen Acrodermatitis acidaemica abgetrennt werden, wozu die Bestimmung des Glucagonspiegels gut eignet.

Lokalisationstypische Erytheme

Es ist sinnvoll, die erythematösen Dermadrome nicht nur nach den Merkmalen des Erythems, sondern auch nach dessen Lokalisation zu beachten. Es gibt nämlich Erytheme,

Gesichtserytheme

Schmetterlingsförmige Erytheme (malar rash). Dieses ist ein charakteristisches, aber nicht spezifisches Zeichen des SLE und weist auf eine aktive systemische Erkrankung hin, was durch Labordaten erhärtet werden kann [6, 7]. Es ist bei 20–30 % der Kranken zu beobachten. Das Erythem auf dem Nasenrücken und auf den Jochbögen ist häufig leicht ödematös, exsudativ und kann von einer Verkrustung und einer leichten Schuppung begleitet werden. Es ist kennzeichnend, daß die im sog. Lichtschatten liegenden Hautstellen, wie die Oberlider und die submentale und retroaurikuläre Region vom Ausschlag verschont werden. Charakteristisch ist auch die Lichtempfindlichkeit (UV-B) der Kranken. Frische Herde sind zu Beginn rosafarben-violett, die älteren Herde dunkelrot-livide. Diese livide Verfärbung wird von Vielen als sehr charakteristisch für den akuten SLE gehalten. Mit einer Lupe kann man in den Herden feine Teleangiektasien und punktförmige Blutungen entdecken, die die spätere gelblich-braune Verfärbung des Erythems erklären. Das Erythem bei SLE tritt relativ plötzlich in Erscheinung, kann mehrere Tage bestehen bleiben und heilt ohne Narben, eventuell mit einer Hyperpigmentierung ab (Abb. 7).

Das Erythem bei SLE läßt im Gegensatz zur seborrhoischen Dermatitis die Nasolabialfalten frei. Das chronische, konstitutionelle, vasomotorische Erythem (Typus rusticanus) läßt gewöhnlich den Nasenrücken frei und ist seinem Wesen nach beständig. Des weiteren müssen auch die photoallergischen Reaktionen (Medikamente), das multiforme Erythem und im Kindesalter das Bloom-Syndrom abgetrennt werden.

Dermatomyopathisches Erythem. Ein periorbitales, zu Beginn rosafarbenes, später fliederfarbenes Erythem, das sog. heliotrope Erythem ist für die Dermatomyositis spezifisch. Es kann vorkommen, daß das livide Erythem nur die Oberlider und sogar nur deren Ränder betrifft. In den meisten Fällen kommt auch ein Ödem hinzu und verleiht den Kranken einen typischen, weinerlichen, trauri-

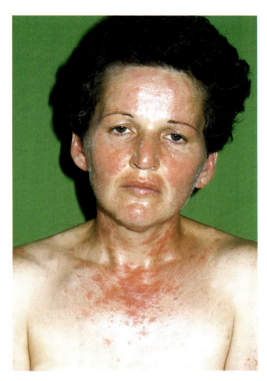

Abb. 7. Malar rash beim subakuten, kutanen Lupus erythematodes

bei denen die Lokalisation eine diagnostische Bedeutung hat.

Die Erytheme können sehr auffällig sein (z.B. das Gesichtserythem bei SLE), aber auch solche, die man suchen muß (periunguales Erythem bei Lupus erythematodes). Je nach ihrem Sitz können die Erytheme in 2 Gruppen eingeteilt werden: umschriebene und auf einen größeren Teil der Hautoberfläche ausgedehnte, sog. disseminierte Erytheme.

Im Hinblick auf die Lokalisation haben in erster Linie die Erytheme im Gesicht, in den Beugen und palmoplantar in der korrelativen Dermatologie eine Bedeutung. Aus diesem Grunde ist bei jedem Kranken die sorgfältige Untersuchung des Gesichtes und der Hände sehr wichtig, weil aus diesen Lokalisationen sehr viele diagnostische Hinweise zu erhalten sind.

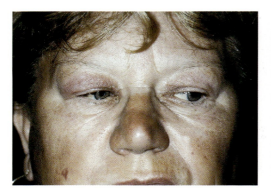

Abb. 8. *Lividrotes, ödematöses Erythem an den Augenlidern bei beginnender Dermatomyositis*

gen Gesichtsausdruck (Facies dermatomyopathica). Die Hauterscheinungen können sich nach der Polymyositis, aber auch Wochen davor manifestieren. (In seltenen Fällen kommt die Dermatomyositis auch ohne Myositis vor.) Aus diesem Grunde ist es wichtig, beim Nachweis der typischen Hauterscheinungen den Kranken unter Kontrolle zu halten [24] (Abb. 8, 9).

Die Intensität des lividen Erythems kann dem Krankheitsverlauf folgen oder sich gegensätzlich zur Krankheitsaktivität verhalten. Wenn aber das heliotrope Erythem bei einem solchen Kranken erneut in Erscheinung tritt, der sich ansonsten bereits in Remission befand, so muß dies als Vorbote des Rezidivs der Polymyositis gewertet werden.

Heute unterscheidet man bereits mehrere Untertypen der Dermatomyositis. Im Hinblick auf unser Thema ist diejenige Form am wichtigsten, die mit einem viszeralen Tumor assoziiert ist. Man kann hauptsächlich bei Erwachsenen in 15–43 % der Fälle ein viszerales Malignom nachweisen [25]. Man muß besonders dann daran denken, wenn in den erythematösen bzw. indurierten Plaques Nekrosen in Erscheinung treten, wenn die BKS erhöht ist oder wenn sich die Therapie schwierig gestaltet oder wenn Rezidive auftreten. Der Tumor ist histologisch meist ein Adenokarzinom und betrifft am häufigsten den gynäkologischen Bereich (Ovarien). Der Tumor kann dem Erythem vorangehen, dem folgen oder auch damit gleichzeitig in Erscheinung treten. Ein

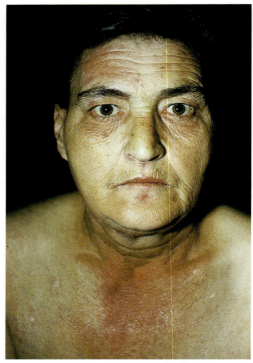

Abb. 9. *Dunkelrotes Erythem periorbital und am Decolleté bei Dermatomyositis*

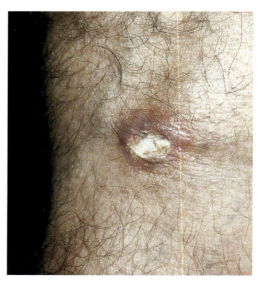

Abb. 10. *Nekrose in der Kniekehle bei Dermatomyositis*

konkordanter Verlauf ist häufig. Aus diesem Grunde muß bei jedem Erwachsenen mit Dermatomyositis eine gründliche Tumorsuche erfolgen [26] (Abb. 10).

Pellagra-Erythem. Auch das ödematöse Erythem bei Pellagra, welches später bräunlich hyperpigmentiert wird, findet sich hauptsächlich im Gesichtsbereich und an anderen lichtexponierten Stellen der Haut. Seine Verteilung ist streng symmetrisch und dadurch häufig schmetterlingsförmig. Aus der Lokalisation zu schließen wird es durch Licht provoziert und man findet ähnliche Herde auch am Hals und an den unbedeckten Teilen der Extremitäten. In schweren Fällen treten auch Blasen auf. Die Haut ist hier trocken, schuppend und hyperpigmentiert (pelle agra = trockene Haut).

Die viszeralen Zeichen (Diarrhoe, Demenz) treten erst später in Erscheinung.

Wegen dem hohen Alkoholkonsum begegnet man in Europa erneut dem Pellagra oder seiner oligosymptomatischen Form (endogene Karenz). Es wurde bereits erwähnt, daß sich beim Karzinoid-Syndrom wegen der Störung des Tryptophan-Stoffwechsels später ebenfalls eine pellagroide Dermatitis entwickeln kann. Durch Niazin bilden sich diese Erscheinungen zurück [27].

Plethorisches Erythem. Bei der Polyzythämie ist die Haut im Gesicht und am Hals wegen der Blutfülle der Hautgefäße dunkelrot und durch zahlreiche Teleangiektasien durchsetzt. Auch die Gefäße der Skleren sind erweitert und dunkelgefärbt. Es ist interessant zu beobachten, daß die Farbintensität des Erythems täglich wechseln kann. Die Hautrötung bei der Polyzythämie – auch akute Erythrämie genannt – kommt durch die Vermischung der roten und bläulichen Farbe als Folge der Vermehrung des oxygenierten und reduzierten Hämoglobins zustande. Das Fehlen von Trommelschlegelfinger weist auf eine Polycythaemia vera hin. während deren Vorhandensein auf sekundäre Formen hindeutet.

Diabetisches Gesichtserythem. Das charakteristische Flush-artige Erythem der Diabetiker im Gesicht und am Hals wird als Rubeosis diabeticorum bezeichnet. Durch den verringerten Vasomotoren-Tonus der betroffenen Gefäße kommt es zu einer Stase in den dermalen Plexus und verursacht so die kennzeichnende Rubeosis. Bei Einstellung des Diabetes kommt es zu einer Besserung, aber nach Genuß von Alkohol oder Koffein kann es erneut in Erscheinung treten.

Erythropoetisches protoporphyrinämisches Erythem. Es handelt sich um eine autosomal vererbte Porphyrinopathie, die im Kindesalter beginnt und durch eine Lichtempfindlichkeit und durch eine Erhöhung des Protoporphyrins in den Erythrozyten, im Blutplasma und im Urin charakterisiert ist. Die Erkrankung wird durch das Fehlen des Enzyms Ferrochelatase verursacht, weswegen kein Eisen in das Protoporphyrin eingebaut werden kann. Die ersten Zeichen werden üblicherweise nach der ersten Lichteinwirkung im Frühjahr im Gesicht und an den Handrücken als brennende, stechende, juckende, ödematöse Erytheme beobachtet. (Diese Kleinkinder weinen, wenn sie sich dem Licht aussetzen.) Nicht selten kommt es auch zu einer Einblutung, wodurch die Erytheme einen hämorrhagischen Charakter erhalten. Zu Beginn bilden sich die Hauterscheinungen innerhalb von Tagen zurück. Aber durch Rezidive wird die Haut hypo- oder hyperpigmentiert und es kommt zu einer papulösen Verdickung der Haut. Die Hautoberfläche wirkt pflastersteinförmig und wachsartig (Hyalinosis cutis). Die Diagnose wird durch den erhöhten Protoporphyrinspiegel und durch Fluoreszenz des Protoporphyrins bestätigt. (Im Gegensatz zur kongenitalen erythropoetischen Porphyrie fluoreszieren die Zähne hier nicht.) Die Hauterscheinungen können mit einer hämolytischen Anämie und mit einer chronischen Hepatitis (Cholestase, Cholangitis bzw. Cholelithiasis) assoziiert sein [28].

Rezidivierende Polychondritis. Es handelt sich um eine umschriebene oder systematisierte, destruierende, entzündliche Erkrankung des Knorpelgewebes. Ihre Genese ist wahrscheinlich von Autoimmunnatur (Autoantikörper gegen Typ-II-Kollagen). Wegen der Knorpelentzündung wird die darüberliegende Haut hellrot, leicht ödematös und außerordentlich druckempfindlich. Je nach Einbezie-

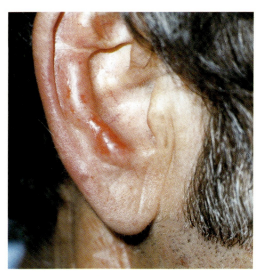

Abb. 11. *Hellrotes Erythem an der Nase und am Ohr bei Polychondritis*

hung von verschiedenen knorpeligen Arealen können sich unterschiedliche klinische Erscheinungen ausbilden, aber am häufigsten manifestiert sich das Leiden als Arthritis und aurikuläre Chondritis. In einem Drittel der Fälle ist der Verlauf der Erkrankung infolge der Herzklappeninsuffizienz (Beteiligung des knorpeligen Anteils des Anulus fibrosus), der Mesaortitis oder der Zerstörung des tracheobronchialen Knorpels tödlich [29] (Abb. 11).

Schließlich sei hier das „Papillon" des Erythema infectiosum erwähnt. Es handelt

sich um ein rotes, überwärmtes, leicht ödematöses, am Rande eleviertes Erythem. (Das Gesicht des Kranken sieht so aus, als ob man ihn geohrfeigt hätte.)

Palmoplantare Erytheme

Ein palmoplantares Erythem begleitet zahlreiche Erkrankungen, hat also keine allzu große Spezifität. Man kann palmoplantare Erytheme bei den nachfolgenden Erkrankungen beobachten.

Am bekanntesten ist ein palmoplantares Erythem bei Lebererkrankungen (red liver palms). Man erklärt seine Entstehung mit einer gesteigerten peripheren Blutfülle oder mit einer Hyperöstrogenämie. Die Kranken berichten häufig über ein mit dem Puls synchrones Pochen in den Fingerbeeren (Abb. 12). Dieses Erythem kommt in 2 Varianten vor: als wegdrückbare, hellrote, marmorierte erythematöse Flecke, die sich auf die gesamte Handfläche und auf die Beugeseiten der Finger erstrecken und als diffus konfluierendes Erythem, allerdings nur am Thenar und Hypothenar. (Bei chronischen Lebererkrankungen werden – entgegen der allgemeinen Meinung – Naevi aranei häufiger beobachtet, als Palmarerytheme.)

Des weiteren finden sich Palmarerytheme bei der rheumatoiden Arthritis, bei chronischen Lungenerkrankungen, bei Endokarditis und bei Thyreotoxikose. (Es sei erwähnt, daß bei diesen Erkrankungen häufig eine Hyper-Gammaglobulinämie besteht.) Palmoplantare Erytheme werden auch bei Herzerkrankungen

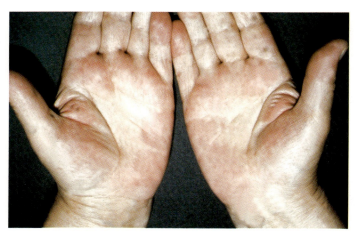

Abb. 12. *Rosafarbenes, fleckförmiges Erythem vor allem palmoplantar bei Lebererkrankung*

mit erhöhtem Herzminutenvolumen, bei entzündlichen Darmerkrankungen, bei der Malnutrition und bei viszeralen Tumoren beobachtet. Bei schmerzhaften, fleckigen Erythemen, vor allem an den Fingern und Fersen, muß man auch an eine Embolie denken [30].

Das Erythem bei SLE ist auch kein spezifisches Zeichen und weicht insofern vom obigen Muster ab, daß es blasser ist und vielmehr die Beugeseite der Finger betrifft (Abb. 13). Wenn es doch die ganze Palmarfläche einnimmt, so ist das Erythem auf den Fingern ausgeprägter. Des weiteren charakteristisch ist, daß seine Farbe livider und durch Teleangiektasien durchsetzt ist. Die Haut ist in diesen Arealen empfindlicher.

Mukokutanes Lymphknoten-Syndrom (Kawasaki-Syndrom). Erytheme an den Palmoplantarflächen zählen zu den typischen klinischen Erscheinungen des Kawasaki-Syndroms. Das Kawasaki-Syndrom ist eine akute, fieberhafte Erkrankung unbekannter Genese, die hauptsächlich bei Kindern vorkommt. Heute halten es Viele für die kindliche Form der Panarteriitis nodosa [31].

Die Hauterscheinungen manifestieren sich zu 90 % als palmoplantares Erythem und zu 75 % als ödematöses, induriertes Erythem. Die Farbe der Erytheme ist dunkelrot bis lividbräunlich. Die Hände und Füße sind geschwollen und die Finger spindelförmig verdickt. Wegen der ödematösen Schwellung erscheinen die Falten tiefer. 2–3 Wochen nach der fieberhaften Periode kommt es zu einer

sehr charakteristischen Abschuppung, die an den Fingerbeeren und periungual beginnt. Nach etwa einer Woche breitet sich die Schuppung auf die gesamte Palmoplantarfläche aus.

Zur Diagnosestellung ist die Anwesenheit von 5 der 6 typischen Symptome erforderlich:

1. Sonst unerklärliches Fieber, über mehr als 5 Tage
2. Beidseitige Konjunktivitis
3. Lippen- und Mundschleimhauterscheinungen
4. Polymorphes Exanthem
5. Schuppendes Erythem palmoplantar
6. Nicht purulente Halslymphknotenschwellung

Die Bedeutung des Syndroms rührt von den kardialen Komplikationen her, die in jedem Stadium der Erkrankung in Erscheinung treten können (Tachykardie, galoppierender Herzrhythmus, kongestive Herzinsuffizienz, Perikarditis, Überleitungsstörungen und später Aneurysmen der Koronararterien). Schließlich sei erwähnt, daß Palmoplantarerytheme auch ohne Erkrankung an den inneren Organen vorkommen können, wie z.B. in der Schwangerschaft und familiär.

Akuter Gichtanfall. Plötzlich, innerhalb von Stunden, entwickelt sich ein schmerzhaftes, leicht ödematöses Erythem an irgendeinem peripheren Gelenk (am häufigsten an den Großzehen, an den Knöcheln und an den Füßen). Die Haut fühlt sich wärmer an und ist extrem druck-

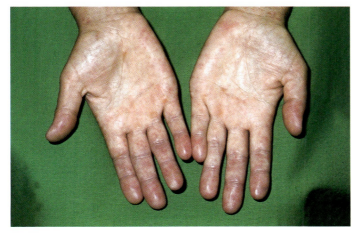

Abb. 13. *Lividrotes Erythem, in erster Linie an der Beugeseite der Finger, bei einem subakuten, kutanen Lupus erythematodes*

empfindlich. Man kann es gelegentlich mit einem Erysipel verwechseln. Die Diagnose wird durch den Nachweis eines erhöhten Harnstoffspiegels und auf Grund der prompten Hilfe einer Therapie mit Colchicin gestellt.

Erythematöse Intertrigo

Unter erythematöser Intertrigo versteht man ein Erythem in den großen Beugen (Achselhöhle, Brust, Leistengegend). Die Hautoberfläche fühlt sich durch das besondere Mikroklima der aufeinanderliegenden Hautpartien feucht an und man sieht am Rande eine durch Mazeration aufgeweichte weißliche Abschilferung. In der Nähe der erythematösen Hautpartien findet man immer einige als Satelliten bezeichnete vesikulopustulöse Läsionen. Nach Platzen der Bläschen bleiben halskrausenartig schuppende, kleine, runde, Erosionen zurück. Dieser Typ der erythematösen Intertrigo entspricht eigentlich der durch Sproßpilze verursachten Candida-Intertrigo, die des öfteren bei korpulenten Patienten den Diabetes mellitus ankündigt (Abb. 14).

Disseminierte Erytheme

Die Ursachenforschung bei meist relativ schnell aufschießenden Erythemen auf größeren Arealen des Integumentes ist schwer. Einige beruhen auf einer Überempfindlichkeitsreaktion, der Großteil davon ist jedoch mit infektiösen Erkrankungen assoziiert. Mit ihrer Beschreibung beschäftigen sich andere Disziplinen, deshalb werden diese hier nicht abgehandelt. Es gibt aber einige charakteristische, disseminierte Erythemarten, die bei Erkrankungen innerer Organe und bei Systemerkrankungen vorkommen oder aber als Teilsymptom eine diagnostische Bedeutung haben und deshalb unbedingt erwähnt werden müssen.

Erythem bei Dermatomyositis. Neben dem charakteristischen, periorbitalen, heliotropen, ödematisierten Erythem treten in einigen Fällen auch disseminierte Hauterscheinungen auf. Diese äußern sich als dunkelrote, gräulich-livide, leicht schuppende, später gering infiltrierte Erytheme. Sie lokalisieren sich am Hals, am seitlichen Rumpf und in kennzeichnender Weise an der Streckseite der Extremitäten sowie an den Gelenken (Ellenbogen, Knie, Handrücken, dorsale Fingerfläche). Purpurfarbene Petechien, lichenoide Knötchen und randständige Teleangiektasien können die Herde bunter gestalten. Ein ausgedehnter Befall des Rumpfes und die beschleunigte BKS sind bei der Dermatomyositis schlechte prognostische Zeichen, weil der größere Teil dieser Patienten nach 2 Jahren verstirbt [26] (Abb. 15).

Ähnliche Veränderungen, wie bei der Dermatomyositis, können bei verschiedenen Agammaglobulinämien beobachtet werden und

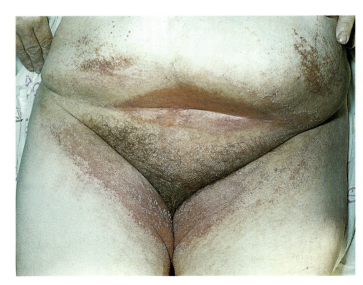

Abb. 14. Intertriginöses Erythem bei Diabetes mellitus

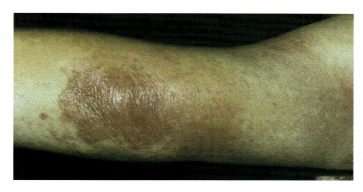

Abb. 15. Dunkelrotes Erythem, vor allem auf der Streckseite der Gelenke, bei Dermatomyositis

sind durch die Fazies des Kranken, durch livide erythematöse Herde auf den Extremitäten und durch eine typische, leicht nach vorne gebeugte Körperhaltung charakterisiert. Multiple, der Dermatomyositis ähnliche erythematöse Areale kann man selten auch im ersten Stadium der Lyme-Borreliose beobachten.

Systemischer Lupus erythematodes. Neben dem bereits beschriebenen schmetterlingsförmigen Gesichtserythem findet man hierbei häufig auch ein generalisiertes morbilliformes Exanthem am Stamm oder größere plaqueartige (infiltrierte) erythematöse Herde, die sowohl an den bedeckten, als auch an den unbedeckten Hautarealen auftreten können. Im Gegensatz zur Dermatomyositis läßt das SLE-Erythem die Handrücken und die Streckseite der großen Gelenke gewöhnlich frei [6, 7] (Abb. 16).

Toxisches Schock-Syndrom. Es handelt sich um eine akute, fieberhafte multisystemische Erkrankung, die durch bestimmte Toxine des Staphylococcus aureus verursacht wird. Das Exanthem ist in den ersten 48 Std skarlatiniform, dem in 2 Wochen eine charakteristische palmoplantare Abschuppung folgt. Das Krankheitsbild muß vom Scharlach (keine Hypotonie oder kein Schock), vom Lyell-Syndrom (Blasenbildung und positives Nikolski-Phänomen), von Arzneiexanthemen (keine Hypotonie) und vom Kawasaki-Syndrom abgegrenzt werden (Tabelle 4).

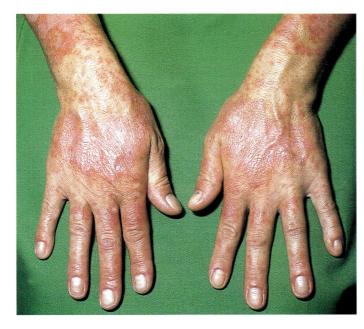

Abb. 16. Die erythematösen Herde lassen beim subakuten, kutanen Lupus erythematodes die Streckseiten der Gelenke frei

Tabelle 4. Toxisches Schock-Syndrom

1. Fieber
2. Exanthem mit Schuppung
3. Hypotonie
4. Drei oder mehrere Erscheinungen
   a) Lebererscheinungen
   b) Magen-Darm-Erscheinungen
   c) Muskelsymptome
   d) Schleimhauterscheinungen
   e) Nierenerscheinungen
   f) Beteiligung des Nervensystems
5. Ausschluß anderer Ätiologien

Literatur

1. Langer K, Wolff K (1990) Das klinische Spektrum der Mastozytosen. Hautarzt 41: 188–195
2. Myers B, et al (1991) POEMS syndrome with idiopathic flushing mimicking carcinoid syndrome. Am J Med 90: 646–648
3. Willkin JK (1992) Flushing reactions in the cancer chemotherapy patient. Arch Dermatol 128: 1387–1389
4. Burgdorf WHC (1987) Figurate erythemas. In: Fitzpatrick T, et al (Hrsg) Dermatology in general medicine, 3rd ed. McGraw-Hill, New York, S 1010–1018
5. Norick NL (1988) Annular erythemas. In: Lebwohl M (Hrsg) Difficult diagnoses in dermatology. Churchill Livingstone, New York, S 341–358
6. Metz J (1987) Die Haut bei akutem rheumatischem Fieber und rheumatoider Arthritis. In: Holzmann H, et al (Hrsg) Dermatologie und Rheuma. Springer, Berlin Heidelberg New York, S 107–109
7. Hornstein OP (1989) Dermatologische Aspekte „rheumatoider" Krankheiten. Eular, Basel
8. Mahood JM (1983) Erythema annulare centrifugum: a review of 24 cases with special reference to it's association with underlying disease. Clin Exp Dermatol 8: 383–387
9. Frank RA, Frosch PJ (1993) Adams-Oliver syndrome: cutis marmorata teleangiectatica congenita with multiple anomalies. Dermatology 187: 205–208
10. Lubach D, et al (1990) Livedo racemosa generalisata: an evaluation of thirty-four cases. J Am Acad Dermatol 22: 633–639
11. Weinstein C, et al (1987) Livedo reticularis associated with increased titers of anticardiolipin antibodies in systemic lupus erythematosus. Arch Dermatol 123: 596–600
12. Lee CW, et al (1991) Livedo reticularis developing simultaneously with a syncopal attack in a patient with atrial myxoma. J Am Acad Dermatol 24: 110–111
13. Török L, et al (1992) Sneddon-Syndrom. Livedo-zerebrovaskuläres Syndrom. Dermatol Monatsschr 178: 73–76
14. Petri M (1992) Antiphospholipid antibodies: lupus anticoagulant and anticardiolipin antibody. Curr Probl Dermatol IV: 173–192
15. Grob JJ, et al (1991) Unfading acral microlivedo. J Am Acad Dermatol 24: 53–58
16. Bielsa I, et al (1991) Immunogenetic findings in cutaneous lupus erythematosus. J Am Acad Dermatol 25: 251–257
17. Blanc D, Kienzler JL (1982) Lupus erythematosus gyratus repens. Report of a case associated with a lung carcinoma. Clin Exp Dermatol 7: 129–134
18. Katayama I, et al (1989) Neonatal lupus erythematosus with a high anticardiolipin antibody titer. J Am Acad Dermatol 21: 490–492
19. Boyd AS, et al (1992) Erythema gyratum repens: a paraneoplastic eruption. J Am Acad Dermatol 26: 757–762
20. Watsky KL, et al (1990) Figurate and bullous eruption in association with breast carcinoma. Arch Dermatol 126: 649–652
21. Rappersberger, K et al (1987) Das Glukagonom-Syndrom. Hautarzt 38: 589–598
22. Wilkinson SM, et al (1990) Necrolytic migratory erythema: association with neuroendocrine tumour with predominant insulin secretion. Br J Dermatol 123: 801–805
23. Ranchoff R, et al (1985) Necrolytic migratory erythema-like dermatitis with malabsorption. Cleve Clin Q 52: 81–85
24. Rockerbie NR, et al (1989) Cutaneous changes of dermatomyositis precede muscle weakness. J Am Acad Dermatol 20: 629–632
25. Cox NH, et al (1990) Dermatomyositis. Arch Dermatol 126: 61–65
26. Basset-Seguin N, et al (1990) Prognostic factors and predictive signs of malignancy in adult dermatomyositis. Arch Dermatol 126: 633–637
27. Török L, et al (1981) Das Pellagroid der chronischen Alkoholiker. Hautarzt (Suppl V) 32: 482–484
28. Baart H, et al (1991) Erythropoietic protoporphyria: clinical aspects with emphasis on the skin. In: Vermeer BJ, et al (Hrsg) Metabolic disorders and nutrition correlated with skin. Karger, Basel, S 123–134
29. Anstey A, et al (1991) Relapsing polychondritis: autoimmunity to type Il collagen and treatment with cyclosporin A. Br J Dermatol 125: 588–591
30. Feldmann AR, et al (1989) Cutaneous manifestation of atrial myxoma. J Am Acad Dermatol 31: 1080–1084
31. Weston WL, Huf C (1981) The mucocutaneous lymph node syndrome: a critical re-examination. Clin Exp Dermatol 6: 167–178

3. Teleangiektatische Dermadrome

Die Erytheme im vorigen Kapitel haben eines gemeinsam: Sie beruhen alle auf einer vorübergehenden Gefäßerweiterung und bilden sich am Ende einer Erkrankung meist spurlos wieder zurück. Die Erweiterung der Hautkapillaren kann aber auch dauerhaft sein und dies wird als Teleangiektasie bezeichnet. Die Rotfärbung der Haut kann also dementsprechend nicht nur durch eine aktive und passive Blutfülle, sondern auch durch die permanente Erweiterung der vermehrten und geschlängelten Hautgefäße zustande kommen. Diese sind dadurch gekennzeichnet, daß man sie mit dem Glasspatel nicht immer vollständig wegdrücken kann. Teleangiektatische Dermadrome kennzeichnen eine Reihe von Erkrankungen innerer Organe. Aus diesem Grunde ist ihre Kenntnis für den Kliniker wichtig.

Nach ihrer Form und Struktur unterscheidet man verschiedene Typen von Teleangiektasien (Tabelle 5).

Tabelle 5. Teleangiektasien

ramös	makulös
angiomatös	angiomato-ramös

Ramöse Teleangiektasien

Die lineären, sternförmigen, baumzweigartig verästelten, lebhaft roten Erweiterungen der Hautkapillaren werden als ramöse Teleangiektasien bezeichnet (einfache Teleangiektasien). Wenn die Erweiterung tieferliegende Gefäße betrifft, dann ist ihre Farbe eher livide und die Gefäßzeichnung ist dicker.

Teleangiektasien kommen allein, ohne andere Erscheinungen vor (primäre Teleangiektasien), können sich aber auch an andere Hauterscheinungen assoziieren (sekundäre Teleangiektasien). Sie können in der frühen Kindheit in Erscheinung treten (angeborene Teleangiektasien) und können in solchen Fällen für sich allein oder mit anderen Symptomen kombiniert zahlreiche Dermadrome bilden (hereditäre teleangiektatische Syndrome). Andere entstehen später, gewöhnlich in Verbindung mit einer Erkrankung innerer Organe oder mit Systemkrankheiten (erworbene Teleangiektasien). Klinisch werden nach der Lokalisation und dem assoziierten Symptom zwei Formen unterschieden (Abb. 17).

Hinsichtlich ihrer Lokalisation kommen ramöse Teleangiektasien am häufigsten an den

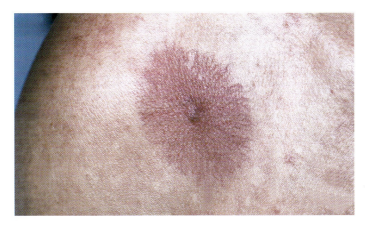

Abb. 17. Baumzweigartige Kapillarerweiterungen (ramöse Teleangiektasien)

lichtexponierten Stellen vor, so im Gesicht, am Decolleté und auf den Handrücken. Man findet sie aber häufig auch an den Schultern und am Stamm. Ihre Verteilung kann umschrieben oder disseminiert sein.

Umschriebene ramöse Teleangiektasien

Kutikuläre und periunguale Teleangiektasien

Eine Verdickung (Hyperkeratose) am proximalen Anteil des Nagelfalzes (Keining'sches Zeichen) und die dort lokalisierten punktförmigen oder lineären, längsverlaufenden Teleangiektasien charakterisieren die Dermatomyositis, die systemische Sklerose und den SLE. Man kann es bei 1/3 bis zur Hälfte der Patienten mit Dermatomyositis beobachten. Dagegen fehlen diese interessanterweise bei der Polymyositis. Bei SLE und Dermatomyositis sieht man proximal von der verdickten Cuticula eine halbmondförmige Rötung (periunguales Erythem). Bei der Sklerodermie dagegen sind periungual eher nur Teleangiektasien zu sehen. Diese Läsionen können – zwar seltener – auch bei der rheumatoiden Arthritis vorkommen. Diese Zeichen sind bei den Bindegewebserkrankungen von großer diagnostischer Hilfe, weil sie bereits vor anderen Symptomen in Erscheinung treten (Tabelle 6) (Abb. 18).

Tabelle 6. Kutikuläre und periunguale Teleangiektasien

Systemische Sklerose
Dermatomyositis
SLE
Rheumatoide Arthritis

Die periungualen Teleangiektasien haben insofern auch beim diskoiden Lupus erythematodes (DLE) eine diagnostische Bedeutung, da ihr Auftreten bei einem umschriebenen oder disseminierten DLE den Übergang in einen SLE signalisieren kann (DLE-SLE subset).

Des weiteren werden die klinischen Zeichen durch die beschleunigte BKS, die Leukopenie und die Positivität der antinukleären Antikörper untermauert. Bei solchen Patienten erfolgt im allgemeinen der Übergang in 1–3 Jahren.

Teleangiektasien im Gesicht

Es sind drei kongenitale teleangiektatische Syndrome bekannt, die sich in erster Linie im Gesicht lokalisiert und mit Lichtempfindlichkeit verbunden sind. Weil beim Rothmund-Thomson- und Cockayne-Syndrom auch Hyper- und Depigmentierungen sowie eine Atrophie unterschiedlichen Ausmaßes vorkommen, werden diese bei den Poikilodermien abgehandelt, so daß hier nur über das Bloom-Syndrom berichtet wird.

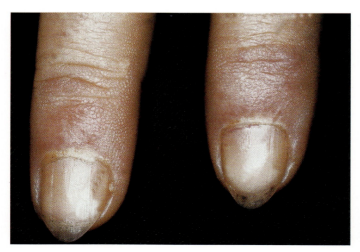

Abb. 18. Verdickte Cuticula und periunguales, dunkelrotes Erythem bei Dermatomyositis

Bloom-Syndrom (kongenitales teleangiektatisches Erythem). Seltene, autosomal rezessiv vererbte Erkrankung, die durch die folgende Trias gekennzeichnet ist: Teleangiektasien im Gesicht (evtl. mit Erythem), Lichtüberempfindlichkeit, sowie schwere intrauterine und postnatale somatische Retardierung. Es besteht auch eine Neigung zu verschiedenen Infektionen und Neoplasien.

Bereits in den ersten Lebenswochen kann man auf den Wangen schmetterlingsförmig verteilte Teleangiektasien sehen. Durch Sonneneinwirkung nehmen die Erscheinungen zu und verbreiten sich auf Nase, Stirn, Ohren, Lippen und Handrücken. In schweren Fällen gesellt sich über Nase und Jochbögen ein Erythem hinzu und erinnert dadurch klinisch, in Verbindung mit der Lichtempfindlichkeit, an einen Lupus erythematodes. Bei leichteren Fällen weisen nur die Teleangiektasien um die Lippen auf die Erkrankung hin.

Diagnostisch sind das niedrige Geburtsgewicht, familiäre Teleangiektasien, die Lichtüberempfindlichkeit und der Kleinwuchs. Bekräftigt wird die Diagnose durch Chromosomen-Anomalien (gesteigerter „Sister chromatin exchange", Chromosomenbrüche).

Periorale lineäre Teleangiektasien

Neuerdings wurden beim Morbus Fabry (s. u.) charakteristische, strahlenförmig linear verlaufende Teleangiektasien um den Lippenrot beschrieben und für neue kutane Zeichen der Erkrankung gehalten [1].

Isolierte ramöse Teleangiektasien im Gesicht kommen auch bei der gemischten Kollagenose vor.

Bei der Beurteilung von Teleangiektasien im Gesicht muß auch beachtet werden, daß bei älteren Menschen durch chronische Umwelteinflüsse (Sonnenschein, Kälte, Wärme) vor allem beidseits im Gesicht reichlich Teleangiektasien auftreten können.

Gesicht, Stamm und Hände

Bei der systemischen Sklerose kann man hauptsächlich an der Nase, an den Wangen, an der Stirn, am Lippenrot, sowie an den Händen (Handrücken und Handteller), seltener auch an der oberen Brusthälfte auf sonst unveränderter Haut lebhaft rote, ramöse Teleangiektasien sehen. Mit Fortschreiten der Erkrankung können sich die Teleangiektasien zu 1–6 mm

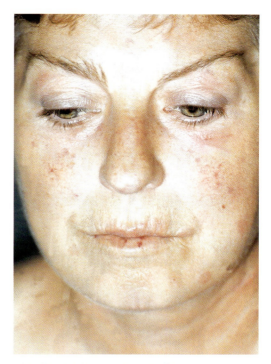

Abb. 19. *Makulöse und ramöse Teleangiektasien bei systemischer Sklerodermie*

Durchmesser großen, unterschiedlich konfigurierten roten Flecken (teleangiectatic mats) entwickeln. (Es sei hier vermerkt, daß bei der systemischen Sklerose alle Formen der Teleangiektasie vorkommen können: ramöse, makulöse oder selten im Gesicht auch angiomatöse Varianten, die denen bei Morbus Osler sehr ähnlich sind.)

Es gibt auch Patienten, bei denen die Teleangiektasien das einzige Hautzeichen einer fortgeschrittenen systemischen Sklerose darstellen (viszerale Sklerodermie).

Aus der Gruppe der systemischen, mit ausgedehnten Teleangiektasien einhergehenden Sklerosen kann man heute mit Hilfe serologischer Untersuchungen zwei Untertypen voneinander unterscheiden (Abb. 19).

CREST-Syndrom. Dieser Untertyp der systemischen Sklerose mit einem gewöhnlich langsameren Verlauf und mit besserer Progno-

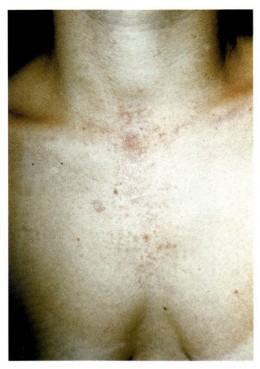

Abb. 20. *Zahlreiche Teleangiektasien beim systemischen Lupus erythematodes*

se ist durch die oben geschilderten charakteristischen Teleangiektasien (meist teleangiectatic mats) sowie durch Kalzinose, Raynaud-Symptomatik, ösophageale Funktionsstörung und Sklerodaktylie charakterisiert. Das Syndrom äußert sich zunächst mit Teleangiektasien, die dem klinischen Vollbild Jahre vorausgehen können. Die Teleangiektasien können sich auch auf die Mundschleimhaut ausdehnen. In solchen Fällen ist das klinische Bild dem bei Morbus Osler ähnlich. (Anders, als bei Morbus Osler, bluten die Teleangiektasien beim CREST-Syndrom gewöhnlich nicht.) Das CREST-Syndrom wird durch antizentromeren Autoantikörper charakterisiert, die bereits sehr frühzeitig, noch vor dem Vollbild des Syndroms nachgewiesen werden können [2].

Ein anderer Untertyp der Sklerodermie, der mit zahlreichen, disseminierten Teleangiektasien einhergeht, ist durch die Antifibrillarin-Autoantikörper gekennzeichnet. Entgegen dem CREST-Syndrom ist dieser Untertyp prognostisch ungünstiger, verläuft schneller und geht mit einer ausgedehnten inneren Beteiligung einher [3].

Bei Lebererkrankungen können teils an den lichtexponierten Stellen, teils entsprechend dem Versorgungsgebiet der V. cava superior, zahlreiche Teleangiektasien in Erscheinung treten. Diese sind hierbei etwas dicker und zeigen dadurch an, daß der Prozeß vielmehr die Venolen betrifft. Die Gefäßzeichnung auf der Haut wird z. T. mit dem Wasserzeichen auf Banknoten verglichen (Dollar paper markings).

Brust und Bauch

Sahli's teleangiektatischer Kranz (costal fringe). Dickere Venolen erweitern sich zu bläulich-roten, strahlenförmig verlaufenden, 0,5–1–2 cm langen Teleangiektasien, die über dem Epigastrium, entsprechend den Rippenbögen einen Kranz bilden. In der klassischen Diagnostik hat man diese auf portale Hypertonie, Emphysem und kongestive Herzinsuffizienz zurückgeführt. Es kommt aber auch bei Gesunden vor und kann als involutives Zeichen des fortgeschrittenen Alters betrachtet werden [4].

Bei SLE und gemischter Kollagenose können Teleangiektasien auch unabhängig von den erythematösen Erscheinungen beobachtet werden. Diese sitzen beim SLE und bei der gemischten Kollagenose im Gesicht und im Decolleté und beim Sjögren-Syndrom auf den Lippen und an den Extremitäten (Abb. 20). Bei einer fortgeschrittenen HIV-Infektion kann man an der vorderen Thorax „von Schulter zu Schulter" Teleangiektasien beobachten.

Untere Extremitäten und untere Partien des Stammes

Es wurden mit Autoimmunerkrankungen assoziierte progressive, essentielle Teleangiektasien beschrieben, die an den distalen Anteilen der unteren Extremitäten ihren Ausgang nahmen und sich proximalwärts bis zu den unteren Anteilen des Stammes ausdehnten.

Die Hauterscheinungen werden von lineären, netzartigen oder sternförmigen Teleangiektasien gebildet und sind besonders in alten Narben sehr ausgeprägt. Diese progressive Teleangiektasie wurde von den Erkrankungen innerer Organe bei der Autoimmun-Thyreoiditis oder bei der Polymyositis beschrieben [57].

Disseminierte Teleangiektasien

Ataxia teleangiectatica (Louis-Bar-Syndrom). Autosomal rezessiv vererbtes Syndrom, welches durch progressive zerebellare Ataxie, okulo-kutane Teleangiektasie, kombinierten Immundefekt (Neigung zu sino-pulmonalen Infektionen und lymphoretikulären Schwellungen) und durch eine hochgradige Empfindlichkeit gegenüber ionisierenden Strahlen gekennzeichnet ist. Es treten zuerst im Alter von 3–5 Jahren an der nasalen und temporalen Seite des bulbären Bindegewebes zahlreiche gewundene Teleangiektasien in Erscheinung. Hinzu kommen nach 1–2 Jahren symmetrisch verteilte, sternförmig oder gebündelt angeordnete Teleangiektasien an den Ohrmuscheln, den Augenlidern, den Wangen, am Hals und auf dem Decolleté (Rolle des Lichtes) und noch später auch in den Ellenbeugen und Kniekehlen. Im weiteren Verlauf gesellen sich an den lichtexponierten Stellen (hauptsächlich auf den Handrücken) hyper- und depigmentierte Areale sowie sklerodermiforme Erscheinungen hinzu.

Es sind die okulo-kutanen Gefäßerweiterungen und die zerebellare Ataxie (die beim Gehenlernen beginnen), welche an diese Diagnose denken lassen. Neuerdings kann man in Lymphozyten- bzw. Fibroblastenkulturen eine gesteigerte Empfindlichkeit gegenüber ionisierenden Strahlen nachweisen, womit man die Diagnose schnell verifizieren kann. Diese Methode ist sogar in der pränatalen Diagnostik verwendbar [6].

Bei bestimmten Tumoren erscheinen als paraneoplastische Zeichen symmetrisch angeordnete, häufig eruptive Teleangiektasien. Ein klassisches Beispiel dafür ist das Karzinoid-Syndrom, wird aber auch bei Thymom, intrahepatischem Gallengangkarzinom, Bronchialkarzinom und Plasmozytom beobachtet. Vom Verfasser wurden auch bei der Makroglobulinämie Waldenström generalisierte, progressive Teleangiektasien beschrieben [7].

Schließlich sei erwähnt, daß ausgedehnte Teleangiektasien in der Schwangerschaft auch physiologisch vorkommen können. Bekannt ist auch die generalisierte, essentielle Teleangiektasie bzw. deren autosomal dominant vererbte Form (hereditär benigne Teleangiektasie). Die Teleangiektasien manifestieren sich hierbei am Stamm und an den Extremitäten, sind häufig symmetrisch angeordnet und stehen mit keinerlei Veränderungen an inneren Organen in Verbindung [8].

Sekundär ramöse Teleangiektasien

Ramöse Teleangiektasien können nicht nur auf der gesunden Haut, sondern auch in Verbindung mit anderen Veränderungen sekundär in Erscheinung treten. Am bekanntesten sind Teleangiektasien beim Lupus erythematodes, können aber auch bei anderen Autoimmunerkrankungen beobachtet werden, wie z.B. in den bereits erwähnten, dunkelroten, erythematösen Flecken der Dermatomyositis. Bei Kollagenosen werden die Teleangiektasien auch von anderen Erscheinungen, wie Erythem, Hypo- und Depigmentierung, Atrophie, Nekrose und Petechien begleitet.

Wenn man hauptsächlich am Stamm gut sichtbare Teleangiektasien in Verbindung mit blassen, bräunlich-roten, unscharf begrenzten Flecken sieht, muß man an die seltene, kutane Form der Mastozytose im Erwachsenenalter denken (Teleangiectasia eruptiva macularis perstans). Bei solchen Kranken kommen häufig peptische Ulzera vor.

Einen charakteristischen teleangiektatischen Kranz sieht man um die porzellanfarbenen Degos-Knötchen, worauf später eingegangen wird. Auch bei einer Poikilodermie sind neben Hyper- und Depigmentierungen und Hautatrophie Teleangiektasien unerläßlich (s. o.).

Makulöse Teleangiektasien

Wenn sich nicht nur einzelne Kapillaren erweitern, sondern auf einem bestimmten Hautareal ihre Zahl oder ihre Windungen bedeutend zunehmen, so erscheint hier bei der Inspektion ein zusammenhängender roter Fleck. Diese Rötung ist von Natur aus permanent. Ihre Farbe ist flammend rot und im Falle tieferliegender und etwas größerkalibriger Gefäße burgunderrot bzw. zyanotisch. Die Flecke können einige Millimeter im Durchmesser groß sein oder ausgedehnte Areale (z.B. eine ganze Extremität) einnehmen. Man kann sie klassisch bei den vaskulären Fehlbildungen (vaskuläre Naevi) antreffen, bei denen neben ramösen, auch angiomatöse Komponenten beteiligt sein können (s. u.).

Vom Blickpunkt der korrelativen Dermatologie haben die asymmetrischen, halbseitig, meist in einem Dermatom lokalisierten Naevi flammei (Port wine naevus, Naevus teleangiectaticus unilateralis) eine wichtige diagnostische Bedeutung. Diese sehr typischen Erscheinungen machen bereits früh auf assoziierte, hauptsächlich zentralnervöse oder tieferliegende, organische Fehlbildungen (Knochen, Muskeln, große Gefäße) aufmerksam. Auch diese werden entsprechend ihrer Lokalisation beschrieben (Tabelle 7).

Tabelle 7. Naevus flammeus

Sturge-Weber-Syndrom
Cobb-Syndrom
Hippel-Lindau-Syndrom
Klippel-Trénaunay-Syndrom

Der teleangiektatische Naevus im Ausbreitungsgebiet des I. (oder II.) Trigeminusastes wird als **Sturge-Weber-Syndrom** (kraniofaziale, zerebrale Angiomatose mit Kalzifikation) bezeichnet. Es gehört zu den klassischen Phakomatosen und umfaßt einen Naevus flammeus im Ausbreitungsgebiet des N. trigeminus, ipsilaterale vaskuläre Fehlbildungen des Auges und des Leptomenings, sowie eine oberflächliche Kalzifikation (Abb. 21).

Die Hauterscheinungen sind bereits bei der Geburt vorhanden und nehmen die Hälfte des Gesichtes ein. (Wie später ersichtlich, haben hier und bei den folgenden Syndromen die lateral lokalisierten Naevi flammei in der korrelativen Dermatologie eine diagnostische Bedeutung. In der Mittellinie lokalisierte Naevi flammei sind nur dermatologisch wichtig.)

An eine zerebrale Angiomatose muß man bei solchen Patienten denken, die einen Naevus flammeus im Bereich des ersten Trigeminusastes aufweisen. Anders ausgedrückt, man muß nicht mit der Ausbildung einer Komplikation im Bereich des zentralen Nervensy-

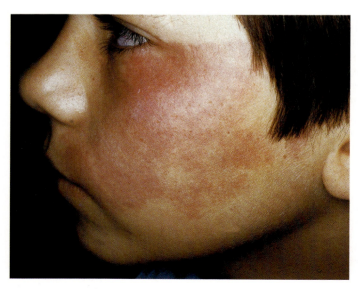

Abb. 21. Naevus flammeus im Bereich des II. Trigeminusastes

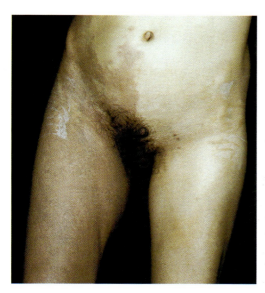

Abb. 22. Naevus flammeus an der Flanke, am Gesäß und an der unteren Extremität rechts beim Klippel-Trénaunay-Syndrom

stems rechnen, wenn der teleangiektatische Naevus die Stirn und das Oberlid nicht erreicht. Die Symptome von seiten des Nervensystems (Epilepsie, Hemiplegie) treten in 50 % der Fälle bereits am Ende des ersten Lebensjahres in Erscheinung.

Die Diagnose wird beim gemeinsamen Vorkommen eines Naevus flammeus auch auf der Stirn und auf dem Oberlid mit Epilepsie oder Hemiplegie gestellt und durch die bereits im ersten Lebensjahr vorhandenen, typischen zerebralen Kalzifikationen bekräftigt. Ein entsprechend lokalisierter Naevus flammeus zwingt den Kliniker zu einer gründlichen Durchuntersuchung des Betroffenen.

Bei einem Naevus flammeus in der occipito-zervikalen Region muß man an ein **Hippel-Lindau-Syndrom** (Haemangiomatosis cerebello-retinalis) denken. Leider fehlen dabei des öfteren die charakteristischen Hauterscheinungen.

Eine weitere neurokutan-vaskuläre Fehlbildung ist das *Cobb-Syndrom.* Es umfaßt einen segmentalen Naevus flammeus auf dem Stamm und ein ipsilaterales Hämangiom des spinalen Meninx. Die klinischen Symptome können von der spinalen Kompression abgeleitet werden, die sich am Ende der Kindheit oder im jungen Erwachsenenalter manifestieren (kutaneo-meningospinale Angiomatose).

Ein asymmetrisch auf die Extremitäten lokalisierter Naevus flammeus bildet zusammen mit einer Weichteil- und Knochenhypertrophie das **Klippel-Trénaunay-Syndrom** (osteohypertrophische Angiektasie).

Da zu den beschriebenen Erscheinungen auch andere vaskuläre Fehlbildungen, wie Phlebektasie, arterio-venöser Shunt, Varikose, Fehlen der großen Venen hinzugesellen können, wird heute die vollständige Symptomenkombination als Klippel-Trénaunay-Parkes Weber-Syndrom bezeichnet (Parkes Weber steht für Nach- und Vorname des Verfassers).

Ein vaskulärer Naevus auf den Schultern und auf den oberen Extremitäten sowie am unteren Teil des Stammes und an den unteren Extremitäten ist bereits bei der Geburt vorhanden. Sowohl hier, als auch bei den davor erwähnten Naevi flammei können mit fortschreitendem Alter zusätzlich angiomatöse Elemente hinzutreten. Neben einer Röntgenuntersuchung der Knochen ist immer auch eine radiologische Untersuchung des arteriellen und venösen Gefäßsystems empfehlenswert.

Angiomatöse Teleangiektasien

Die stecknadelkopf- bis linsengroßen, umschriebenen Gefäßerweiterungen werden als angiomatöse Teleangiektasien bezeichnet. Sie kommen zustande, indem sich die Kapillaren oder Venolen umschrieben extrem erweitern oder die erweiterten Gefäße einen miteinander verflochtenen Knäuel bilden. Je nach dem, ob Kapillaren oder Venolen beteiligt sind, ist ihre Farbe lebhaft rot oder bläulich-rot. (Diese Bildungen werden in der alltäglichen Praxis einfach auch als Angiome bezeichnet.)

Angiomatöse Teleangiektasien im Gesicht, an der Zunge, an der Mundschleimhaut und an den Händen bilden die charakteristischen Erscheinungen der **hereditären hämorrhagischen Teleangiektasie (Morbus Osler).** Bei dieser autosomal dominant vererbten Erkrankung können sich ähnliche Teleangiektasien auch auf der Schleimhaut des Magen-Darm-Traktes, des Urogenitaltraktes und der Luftwege bilden und als Komplikation Blutungen verursachen.

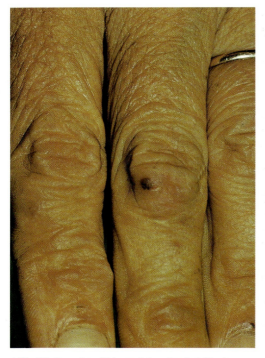

Abb. 23. *Papulöse Teleangiektasien bei Morbus Osler*

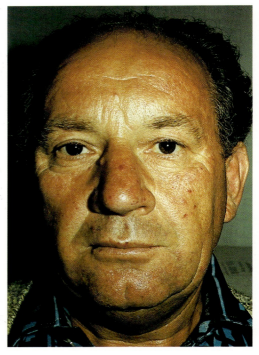

Abb. 24. *Papulöse Teleangiektasien bei Morbus Osler*

Die typischen mukokutanen, 1–3 mm Durchmesser großen, lebhaft roten Knötchen sitzen im Gesicht, am Lippenrot, auf der Zunge, in der Mundschleimhaut und auf den Händen (Handrücken oder Handteller). Selten findet man auch Gefäßerweiterungen nach Art eines Spinnen-Naevus (s. u.). In der Regel treten die Veränderungen im dritten Jahrzehnt in Erscheinung und die Blutung, ihre häufigste Komplikation, manifestiert sich meist als Epistaxis und Melaena, evtl. auch als Hämaturie, allerdings erst im vierten Jahrzehnt und kann als Komplikation eine Anämie verursachen. Bei schwereren Anämien werden die oben geschilderten Erscheinungen nicht beobachtet. (Es sei hier erwähnt, daß bei einer gastrointestinalen Blutung mit folgenden Erkrankungen bzw. Dermadromen gerechnet werden muß: Maffucci-Syndrom, Kaposi-Sarkom, Vaskulitis vom Schönlein-Henoch-Typ, Pseudoxanthoma elasticum und Degos'sche Erkrankung.) Die Blutung kann auch die spinalen und meningealen Hüllen betreffen und

ruft dann apoplektiforme Erscheinungen hervor. Deshalb ist es empfehlenswert, bei den o. g. Krankheitsbildern immer auch nach angiomatösen Teleangiektasien zu suchen (Abb. 23, 24).

Nicht selten bilden sich auch arterio-venöse Lungenfistel, die sich durch Dyspnoe, Zyanose, Polyglobulinämie und Trommelschlegelfinger manifestieren können. Eine andere, seltenere Komplikation ist die Leberzirrhose. Differentialdiagnostisch müssen besonders initiale Erkrankungen vom CREST-Syndrom unterschieden werden, wobei bereits frühzeitig die Serologie behilflich sein kann [2].

Zahlreiche, winzige angiomatöse Teleangiektasien am unteren Stamm und im Gesäßbereich sind typische und wichtige pathognomonische Erscheinungen des **Morbus Fabry** (Angiokeratoma corporis diffusum). Es handelt sich dabei um eine X-chromosomal rezessiv vererbte Stoffwechselkrankheit, bei der das lysosomale Enzym α-Galaktosidase fehlt, wodurch sich Ceramid-Trihexosid in den verschiedenen Zellen ansammelt. Je nach Symptomatik spricht man von kardio-reno-okulo-kutanen Syndromen [9].

Die diagnostisch wertvollen, 1–4 mm Durchmesser großen, dunkelroten oder bläulich-schwarzen, mit Glasspatel nicht wegdrückbaren angiomatösen Teleangiektasien treten zwischen dem 5. und 13. Lebensjahr in Erscheinung. Entgegen ihrer Bezeichnung fehlt an ihrer Oberfläche häufig die Hyperkeratose.

Die punktförmigen Angiome liegen zu Beginn im Hautniveau und werden erst später erhaben. Sie treten gruppiert auf und verteilen sich symmetrisch. Charakteristisch ist auch ihre Progressivität, so daß ihre Zahl mit den Jahren bedeutend zunimmt. Die typischsten

Lokalisationen der angiomatösen Gefäßerweiterungen sind der Gesäßbereich, der Unterbauch, der Nabel und die Knien, aber sie kommen auch anderswo vor. Sind die klinischen Erscheinungen unauffällig (geringe Anzahl) und bei Familienuntersuchung muß man unbedingt den Nabel und den Hodensack untersuchen, weil deren Befall für den Morbus Fabry sehr typisch ist. Das klinische Bild wird durch schmerzhafte Paraesthesien der Extremitäten, Knöchelödem, Parese, Hypohidrose und durch die charakteristische Cornea verticillata vervollständigt (Abb. 25–28).

Heterozygote Frauen weisen nur in 20 % Angiome auf und wenn ja, nur in sehr viel geringerer Zahl. Die Prognose solcher Fälle ist wesentlich besser, als bei hemizygoten Män-

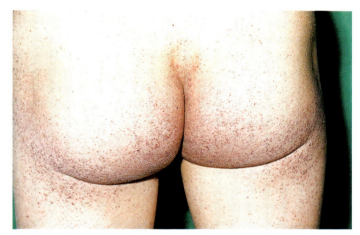

Abb. 25. *Zahlreiche Angiokeratome im Gesäßbereich bei Morbus Fabry*

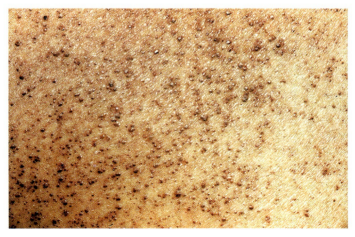

Abb. 26. *Nahaufnahme von Angiokeratomen*

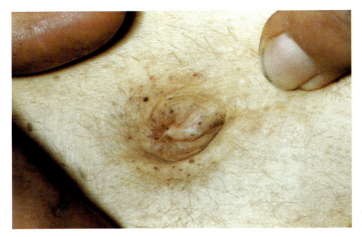

Abb. 27. *Angiokeratome im Nabelbereich*

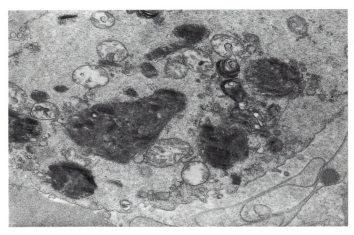

Abb. 28. *Zwiebelschalenartig strukturierte, elektronendichte Körper und elektronendichtes Material in den Lysosomen bei Morbus Fabry*

nern [10]. Die Gefäßerweiterung, und dadurch die Entstehung der Angiome, ist wahrscheinlich die Folge der Schwächung der Gefäßwand durch die Ablagerungen und verursacht so die aneurysmaartige Erweiterung. Die Erkrankung hat eine schlechte Prognose, weil die männlichen Kranken im Alter von 30–50 Jahren an einer renalen, kardialen oder zerebrovaskulären Insuffizienz sterben.

Die Diagnose des Morbus Fabry stützt sich auf die Angiome in typischer Lokalisation, auf die positive Familienanamnese, die Cornea verticillata und die verringerte Aktivität der α-Galaktosidase.

Ähnliche klinische Bilder, wie bei Morbus Fabry findet man bei der sehr seltenen *Fucosidose Typ III* (Fehlen des lysosomalen Enzyms α-L-Fucosidase) und bei der *Sialidose* (Neuramidase-Mangel). Bei der Fucosidose fehlen die renale und kardiale Insuffizienz, dagegen stehen klinisch die mentale Retardierung, die spastischen Muskelkrämpfe und die Verdickung der Haut im Vordergrund. Die Sialidose ist durch Myoclonus, zerebellare Ataxie, Knochenanomalien und Intelligenzstörungen charakterisiert.

Schließlich wurden neuerdings auch solche Krankheitsfälle von diffusem Angiokeratoma corporis beschrieben, bei denen kein Befall innerer Organe nachweisbar war (Angiokeratoma corporis diffusum sine Fabry) [11]. Aus diesem Grunde kann man heute das Angiokeratoma corporis diffusum nicht sofort als Manifestation eines Morbus Fabry betrachten. Man kann es nur tun, wenn der biochemische Hintergrund der Erkrankung bestätigt werden kann.

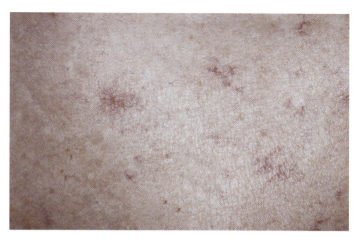

Abb. 29. Naevus araneus
(Spinnennaevus)

Angiomato-ramöse Teleangiektasien

Diese Teleangiektasien bestehen aus einem zentralen Angiom, aus dem strahlenförmig lineäre bzw. baumzweigartig verästelte Komponenten austreten: *Naevi aranei, Spider naevi.* Der zentrale Teil entspricht einer kleinen Arteriole. Wenn man es mit einem spitzen Gegenstand andrückt, blaßt die ganze Bildung ab. Ihre Größe variiert von einigen mm bis zu 2 cm. Am häufigsten findet man sie im Gesicht, auf den Schultern und an anderen, von der V. cava superior versorgten Hautarealen. Sie kommen im Kindesalter im Gesicht und physiologisch in der Schwangerschaft, aber auch familiär vor.

Im Erwachsenenalter sind die Naevi aranei, zusammen mit anderen vaskulären Erscheinungen, für eine chronische Lebererkrankung sehr typisch. Man findet sie regelmäßig bei der Leberzirrhose und im akuten Stadium der Virus-Hepatitis, bei der sich später die Naevi aranei wieder zurückbilden. Man sieht sie außerdem auch bei thyreotoxischem Koma, rheumatoider Arthritis, Karzinoid-Syndrom, Morbus Cushing und Polyzythämie. Sie treten bei Morbus Osler dann in Erscheinung, wenn sich als Komplikation auch eine Leberzirrhose ausbildet. Die Naevi aranei können auch eruptiv in Erscheinung treten, was man neuerdings beim Hyperviskositätssyndrom beobachtet hat [12] (Abb. 29).

Literatur

1. Chesser MR, et al (1990) Perioral teleangiectases: a new cutaneous finding in Fabry's disease. Arch Dermatol 126: 1655
2. Fritzler M, et al (1984) Hereditary hemorrhagic teleangiectasia versus CREST syndrome: can serology aid diagnosis? J Am Acad Dermatol 10: 192–196
3. Kurzhals G, et al (1990) Clinical association of autoantibodies to fibrillarin with diffuse scleroderma and disseminated telangiectasia. J Am Acad Dermatol 23: 832–836
4. Sartori CCR, et al (1991) Costal fringe. Arch Dermatol 127: 1201–1202
5. Shelley WB, et al (1989) Essential progressive teleangiectasia in an autoimmune setting: successful treatment with aciclovir. J Am Acad Dermatol 21: 1094–1096
6. Cohen LE, et al (1984) Common and uncommon cutaneous findings in patients with ataxia-telangiectasia. J Am Acad Dermatol 10: 431–443
7. Török L, Borka I, Szabo G (1993) Waldenström's macroglobulinaemia presenting with cold urticaria and cold purpura. Clin Exp Dermatol 18: 277–279
8. Abrahamian LM, Rathe MJ, Grant-Kels JM (1992) Primary teleangiectasia of childhood. Int J Dermatol 31: 307–313
9. Török L, Szekeres L, Reszler M (1980) Angiokeratoma corporis diffusum bei einem Bruderpaar. Hautarzt 31: 376–380
10. Laszlo A, et al (1988/89) Manifestation of angiokeratoma diffusum in a girl patient with heterozygous genotype for Fabry disease. Acta Pediatr Hung 3/4: 331–336
11. Holmes RC, et al (1984) Angiokeratoma corporis diffusum in a patient with normal enzyme activities J Am Acad Dermatol 10: 384–387
12. Tuppal R, Müller RAW (1992) Eruptive spider nevus-like lesions associated with the hyperviscosity syndrome. Arch Dermatol 128: 860

4. Dermadrome mit Pigmentstörung

Die Farbveränderungen der Haut, die Dyschromien, welche diskret, aber auch deutlich sein können, haben immer schon die Kliniker beschäftigt. Ihre Bedeutung ist unterschiedlich: Sie können physiologisch vorkommen, kosmetische Störungen verursachen, auf dermatologische Krankheitbilder (z.B. malignes Melanom) hinweisen und sind häufig diagnostisch wichtig, weil sie in zahlreichen kardiokutanen, gastroenterokutanen und neurokutanen Syndromen führende Symptome darstellen.

Tabelle 8. Die Einteilung der Dyschromien

nach Farbe	nach Größe und Ausdehnung
braun	umschrieben herdförmig
weiß	diffus
bläulich-grau	disseminiert herdförmig
gelb	diffus
	generalisiert herdförmig
	diffus (universell)

Die Farbe der Haut wird physiologisch durch Hämoglobin, Melanin und Karotin, bei krankhaften Zuständen durch Hämosiderin, Bilirubin, Medikamente und andere Fremdstoffe bestimmt. Eine Veränderung der Hautfarbe kommt demnach durch Vermehrung oder Fehlen der o. g. physiologischen Farbstoffe sowie durch Anwesenheit von Fremdstoffen zustande. Es ist sinnvoll, die Pigmentstörungen der Haut nach ihrer Farbe einzuteilen. Man muß außerdem auch die Verteilung (herdförmig oder diffus) sowie die Ausdehnung der farbigen Herde (umschrieben oder auf der ganzen Haut disseminiert) beachten. Schließlich darf man auch die Lokalisation der Pigmentstörung nicht außer acht lassen, weil in vielen Fällen gerade dies das Besondere der Erscheinung darstellt (Tabelle 8).

Bräunliche Hyperpigmentierungen

In der korrelativen Dermatologie haben von den krankhaften Veränderungen der Hautfarbe die braunen Hyperpigmentierungen die größte Bedeutung. Die bräunliche oder bräunlich-schwarze Verfärbung wird in der Regel durch den erhöhten Melaningehalt der Epidermis, durch die gesteigerte Melanogenese (melanotische Hypermelanosen) und seltener durch den Anstieg der Zahl aktiver Melanozyten (melanozytäre Hypermelanosen) hervorgerufen, kann aber auch durch das Hämosiderin verursacht werden. (In solchen Fällen ist die Verfärbung eher gelblich-braun.) Der Unterschied in den Farbtönen hat auch eine diagnostische Bedeutung: Während die gelblich-braune Verfärbung durch Hämosiderin nur dermatologisch von Bedeutung ist, hat die bräunlich-schwarze Farbe außer in der Dermatologie auch in der allgemeinen Diagnostik eine wichtige Rolle. Im klinischen Sprachgebrauch werden die endogenen, primär entstandenen, braunen Hyperpigmentierungen als Melanose (Hypermelanose) und diejenigen, die als Folge einer Erkrankung in Erscheinung treten, als Melanoderma bezeichnet.

Die braune Hyperpigmentierung kann herdförmig oder diffus sein. Die herdförmigen braunen Läsionen können eine unterschiedliche Größe haben und werden jeweils von unveränderter Haut umgeben. Nach Größe und Form der Herde kann man verschiedene klinische Muster mit jeweils unterschiedlicher diagnostischer Bedeutung voneinander abgrenzen, wie Epheliden, Lentigo, Café-au-lait-Flecke und Chloasma. Bei der diffusen Form kommt es zu einer einheitlichen Verfärbung größerer Hautareale [1].

Herdförmige braune Hyperpigmentierungen

Epheliden (Sommersprossen)

Sommersprossen sind 1–5 mm Durchmesser große, gelblich-braune oder bräunlich-rote Flecke an den lichtexponierten Stellen, die im Frühjahr stärker hervortreten und im Winter abblassen. Histologisch liegt ein erhöhter Pigmentgehalt in der Basalzellschicht der Epidermis vor, wobei die Zahl der Melanozyten normal, aber ihre Aktivität verstärkt ist.

Bei der **Neurofibromatose** sieht man makromorphologisch sommersprossenartige umschriebene Hyperpigmentierung in den Achselhöhlen (Crowe'sches Zeichen, axillary freckling). Eigentlich sind es kleinste Café-au-lait-Flecke und stellen frühe pathognomonische Zeichen der Erkrankung dar. (Die fehlende Lichtexposition hilft in der Unterscheidung von Sommersprossen.) Man findet diese Erscheinungen bei 20–50 % der Kranken.

Sommersprossenartige Herde an den lichtexponierten Stellen charakterisieren auch das kardiokutane **NAME-Syndrom** (N = Naevi, A = atriales Myxom, M = myxoides Neurofibrom, E = Ephelis).

Klinisch wird das Syndrom durch zahlreiche hyperpigmentierte Flecke charakterisiert, die auf den unbedeckten Hautpartien, hauptsächlich im Gesicht, am Stamm und an den oberen Extremitäten lokalisiert sind und sich histologisch als Epheliden erweisen. Hinzu kommen zahlreiche blaue Naevi (bläulich-graue Papeln oder Knoten, die histologisch aus dermalen Melanozyten gebildet werden), mehrere subkutane Knoten, die histologisch myxoiden Neurofibromen entsprechen und ein überwiegend im linken Vorhof lokalisiertes Myxom sowie Erscheinungen, die durch dessen (zerebrale und periphere) Embolisierung entstehen. Die Erkennung des Syndroms hat eine große Bedeutung, da durch operative Entfernung des Herzmyxoms das Leben der Patienten gerettet werden kann [2].

Neuerdings wurde eine ähnliche Symptomenkombination als **LAMB-Syndrom** beschrieben. Der Unterschied besteht darin, daß Lentigines auf der Haut das führende Symptom bilden (L = Lentigo, A = atriales Myxom, M = myxoide Hauttumoren, B = blaue Naevi). Da die führenden Symptome der zwei ähnlichen Syndrome aus den hyperpigmentierten Flecken und der atrialen Myxome bestehen, wurde neuerdings statt NAME- oder LAMB-Syndrom die Bezeichnung „**kutane Lentiginose mit atrialem Myxom**" vorgeschlagen [3, 4].

Beim Morbus Recklinghausen findet man auch zahlreiche sommersprossenartige Hyperpigmentierungen (eigentlich sind es Café-au-lait-Flecke) am ganzen Körper und bei der **Fanconi-Anämie** an den lichtexponierten Arealen.

Lentiginöse Hyperpigmentierungen

Die Lentigines sind bräunlich-schwarze, 2–5 mm Durchmesser große, scharf begrenzte, umschriebene hyperpigmentierte Flecke. Histologisch zeichnen sie sich durch verlängerte Epidermiszapfen, Melanozytenhyperplasie und Melanisierung der Basalzellschicht der Epidermis aus. Lentigines an verschiedenen Körperstellen haben jeweils eine unterschiedliche Bedeutung. Meist findet man die Lentigines an gut sichtbaren Stellen im Gesicht, wodurch das Dermadrom leicht erkennbar ist (Tabelle 9).

Tabelle 9. Lentiginosen

Zentrofaziale Lentiginose (Touraine)
Pluriorifizielle Lentiginose (Peutz-Jeghers-Syndrom)
Lentiginose mit Nystagmus und Strabismus (Pipkin-Syndrom)
Lentiginose mit Hämangiomen am Darm (Bandler-Syndrom)
Sotos-Syndrom
Lentiginosis profusa
    (LEOPARD-Syndrom)
    LAMB-(NAME)-Syndrom
    Moynahan-Syndrom
    Cronkhite-Canada-Syndrom

Lokalisierte Lentiginosen

Zentrofaziale Lentiginose. Es handelt sich hierbei um eine autosomal dominant vererbte Lentiginose im mittleren Gesichtsbereich, häufig mit Status dysraphicus und mit neuropsychiatrischen Symptomen assoziiert.

Die meisten Lentigines sitzen schmetterlingsförmig im Gesicht (Nase und Wangen) und treten bereits im ersten Lebensjahr in Erscheinung. Später können auch in anderen

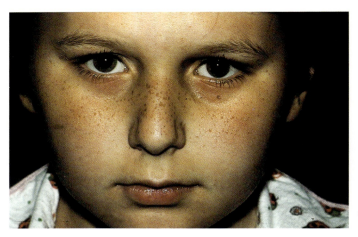

Abb. 30. *Zentrofaziale Lentigines*

Gesichtsarealen disseminiert Lentigines hinzukommen. Unter einem Status dysraphicus (raphe = Naht) versteht man das Fehlen eines normalen Verschlusses oder Zusammenwuchses von Gehirn und Rückenmark oder von der Wirbelsäule. Es umfaßt Olympiastirn, gotischen Gaumen, fehlenden Proc. xyphoideus, Nabelbruch, Spina bifida, lumbale Hypertrichose und Skoliose. Außerdem findet man dabei häufiger eine mentale Retardierung,

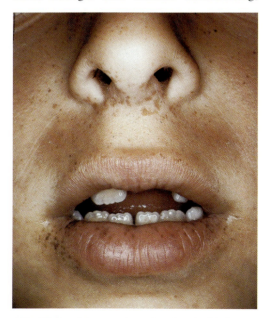

Abb. 31. *Lentigines perinasal und periorbital, sowie am Lippenrot beim Peutz-Jeghers-Syndrom*

emotionelle Störungen, Epilepsie und EEG-Veränderungen [5] (Abb. 30).

Pluriorifizielle Lentiginose (Peutz-Jeghers-Syndrom). Das autosomal dominant vererbte Syndrom umfaßt mukokutane Pigmentierungen und Darmpolyposis (Pigmentpolypose).

Das führende Symptom bilden in den ersten Lebensjahren erscheinende Lentigines um die Körperöffnungen des Gesichtes (Auge, Nase, Mund). Auch das Lippenrot und die Mundschleimhaut in Mundnähe sind betroffen. (Die Schleimhautlentigines sind größer, können bis zu 1 cm Durchmesser groß werden und sind der Pigmentierung bei Morbus Addison ähnlich.) Differentialdiagnostisch hilfreich ist die Tatsache, daß die Pigmentierung bei Morbus Addison die Lippen und die benachbarte Haut freiläßt. In geringerer Zahl können Pigmentflecke auch an den distalen Anteilen der Extremitäten, hauptsächlich auf den Finger- und Zehenrücken sitzen. Die Pigmentflecke blassen nach der Pubertät ab, bleiben jedoch in der Mundschleimhaut unverändert bestehen. In atypischen Fällen sieht man nur in der Mundschleimhaut eine Hyperpigmentierung (Abb. 31, 32).

Polypen kann man im gesamten Gastrointestinaltrakt, vor allem aber im Dünndarm (Jejunum) finden. Selten gibt es Polypen auch im Respirations- und Urogenitaltrakt. Die Polypen verursachen am häufigsten zwischen dem 10. und 30. Lebensjahr Beschwerden, die sich als Bauchkoliken, Melaena (Anämie als

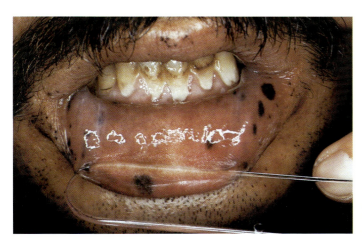

Abb. 32. *Lentigines auf der Mundschleimhaut beim Peutz-Jeghers-Syndrom*

Folge) und Intussuszeption äußern. Die Polypen entsprechen benignen Hamartomen mit nur geringer Neigung zur malignen Entartung (2–6 %), dürfen aber nicht völlig außer acht gelassen werden [1] (Abb. 33).

Neuerdings wurden beim Peutz-Jeghers-Syndrom neben einer sehr ähnlichen Pigmentierung multiple kavernöse Hämangiome im Magen-Darm-Trakt beschrieben. Als weitere Symptome wurden auch Knochendeformitäten, retardiertes Wachstum und endokrine Veränderungen beobachtet.

Die Diagnose ist bei den charakteristischen Hauterscheinungen und der Familiarität nicht schwer. Wegen den neuerdings beschriebenen Komplikationen, besonders wenn die Polypen auch im Kolon und Rektum in Erscheinung treten, ist eine regelmäßige Kontrolle der Patienten empfehlenswert.

Prätibiale Pigmentflecke (diabetische Dermatopathie). Kennzeichnendes, aber nicht spezifisches Dermadrom, das mit dem Diabetes mellitus in einem signifikanten Zusammenhang steht und sich auf dem Boden der diabetischen Mikroangiopathie entwickelt.

Man sieht auf der Streckseite der Unterschenkel hellbraune, leicht eingesunkene, z. T. kleinlamellös schuppende, von einigen mm bis zu 1 cm Durchmesser große, unscharf begrenzte und unregelmäßig konfigurierte hyperpigmentierte Herde. Die Läsionen entwickeln sich laufend aus rötlich-braunen Papeln und bilden sich in einigen Jahren wieder zurück.

Wegen neuauftretenden Papeln scheint jedoch das klinische Bild unverändert zu sein (Abb. 34). Diese Symptome sind im Erwachsenenalter bei 10–65 % der männlichen und 10–40 % der weiblichen Diabetiker nachweisbar. Ihre Bedeutung besteht darin, daß sie häufig das Vorhandensein einer Retino-Neuro-Nephropathie sowie von arteriellen Kreislaufstörungen der unteren Extremitäten anzeigen. Die Pigmentflecke können der klinischen Manifestation des Diabetes vorangehen und verlaufen konkordant mit Alter und Schwere des Diabetes, obwohl sie häufiger beim insulinunabhängigen Diabetes beobachtet werden.

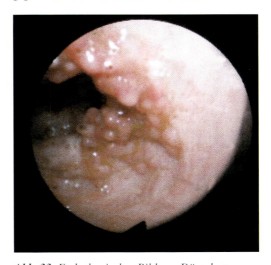

Abb. 33. *Endoskopisches Bild von Dünndarmpolypen*

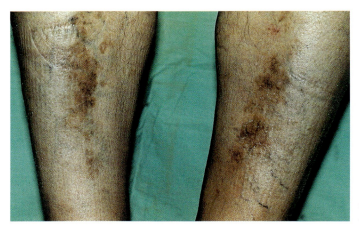

Abb. 34. Prätibiale Pigment-flecke

Incontinentia pigmenti (Bloch-Sulzberger-Syndrom). Die X-chromosomal vererbte Erkrankung kommt überwiegend bei Frauen vor (letal auf männliche Frucht) und betrifft die Haut, das zentrale Nervensystem, die Augen und das Knochensystem. Das führende Symptom stellt die typische Hautpigmentierung dar, die fast bei allen Kranken nachweisbar ist. (Der Name des Syndroms rührt daher, daß das Melanin nicht in der Epidermis verbleibt, sondern in die Dermis gelangt und dort gespeichert wird.)

Die spezifischen, diagnostisch wertvollen Pigmentierungen entstehen nach Rückbildung der vesikulösen und streifenförmigen papulo-verrukösen Läsionen bis Ende des ersten Lebensjahres. Die braunen, bräunlich-grauen, z. T. isoliert stehenden, ovalen, lentiginösen hyperpigmentierten Flecke verteilen sich streifenförmig und spritzerartig auf dem Stamm und den Extremitäten. Sie können hauptsächlich auf dem Stamm bizarre, spiralförmige, wirbelartige, netzartige Strukturen bilden (entsprechend den Blaschko-Linien). Die Intensität der Pigmentierung nimmt bis zum zweiten Lebensjahr zu, um sich dann bei Heranwachsenden oder jungen Erwachsenen völlig zurückzubilden (Abb. 35).

Die Bedeutung dieser Dermatose besteht darin, daß bei 80 % der Betroffenen einzelne oder mehrere Störungen des zentralen Nervensystems, der Augen, des Knochensystems, sowie andere ektodermale Fehlbildungen nachweisbar sind. (Aus diesem Grunde wird der Symptomenkomplex neuerdings zu den neurokutanen Syndromen gerechnet.) Das

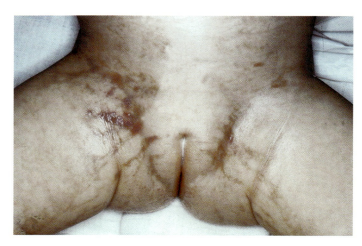

Abb. 35. Streifenförmige, braune Hyperpigmentierung bei Incontinentia pigmenti

Nervensystem ist in etwa 30 % der Fälle betroffen. Die Symptomatik umfaßt Epilepsie, mentale Retardierung, verlangsamte motorische Entwicklung und Mikrozephalie. Augenveränderungen kommen in 35 % der Fälle vor. Neben Alopezie und Nagelveränderungen findet man außerdem auch Anomalien der Knochen und der Zähne. Neuerdings wurden auch kardiale Abnormitäten beschrieben [1].

Generalisierte Lentiginosen

LEOPARD-Syndrom (progressive kardiomyopathische Lentiginose). Dominant vererbter Symptomenkomplex mit ausgedehnter, profuser Lentiginose und Veränderungen an Herz, Augen, Knochensystem, Gehörgang und Genitalien. Da die häufigsten Symptome die mit dem Alter zunehmenden Lentigines und die kardialen Erscheinungen sind, wird es neuerdings auch als progressive kardiomyopathische Lentiginose bezeichnet. Das sehr zutreffende Wort LEOPARD steht

für die wichtigsten Symptome: L = Lentiginose, E = EKG-Störungen (Kardiomyopathie), O = okulärer Hypertelorismus, P = Pulmonalstenose, R = retardiertes Wachstum, D = Deafness (neurosensorische Taubheit).

Führende Symptome des Syndroms sind die zahlreichen Lentigines auf dem ganzen Körper, die bereits bei der Geburt vorhanden sind oder sich im ersten Lebensjahr entwickeln. Mit dem Alter nimmt ihre Zahl zu und sie werden dunkler. Man findet sie größtenteils am Hals und auf dem oberen Stamm (Abb. 36, 37).

Die Erscheinungen am Herz sind z.T. strukturelle Anomalien (valvuläre Pulmonalstenose, subaortale Stenose), z.T. EKG-Abweichungen (Leitungsstörungen, Unregelmäßigkeiten im QRS-Komplex, pathologische P-, T- und S-Wellen). Die EKG-Störungen sind nicht selten auch bei den sonst gesunden Familienmitgliedern des Erkrankten nachweisbar. Bei einem unserer Beobachtungen fanden sich auch ein Vorhof-Septumdefekt und Aortenanomalien.

Abb. 36–37. *Profuse Lentiginose beim LEOPARD-Syndrom*

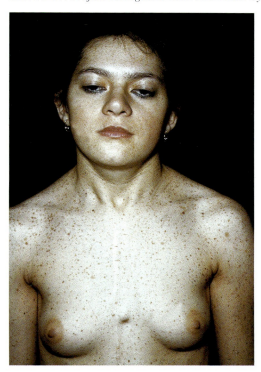
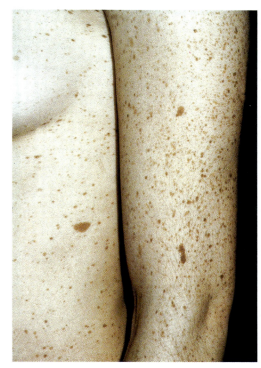

Von den Veränderungen am Knochensystem wurden zunächst nur der Kleinwuchs und der Hypertelorismus betont. Neuerdings wurden auch zahlreiche andere Deformitäten beschrieben: Pectus excavatum oder carinatum, dorsale Kyphose und Prognathie. Der Verfasser hat ein LEOPARD-Syndrom mit familiären marfanoiden Zügen publiziert und hält es für die maximale Variante der Knochenveränderungen [6]. Die endokrinologischen Störungen äußern sich als Hypogonadismus, Pubertas tarda, Störungen des Descensus testis und Hypospadie. Neuerdings hat man auch auf Deformitäten der Nieren und der Harnleiter aufmerksam gemacht. Die neurosensorische Taubheit und die Schwerhörigkeit sind nicht immer vorhanden. Eine mentale Retardierung (niedriger IQ) kommt in 10 bis 50 % der Fälle vor. Man kennt zahlreiche Varianten und auch oligosymptomatische Formen des Syndroms (z. B. eine profuse Lentiginose ohne innere Symptomatik) [7].

Steht die Diagnose eines LEOPARD-Syndroms einmal fest, muß der Patient wegen des progressiven Charakters der Herzerkrankung und wegen der möglichen Entstehung eines Melanoms laufend beobachtet und betreut werden.

Cronkhite-Canada-Syndrom. Diese Symptomenkombination umfaßt multiple lentigoartige hyperpigmentierte Flecke, eine sich im Erwachsenenalter manifestierende Polypose, sowie Nagel- und Haarveränderungen.

Die Pigmentstörung besteht aus lentigoartigen oder etwas größeren (bis 10 mm) hell- bis dunkelbraunen Herden im Gesicht, an den Streckseiten der Extremitäten (Handrücken) und in manchen Fällen auch am Stamm. Wegen den multiplen Polypen im Magen-Darm-Trakt leiden die Patienten an Bauchkrämpfen und chronische Diarrhoen. Die Polypen entarten nicht selten maligne. Differentialdiagnostisch muß es vom Peutz-Jeghers-Syndrom abgetrennt werden.

Urticaria pigmentosa. Die klassischen Erscheinungen der generalisierten Urticaria pigmentosa sind unscharf begrenzte, bräunlichrote oder gelblich-braune, runde oder ovale makulo-papulöse pigmentierte Herde von der Größe einer Lentigo, die in großer Zahl auf dem Stamm und hauptsächlich an den oberen Extremitäten disseminiert sind. Als Hinweis auf die Degranulation der Mastzellen werden die Läsionen nach Reiben erhaben, röter und verursachen einen Juckreiz. Sie können sowohl im Kindesalter, als auch im Erwachsenenalter in Erscheinung treten. Mit systemischer Beteiligung muß man in erster Linie bei der adulten Variante rechnen (Abb. 38).

Gut bekannt sind hierbei der Juckreiz und die Flush-Symptome. Wird jedoch über Schwäche, Knochenschmerzen, Diarrhoe und Bauchschmerzen berichtet, so sprechen diese Beschwerden für eine systemische Beteiligung, die durch den Nachweis einer Splenomegalie und Zytopenie bekräftigt werden kann. Bei der disseminierten, adulten Form

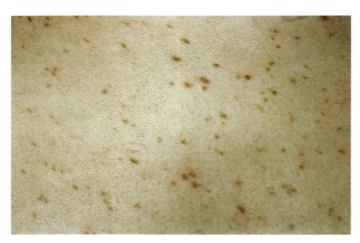

Abb. 38. Gelblich-braune, beim Reiben sich rötende Farbflecke bei Urticaria pigmentosa

hat man maligne hämatologische Erkrankungen (Lymphom, Leukämie) beobachtet. Die Diagnose kann man durch den Nachweis einer Vermehrung der Mastzellen in einer Haut- oder Knochenmarkbiopsie bestätigen [8].

Gastrokutanes Syndrom. Multiple Lentigines und Café-au-lait-Flecke (s. u.) bilden auch die Hauterscheinungen des gastrokutanen Syndroms. Die Veränderungen an inneren Organen umfassen ein peptisches Ulkus, Hiatushernie, Hypertelorismus und Myopie. Die Erkrankung wird autosomal dominant vererbt.

Café-au-lait-Flecke

Diese sind hellbraune, milchkaffeefarbene, ovale oder bizarr konfigurierte, 2–10 cm, von Fall zu Fall auch 15–20 cm Durchmesser große, scharf begrenzte Flecke, die meist bei der Geburt vorhanden sind und nur seltener gegen Ende des 1. Lebensjahres in Erscheinung treten. Mit dem Lebensalter können Zahl und Größe zunehmen. Histologisch ist die Basalzellschicht der Epidermis hyperpigmentiert und die Zahl der Melanozyten leicht vermehrt.

Café-au-lait-Flecke kommen selten auch bei Gesunden vor, allerdings sind es dann weniger als drei. In größerer Zahl stellen sie Dermadrome wichtiger multisystemischer Erkrankungen dar (Tabelle 10, Abb. 39).

Tabelle 10. Café-au-lait-Flecke

Neurofibromatose
Morbus Albright
Watson-Syndrom
Café-au-lait-Flecke mit temporaler Dysrhythmie
(Werner-Syndrom)

Neurofibromatose (Morbus Recklinghausen). Autosomal dominant vererbte, heterogene Erkrankung, gekennzeichnet durch Café-au-lait-Flecke, Neurofibrome der Haut, sowie des peripheren und zentralen Nervensystems, unterschiedliche Knochen- und Weichteilanomalien, endokrine Störungen und Irishamartome. Neben den bereits bekannten extrakutanen Manifestationen wurde neuerdings auch eine hypertrophische Kardiomyopathie beschrieben [9, 10].

Die Café-au-lait-Flecke gehören zu den typischen, jedoch nicht zu den pathognomonischen Symptomen der Neurofibromatose. Nach Crowe machen mehr als sechs Café-au-lait-Flecke, die größer sind als 1,5 cm, die Diagnose einer Neurofibromatose sehr wahrscheinlich. (Bei weniger als fünf Jahre alten Kindern bilden mehr als fünf und mehr als 0,5 cm große Pigmentflecke das entsprechende Kriterium.) Es sei vermerkt, daß nach neueren Überprüfungen als sicher gilt, daß ein Morbus Recklinghausen auch mit weniger als sechs Café-au-lait-Flecke vorkommt. Die Zahlen 6 oder 5 sind trotzdem orientierend, wenn sich ein Morbus Recklinghausen (bei jungen Kindern und

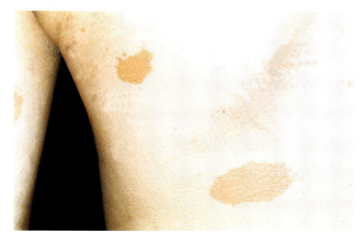

Abb. 39. *Café-au lait-Flecke*

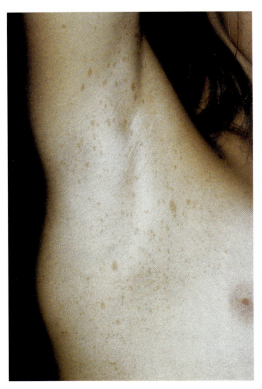

Abb. 40. *Axilläre, sommersprossenartige Flecke (Crowe'sches Zeichen)*

jungen Erwachsenen) noch nicht entwickelt hat. Die Café-au-lait-Flecke stellen neben den sommersprossenartigen Flecken in den Achselhöhlen ein wichtiges diagnostisches Kriterium bei einem progressiven, spinalen Syndrom, bei Kleinhirn-Brückenwinkel-Tumoren, beidseitiger Taubheit, Pubertas praecox, Hydrocephalus, mentaler Retardierung oder Hypertonie (Phäochromozytom) dar [11], (Abb. 40).

Morbus Albright. Diese sporadisch auftretende Entwicklungsstörung ist von der folgenden Trias gekennzeichnet: Polyostosische fibröse Dysplasie, Pubertas praecox und Café-au-lait-Flecke.

Bei Morbus Albright sind die Café-au-lait-Flecke dunkler, ihre Zahl geringer und sie verteilen sich in der Regel halbseitig, vor allem am Hals und im Gesäßbereich. Man findet die Flecke in vielen Falten über den betroffenen Knochen. Ihr Rand ist unregelmäßig und ihre Form landkartenähnlich. (Die Flecke bei der Neurofibromatose sind rund oder oval konfiguriert und generalisiert, ohne besondere Prädilektion verteilt. Ist das klinische Bild nicht diagnostisch, kann die elektronenmikroskopische Untersuchung der Flecke weiterhelfen. Der Nachweis von Riesenmelanosomen spricht nämlich für eine Neurofibromatose [1].

Watson-Syndrom. Der autosomal vererbte Symptomenkomplex umfaßt multiple Café-au-lait-Flecke, axilläre sommersprossenartige Flecke, niedrige Intelligenz und Pulmonalstenose, ohne zusätzliche Symptome einer Neurofibromatose [1].

Diffuse Hyperpigmentierungen

Entgegen den bisher erwähnten herdförmigen Hyperpigmentierungen ist die Haut bei einer diffusen Hyperpigmentierung über kleinere oder größere zusammenhängende Areale verfärbt. Diese Hypermelanosen werden zuerst entsprechend ihrer häufigeren Lokalisation vorgestellt. Danach werden die ausgedehnten, generalisierten Formen besprochen.

Lokalisierte Formen

Gesicht

Melasma (Chloasma). Es handelt sich hierbei um eine typische, erworbene, rückbildungsfähige Hyperpigmentierung im Gesicht junger Frauen durch Lichteinwirkung. Es ist anzunehmen, daß in der Haut besser stimulierbare Melanozytenklone liegen.

Man sieht an der Stirn, den Wangen, der Oberlippe und auf dem Kinn hellbraune, unregelmäßig konfigurierte, landkartenähnliche, scharf begrenzte pigmentierte Flecke. Wie bereits erwähnt, wird ihre Entstehung durch Lichteinwirkung begünstigt. Sie kommen bei Schwangeren häufig physiologisch vor (Schwangerschaftsmaske). Ursächlich spielen auch Östrogene, östrogenbetonte Ovulationshemmer und bestimmte Medikamente eine Rolle. Neben Lokal- und Ernährungsfaktoren

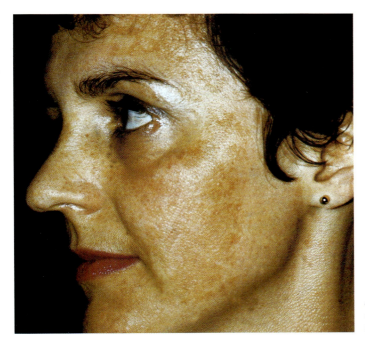

Abb. 41. Konfluierende, braune Hyperpigmentierung bei Chloasma

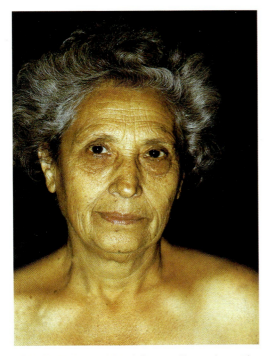

Abb. 42. Diffuse, gelblich-braune Hyperpigmentierung bei biliärer Zirrhose, mit periorbitalen Xanthelasmen

sollen dabei von den inneren Erkrankungen endokrine Dysfunktionen (Ovar) und Lebererkrankungen erwogen werden. In bestimmten Fällen (genetischer Hintergrund) kommen sie auch idiopathisch vor (Abb. 41).

Masque biliaire (Chloasma hepaticum). Diese Hypermelanose steht mit einer primär-biliären Zirrhose in Verbindung und lokalisiert sich vor allem in die periorbitalen Areale. Mit der Zeit wird die Hyperpigmentierung schmutzig-braun oder dunkelbraun. Solche Hypermelanosen im Gesicht der Männer oder bei nicht-schwangeren Frauen lassen immer an diese Lebererkrankung denken. Dieses Symptom fehlt in der Regel bei anderen Lebererkrankungen und bei der sekundär-biliären Zirrhose (Abb. 42).

Auch die Hypermelanose des Gesichtes und der übrigen lichtexponierten Arealen bei der Porphyria cutanea tarda und bei Pellagra steht mit dem Licht in Zusammenhang.

Porphyria cutanea tarda. Es handelt sich hierbei um eine hepatische Stoffwechselerkrankung, die mit einem Anstieg von Uroporphyrin einhergeht und vor allem Hauterschei-

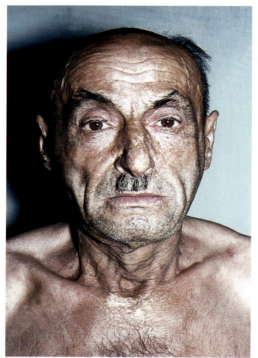

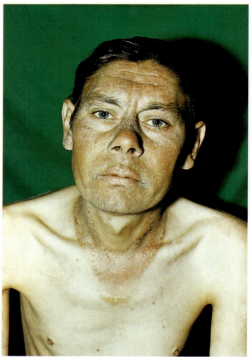

Abb. 43. *Bräunliche, leicht rötliche, in den sklero-tischen Arealen (Nase, Decolleté) depigmentierte Flecke bei einer paraneoplastischen Porphyria cutanea tarda*

Abb. 44. *Braune, schuppende Pigmentierung am Hals, unter Freilassung der submentalen Region, bei einer oligosymptomatischen Pellagra (Casal'-scher Kragen)*

nungen verursacht. Die Hautbeteiligung äußert sich als homogene, rot tingierte Hyper-pigmentierung an den lichtexponierten Area-len, hauptsächlich im Gesicht (Gesichtsmitte). In der Diagnosefindung hilfreich sind die akti-nisch-traumatische Blasenbildung und die Hypertrichose im Bereich der Backenkno-chen. Besonders bei Frauen, bei denen sich die Porphyria cutanea tarda relativ früh manife-stiert und die Blasenbildung unauffällig ist, machen die diffuse Hyperpigmentierung des Gesichtes und die diskrete Hypertrichose auf die richtige Diagnose aufmerksam (Abb. 43).

Pellagra. Man sieht auch hier eine typische schmutzig braune, diffuse Hyperpigmentie-rung an den lichtexponierten Stellen, so im Gesicht (unter Freilassung eines schmalen Streifens an der Stirnhaargrenze), am Hals, an den Unterarmen und den Handrücken (hand-

schuhartig), die sich nach Abklingen der aku-ten Erscheinungen (Erythem, Blasen) sichtbar wird. Die braune Hyperpigmentierung am Hals, entsprechend dem Ausschnitt des Klei-des, wird als Casal'scher Kragen bezeichnet. Die hyperpigmentierte Haut wird später trockener, schuppt leicht und verhärtet sich. Je nach Schwere des Vitaminmangels und Fort-schreiten der Erkrankung treten auch die ande-ren, auf Pellagra typischen Symptome in Erscheinung [12] (Abb. 44).

Nur eine periorbitale Hyperpigmentierung sieht man bei der interstitiellen Nephritis. Eine Hypermelanose im inneren Augenwinkel und dessen Umgebung soll für die Hyperthyreose typisch sein (Jellinek'sches Zeichen). Bei stärker pigmentierten Individuen kann auch familiär, ohne innere Ursache, eine periorbitale bräunli-che Hyperpigmentierung beobachtet werden. Bei der Atopie beobachtet man meist nach dem ersten Jahrzehnt eine periorbitale Hyperpigmentierung mit Betonung der Unterlider.

Beugen

Acanthosis nigricans. Diese stellt ein eminent wichtiges Symptom in der korrelativen Dermatologie dar. Man sieht eine braune Hyperpigmentierung, Papillomatose und Akanthose vor allem in den großen Beugen des Körpers. Aus klinischer Sicht kann man eine benigne (familiäre, juvenile und symptomatische) von einer malignen Form abgrenzen. Es sei vermerkt, daß das makromorphologische Bild bei allen Formen identisch ist und die Dermatose selbst immer gutartig ist. Da das klinische Bild in erster Linie von der Hyperpigmentierung geprägt ist, wird das Krankheitsbild hier besprochen [13].

Das auffälligste Symptom ist die symmetrisch verteilte schmutzig braune oder bräunlich-schwarze Hyperpigmentierung, die in den großen Beugen des Körpers, hauptsächlich in den Achselhöhlen, am Hals und inguinal lokalisiert ist. Die Verfärbung kann sich später auch auf die benachbarte Haut ausdehnen. Die pigmentierten Hautareale werden mit der Zeit samtartig, verdicken sich dann warzig. Ihre Oberfläche wird entsprechend den Hautfalten durch tiefere, parallel verlaufende Furchen zusätzlich geprägt. Später kann die Herdoberfläche durch die Hyperkeratose rauh und verrukös werden und ähnelt dann einer Baumrinde.

Maligne Acanthosis nigricans. Es ist das bekannteste paraneoplastische Symptom eines viszeralen Tumors. Das klinische Bild unterscheidet sich insofern von dem der benignen Form, daß es nach der Pubertät, hauptsächlich bei Erwachsenen und alten Personen in Erscheinung tritt. Die Veränderungen entwickeln sich schneller und sind progredient. Häufig entstehen zusätzlich überall auf dem Körper zahlreiche Neubildungen (seborrhoische Warzen, Fibrome), diffuse Hyperpigmentierung, sowie palmoplantare Keratosen (Abb. 45–47).

Die Hautveränderungen treten größtenteils gleichzeitig mit dem viszeralen Karzinom in Erscheinung und verhalten sich damit konkordant. Annähernd 90 % der viszeralen Tumoren

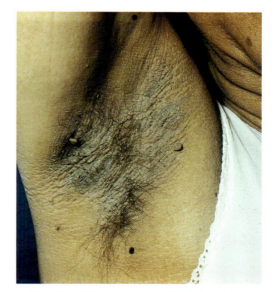

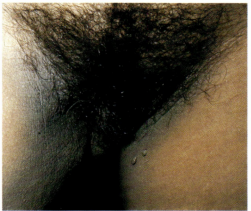

Abb. 45–46. *Axilläre und inguinale Papillomatose mit bräunlich-schwarzer Hyperpigmentierung bei Acanthosis nigricans*

liegen abdominal (Magen-Darm-Trakt, Urogenitaltrakt). Histologisch sind es überwiegend Adenokarzinome. Am häufigsten handelt es sich dabei um ein Adenokarzinom des Magens. Das Erscheinen der Acanthosis nigricans hat nicht nur eine diagnostische Bedeutung, sondern zeigt auch eine schlechte Prognose an.

Neuerdings wird darauf hingewiesen, daß man auch die Familienmitglieder des Kranken auf Tumorkrankheiten (Magen etc.) untersuchen soll.

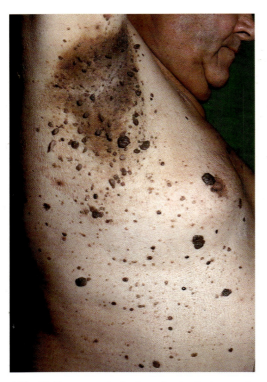

Abb. 47. Symptomatische Acanthosis nigricans mit zahlreichen Fibromata pendulantia

Benigne Acanthosis nigricans. Die symptomatischen Formen begleiten überwiegend Endokrinopathien, wie Hypophysentumoren (Akromegalie, Morbus Cushing), Stein-Leventhal-Syndrom, adrenale Insuffizienz, Diabetes mellitus, sowie Hyper- und Hypothyreose). Beim gemeinsamen Vorkommen mit Diabetes mellitus ist dieser wegen der Insulinresistenz in der Regel schwieriger einzustellen. In solchen Fällen weist die Acanthosis nigricans auf einen Diabetes mellitus hin, der durch einen Defekt der Insulinrezeptoren (Typ A: hochgewachsene, behaarte Frauen mit polyzystischen Ovarien) oder durch die Anwesenheit von Anti-Rezeptoren-Antikörper (Typ B: ältere, korpulente Frauen mit Arthralgie, Alopezie und antinukleären Antikörpern) charakterisiert ist [14]. Schließlich können auch Medikamente (Östrogene, Immunsuppressiva) symptomatische Formen verursachen.

Juvenile oder familiäre Form. Entgegen der adulten Form findet man hier keine assoziierten Tumoren. Es beginnt im Kindesalter und ist häufig familiär. Es entwickelt sich langsam und ist nur in den Beugen lokalisiert. Neuerdings hält man diese Form für einen epidermalen, naevoiden Prozeß (Abb. 48).

Pseudoacanthosis nigricans. Diese mildere Variante bei korpulenten Personen beginnt in der Hälfte der Fälle vor der Pubertät. Bei einem Teil der erkrankten Erwachsenen kann sich ein Morbus Cushing entwickeln, aber

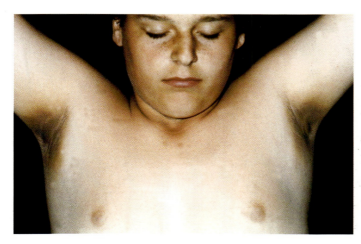

Abb. 48. Benigne, juvenile Acanthosis nigricans

man muß dabei auch mit dem häufigeren Auftreten eines Diabetes mellitus (insulinresistenter Typ) rechnen (Abb. 49).

Bei der Fanconi-Anämie findet man bereits im frühen Kindesalter eine diffuse Hyperpigmentierung in den großen Beugen des Körpers und in der Perianalregion. Diese Hauterscheinung ist bei 80 % der Erkrankten nachweisbar. Später kann sich die Hyperpigmentierung auch auf den Stamm ausdehnen. Beim Morbus Hodgkin sieht man in 10–30 % der Fälle eine Hyperpigmentierung (vom Addison-Typ) vor allem in den Beugen.

Arsen-Hyperpigmentierung. Ein bis zwei Jahrzehnte nach einer Arsen-Intoxikation tritt auch vor allem in den Beugen eine gräulich-bräunliche Hyperpigmentierung in Erscheinung, die von tropfenförmigen, helleren pigmentierten Herden begleitet wird.

Perianale Hyperpigmentierung. Bei der familiären Dickdarmpolypose kann man bei einem kleineren Teil der Betroffenen eine perianale, netzartige, braune Hyperpigmentierung beobachten.

Handflächen und Fußsohlen

Morbus Addison. Bei mehr als 92 % der Fälle kann man in den palmoplantaren Falten eine lineäre, braune Pigmentierung sehen. Eine ähnliche Verfärbung kann sich auch an den dorsalen Seiten der kleinen Fingergelenke entwickeln, wenn diese verletzt oder gerieben werden (Abb. 50).

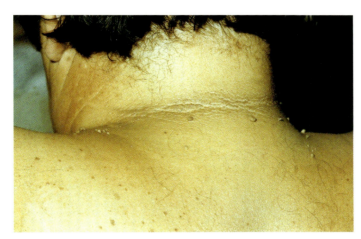

Abb. 49. *Pseudoacanthosis nigricans bei Obesität*

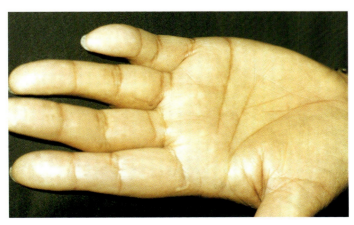

Abb. 50. *Hyperpigmentierte Handlinien bei Morbus Addison*

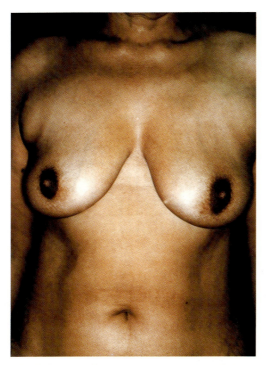

Abb. 51. Diffuse Hyperpigmentierung bei Morbus Addison

Karzinoid-Syndrom. Bei bronchialen und ovariellen Karzinoid-Syndromen kann sich, zusammen mit der Verfärbung anderer Hautareale, auch eine Hyperpigmentierung der Palmoplantarfalten entstehen Wahrscheinlich produziert das Karzinoid auch ACTH- und MSH-artige Polypeptide, die die Hyperpigmentierung verursachen. Die palmoplantaren Falten können auch bei der Hämochromatose eine Pigmentierung erfahren [15].

Schließlich sei erwähnt, daß das Bleomycin auf der Streckseite der Extremitäten, während das Doxorubidomycin und das 5-Fluorouracil palmoplantar eine fleckige bräunliche Pigmentierung verursachen können.

Unterschenkel

Hepato-lentikuläre Degeneration (Morbus Wilson). Diese chronische, progressive Erkrankung umfaßt die Trias aus einer basalen Degeneration des Ganglions, Leberzirrhose und grünlich-braunen

Verfärbung der Randanteile der Kornea. Von Seiten der Haut soll die diffuse bräunliche Hyperpigmentierung der Streckseiten der Unterschenkel erwähnt werden, die nicht durch Ablagerung von Kupfer, sondern durch eine Hypermelanose der basalen Schichten der Epidermis hervorgerufen wird.

Disseminierte Formen

In dieser Gruppe werden die Pigmentierungen besprochen, die ausgedehnte Hautareale oder die gesamte Haut betreffen. Meist handelt es sich dabei um gut sichtbare Hauterscheinungen. Als Ursachen kommen endokrinologische Störungen, Stoffwechselkrankheiten, Lebererkrankungen, Vergiftungen und verschiedene Tumoren in Frage. Die Pigmentierung ist zwar diffus und generalisiert, ihre Intensität jedoch in bestimmten Hautarealen ausgeprägter (z. B. an Hautarealen, die einem Druck, dem Reiben und dem Licht exponiert sind und in den Hautfalten) (Tabelle 11).

Tabelle 11. Generalisierte diffuse Melanodermien

Endokrinopathien
Morbus Addison, Morbus Cushing
Nelson-Syndrom
Biliäre Zirrhose
Porphyria melanodermica
Malabsorptionssyndrom
Tumorkrankheiten (Melanosis cachecticorum)
Fanconi-Syndrom
Arsen-Intoxikation
Schwermetalle
Medikamente

Nebennierenrinden-Insuffizienz. Die primäre Nebennierenrinden-Insuffizienz ist der Prototyp einer mit diffuser brauner Hyperpigmentierung einhergehenden viszeralen Erkrankung, wobei sich die Verfärbung früh einstellt und sehr auffällig ist. Die Hyperpigmentierung wird durch die gesteigerte ACTH- bzw. MSH-Produktion verursacht und fehlt daher bei den sekundären Formen (hypophysär-hypothalamischen Ursprungs) [15]. Diese Hauterscheinung kann so zur Höhendiagnostik der Erkrankung verwendet werden. Die Melanose ist zwar diffus, aber auch hier viel ausgeprägter an den lichtexponierten Arealen sowie an den schon physiologisch pigmentierten Hautstellen (große Beugen, Brustwarzen, anogenitale Region, Muttermale). Kennzeichnend ist auch die fleckige, bläulich-braune Pigmentierung der Mundschleimhaut und der Gingiva, die man vom Laugier-Hunziker-Syndrom abtrennen muß [16]. Bei einzelnen Rassen (Sinti, Hindus) kommt eine ähnliche Schleimhaut-Hyperpigmentierung auch physiologisch vor. Das erste Verdachtszeichen auf Morbus Addison ist eine auch nach dem Sommer persistierende stärkere, braune Hyperpigmentierung an den lichtexponierten Stellen. Hauptsächlich bei schwangeren Frauen vom kreolen Typ kann die Pigmentierung zwar schwächer, aber Addison-artig sein (Abb. 51).

Andere Endokrinopathien. Auch der Hyperpituitarismus geht mit einer diffusen Hypermelanose einher. In etwa 40 % der Fälle zeigt auch die Akromegalie eine Addison-artige Hyperpigmentierung. Desgleichen kann man eine ausgeprägte Hyperpigmentierung beim Morbus Cushing beobachten, hauptsächlich bei dessen zentraler Form oder bei den Formen ektopischen Ursprungs, sowie bei einem ACTH-produzierendem Karzinoid-Syndrom, ferner bei Hyperparathyreoidismus und Phäochromozytom [15,17].

Biliäre Zirrhose. Von den Lebererkrankungen führt vor allem die biliäre Zirrhose zu einer diffusen Hypermelanose. Nur hier kommen Juckreiz, Hyperpigmentierung, Ikterus und Xanthome zusammen vor und sichern so eine schnelle Diagnose. Die Pigmentierung ist dunkelbraun, generalisiert und tritt an den lichtexponierten Stellen deutlicher hervor. Die Schleimhäute bleiben frei. Man hält es auch für typisch, daß der Schulterblätterbereich ebenfalls frei bleibt (Butterfly-Zeichen). Dies hängt damit zusammen, daß der Kranke dieses Hautareal nicht kratzen kann. Die Hautverfärbung gilt als Frühzeichen der chronisch-obstruktiven hepato-biliären Erkrankung [18] (Abb. 52).

Porphyria melanodermica. Bei dieser seltenen kutanen Porphyrinopathie wird die Haut nicht nur an den lichtexponierten Stellen, sondern überall dunkelbraun. Es ist interessant, daß in solchen Fällen die sonst typische Bla-

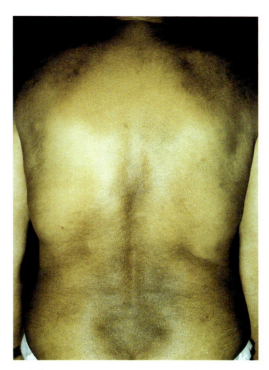

Abb. 52. Gelblich schattierte, unterschiedlich intensive, braune Hyperpigmentierung bei biliärer Zirrhose

senbildung in den Hintergrund gerät. Die Diagnose kann durch die Bestimmung des Uroporphyringehaltes im Urin und durch den Nachweis des dahinterstehenden Leberschadens gesichert werden. Auch bei der paraneoplastischen Porphyria cutanea tarda kann man eine ausgeprägte generalisierte Hyperpigmentierung beobachten [19] (Abb. 53).

Arsen-Intoxikation. Die Arsenmelanose beginnt in den Beugen und breitet sich dann auf den ganzen Körper aus. Die Arsenhyperpigmentierung weist eine typische bronzene Schattierung auf und es ist kennzeichnend, daß sich in den hyperpigmentierten Arealen regentropfenförmige hellere Flecke entwickeln (Raindrop-Phänomen). In der Regel findet man auch andere Zeichen einer chronischen Arsenvergiftung, wie palmoplantare punktförmige Hyperkeratosen, multiple Basaliome und Bowen-Herde, Hepatopathie, Polyneuropathie und viszerale Karzinome.

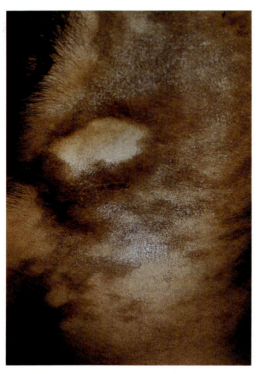

Abb. 53. *Diffuse, braune, fleckige Hyperpigmentierung bei der paraneoplastischen Porphyria cutanea tarda (an der Flanke sklero-vitiliginöser Herd)*

Malabsorptionssyndrom. Neben der charakteristischen Trias des Syndroms (Gewichtsverlust, geblähter Bauch und Steatorrhoe), sieht man besonders bei der Erwachsenenform eine durch Melanin bedingte Hyperpigmentierung. Beim Malabsorptionssyndrom kommt die Hypermelanose in 3 Varianten vor:

1. Am häufigsten als Addison-artige Pigmentierung.

2. Melasmaartige, fleckige Hyperpigmentierung im Gesicht und am Hals.

3. Pellagraartige Hyperpigmentierung an den lichtexponierten Stellen, jedoch in der Regel ohne Blasenbildung.

Purpura und Addison-artige Hyperpigmentierung (ohne Farbflecke an den Schleimhäuten) begleiten die Whipple'sche Erkrankung (Lipodystrophia intestinalis) in etwa 1/3 der Fälle.

Tumorkrankheiten. Beim Morbus Hodgkin kann sich in 10–30 % der Fälle eine generalisierte Hyperpigmentierung entwickeln, die in der Regel von einem starken Juckreiz begleitet wird. Man kann auch bei viszeralen Karzinomen eine mit Juckreiz einhergehende diffuse Hyperpigmentierung der lichtexponierten Hautareale beobachten. Die Pigmentierung ist meist Addison-artig. Es ist daher wahrscheinlich, daß der Tumor ACTH oder MSH-artige Polypeptide sezerniert. Hier soll auch die klassische Hyperpigmentierung unterschiedlicher kachektischer Zustände erwähnt werden. Bei den Tumoren wird auf das POEMS-Syndrom verwiesen (s. Kapitel 2), eine besondere Form des Myeloma multiplex. Es weist 3 kennzeichnende Symptome auf, die in etwa 80–90 % der Fälle das Syndrom begleiten: Hyperpigmentierung, Hypertrichose und Verhärtung der Haut. Die drei Symptome gemeinsam haben eine diagnostische Bedeutung. Die Hyperpigmentierung tritt fast bei allen Kranken (98 %) sehr früh in Erscheinung und ist im allgemeinen diffus und generalisiert, aber auf der Streckseite der Extremitäten, auf dem Rücken und in den Achseln gewöhnlich deutlicher ausgeprägt. Im Hintergrund stehen humorale Faktoren, die von den Plasmazellklonen sezerniert werden [20].

Bläulich-graue Hyperpigmentierungen

Bestimmte Dyschromien sind durch eine bläulich-graue oder schiefergraue Farbe charakterisiert. Diese werden wegen ihrer blauen Farbe auch als Coerulodermien bezeichnet (coeruleus = blau). Die blaue Farbe kommt dadurch zustande, daß das Melanin oder andere melaninartige Pigmente in der Dermis abgelagert werden und entsprechend dem optischen Gesetz durch die Haut bläulich-grau durchschimmern.

Umschriebene Coerulodermien

Schwermetalle, Medikamente. In Verbindung mit Schwermetallintoxikationen sieht man an den lichtexponierten Stellen, hauptsächlich im Gesicht, eine bläulich-graue Verfärbung der Haut (Chrysoderma durch Gold, Argyrosis durch Silber). Auch die Mundschleimhaut und die Lunula der Nägel sind häufig betroffen. Auch Medikamente können eine rauchgraue diffuse Hyperpigmentierung im Gesicht, an den Ohren und am Decolleté verursachen. Am bekanntesten sind diesbezüglich Phenothiazin, Chlorpromazin, Minocyclin und neuerdings auch Amiodaron. Diese Medikamente verursachen in den meisten Fällen auch eine Lichtempfindlichkeit [21, 22] (Abb. 54).

Ochronose. Es handelt sich um eine Enzymopathie, die auf eine Störung beim Abbau von Homogentisinsäure zurückgeführt wird. Dabei wird Alkapton, ein Produkt aus der Polymerisation von Homogentisinsäure als bräunlich-schwarzes Pigment in den Knorpeln abgelagert. Dementsprechend erscheint auf den Skleren sowie auf der Haut der Nase und der Ohrgänge eine rauchgraue, später bläulich-schwarze Hyperpigmentierung. Da Homogentisinsäure auch mit dem Schweiß ausgeschieden wird, kann sich auch an der Stirn und in den Beugen eine blasse Pigmentierung entwickeln, die auch die Unterwäsche anfärben kann. Der Urin wird dunkler und im Urin kann Homogentisinsäure nachgewiesen werden. Mit der Erkrankung sind häufig Spondylitis, Osteoarthrose und kardiale Symptome assoziiert (Abb. 55).

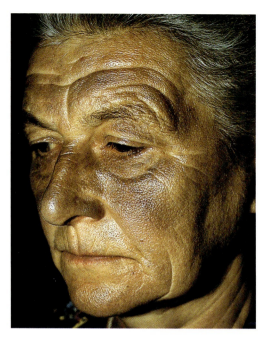

Abb. 54. Hyperpigmentierung durch Amiodaron

der Erkrankung gelten kann. Die generalisierte Hyperpigmentierung ist bläulich-grau, schiefergrau oder leicht bräunlich tingiert und ist an den lichtexponierten Stellen am deutlichsten ausgeprägt. Auch diese Hyperpigmentierung ist Addison-artig, d. h. sie ist in den Beugen, an den Brustwarzen und anogeni-

Abb. 55. Bläulich-grauer Farbfleck auf der Sklera bei Ochronose

Generalisierte Coerulodermien

Hämochromatose. Diese autosomal rezessiv vererbte Erkrankung beruht auf einer gesteigerten Eisenresorption. Es betrifft überwiegend Männer. Das Eisen wird dabei in die Haut und in die parenchymatösen Organe eingelagert und schädigt diese. Die charakteristische Trias setzt sich aus Hyperpigmentierung, Leberzirrhose und Diabetes mellitus zusammen (Bronzediabetes).

Man findet die Hypermelanose bei jedem Kranken und in 25–40 % der Fälle ist diese so ausgeprägt, daß sie als führendes Symptom

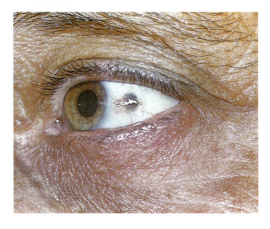

tal, sowie in den Falten der Handflächen stärker ausgeprägt. Bei unbehandelten Patienten entwickelt sich in 1/3 der Fälle ein hepatozelluläres Leberkarzinom. Die Diagnose wird durch den Nachweis eines erhöhten Serumeisenspiegels sowie durch Haut- und Leberbiopsie gestellt.

Metastasierendes malignes Melanom. Auch bei einem primären oder okkulten, aber fortgeschritten metastasierten malignen Melanom kommt es zu einer generalisierten, typischen, metallisch glänzenden oder gräulichen Hypermelanose. Verursacht wird die Pigmentierung durch die aus Melanomzellen freigewordenen und phagozytierten Melanomgranula oder durch Melaninpartikel frei in der Dermis [23].

Gelbliche Verfärbungen (Xanthochromien)

Aurantiasis cutis. Sie wird durch erhöhte Zufuhr von Karotin in den Organismus verursacht. Typisch ist eine Betonung der palmoplantaren und retroaurikulären Regionen. Im Unterschied zum Ikterus bleiben die Skleren und der weiche Gaumen frei.

Ikterus. Die unterschiedlich schattierte „Gelbsucht" (von braun bis grün) wird durch die Ablagerung von Bilirubin hervorgerufen. Da sich das Bilirubin an die elastischen Fasern bindet, ist die Verfärbung an den Skleren, an der Haut und am weichen Gaumen am deutlichsten.

Chronische Niereninsuffizienz. Die Haut der Patienten zeigt hierbei eine sehr typische, fahle, gelblich-braune Farbe, die am besten an den lichtexponierten Stellen zu sehen ist. Die Steigerung der Melaninproduktion geht auf eine Erhöhung des β-MSH-Spiegels zurück (MSH kann durch die Dialyse nur schwer entfernt werden.) Die gelbliche Schattierung wird durch die Retention von Karotin und Urochrom verursacht.

Hypothyreose. Die gelbliche Verfärbung der Haut kann auch hier auf die Anhäufung von Karotin zurückgeführt werden (es wandelt sich nicht in Vitamin A um). Dieses Zeichen, zusammen mit der Xerose und der kühleren Haut, kann bei der Untersuchung des Patienten auf die Möglichkeit einer Hypothyreose denken lassen. Da das Karotin durch die Schweißdrüsen ausgeschieden und von der Hornschicht absorbiert wird, ist die Verfärbung in der Nasolabialfalte, an der Stirn, palmoplantar und in den Beugen am deutlichsten [24].

Mit Hautpigmentmangel einhergehende Dermadrome

Eine Abnahme des Melaningehaltes in der Haut wird mit verschiedenen Begriffen belegt und zeigt unterschiedliche Muster. Hypomelanose: Verringerung des normalen Melaningehaltes. Der Rand solcher Herde ist unscharf und in der Regel schimmern alle Hautfarben, auch mit dem unbewaffneten Auge sichtbar, durch. Amelanose: Völliges Fehlen des Hautpigmentes. Depigmentierung: Verlust des vorher vorhandenen Hautpigmentes. Der Vorgang endet in eine Vitiligo, bei der die Herde scharf begrenzt sind. Die Unterscheidung zwischen Hypomelanose und Vitiligo gelingt leicht mit einer Wood-Lampe. Bei den Hauterkrankungen durch Pigmentmangel müssen Farbe, Rand und Verteilung (Vitiligo = symmetrisch; Naevus anaemicus, tuberöse Sklerose = in einem Dermatom), sowie Form und Anzahl der Herde berücksichtigt werden. Als Leukoderm wird die sekundäre Hypopigmentierung bei einer Hauterkrankung bezeichnet. Poliose ist ein umschriebener Pigmentmangel in den Haaren (graue Haare oder Haarlocken) [25].

Umschriebener herdfömiger Pigmentmangel

Vitiligo

Die Vitiligo stellt einen idiopathisch erworbenen Hautpigmentmangel dar. Histologisch sind im Herdbereich keine Melanozyten nachweisbar. Klinisch sieht man einen immer gut umschriebenen, scharf begrenzten, kreideweißen

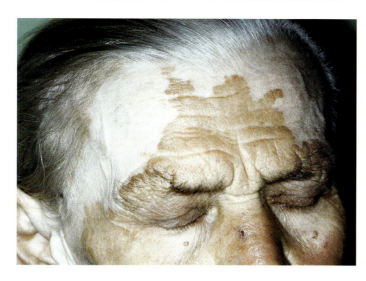

Abb. 56. *Vitiligo*

Herd. Die benachbarte, gesunde Haut ist nicht selten stärker pigmentiert. Die Vitiligo-Herde können lokalisiert, segmentär, entsprechend einem Dermatom und generalisiert verteilt sein. Bei den generalisierten Formen unterscheidet man einen akrofazialen (Gesicht und distaler Anteil der Extremitäten) und einen pluriorifiziellen Typ sowie eine symmetrisch disseminierte Form. Die Ätiopathogenese ist unbekannt, aber in den letzten Jahren wird neben genetischen und neurogenen Faktoren auch die Autoimmun-Natur des Krankheitsbildes betont. Die Vitiligo stellt ein Dermadrom bei zahlreichen Erkrankungen innerer Organe und von Systemerkrankungen sowie bei verschiedenen Endokrinopathien und neurokutanen Syndromen dar (Tabelle 12) (Abb. 56).

Tabelle 12. Vitiligo

Diabetes mellitus
Perniziöse Anämie
Hyperthyreose
Hypoparathyreose
Morbus Addison
Polyglanduläres Autoimmunsyndrom
Vogt-Koyanagi-Harada-Syndrom
Alezzandrini-Syndrom

Hyperthyreose. Das Vorkommen einer Vitiligo bei der Hyperthyreose wurde zuerst von Trousseau beobachtet. Die Häufigkeit liegt zwischen 1 und 12 %. Dagegen ist die Zahl der Schilddrüsenerkrankungen bei Vitiligo-Kranken zwei- bis dreimal höher. In erster Linie handelt es sich dabei um einen akrofazialen Vitiligo-Typ, der häufiger bereits vor der Manifestation der Hyperthyreose – wie Morbus Basedow und Hashimoto-Thyreoiditis – vorhanden ist und in solchen Fällen auch bei den anderen Familienmitgliedern öfters vorkommt (familiäre Neigung?). Die Behandlung der Grundkrankheit hat auf die Vitiligo keinen Einfluß [24, 26] (Abb. 57).

Diabetes mellitus. Bei Diabetikern kommt die Vitiligo in 1–7 % vor. (Bei der Durchschnittsbevölkerung rechnet man mit 0,2 bis 1,0 % Vitiligo.) Man findet eine Vitiligo sowohl bei der juvenilen, als auch bei der adulten Form des Diabetes. Bei der adulten Form ist jedoch die Vitiligo, besonders bei Frauen, häufiger. Die Vitiligo geht häufig der adulten Form vor. Bei der juvenilen Form kann die Vitiligo mit antinukleären und anderen Autoantikörpern assoziiert sein.

Morbus Addison. Es ist aus der Medizingeschichte bekannt, daß ein Patient von *Addison* an Vitiligo litt. Die Inzidenz der Vitiligo liegt bei Nebennierenrinden-Insuffizienz zwischen 5 und 15 %. Es ist interessant, daß die Vitiligo häufig vor der Hyperpigmentierung in Erscheinung tritt. Das gemeinsame Auftreten von Hypo- und Hyperpigmentierung stellt ein

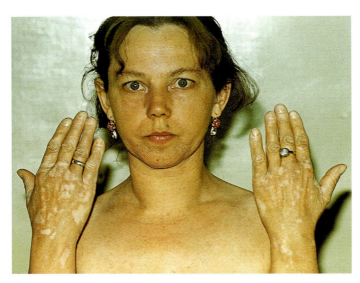

Abb. 57. *Vitiligo bei Hyper-thyreose*

auffälliges Symptom des Morbus Addison dar. Man sieht eine Vitiligo hauptsächlich bei solchen Kranken, die zur Entwicklung einer multiglandulären endokrinen Insuffizienz neigen. In solchen Fällen erklärt man das Auftreten der Vitiligo mit einem Autoimmunprozeß [15].

Perniziöse Anämie. Bei der perniziösen Anämie ist die Vitiligo dreißigmal häufiger, als bei Gesunden. Ihre Häufigkeit kann mit 1,6 bis 10,6 % beziffert werden. Die Vitiligo ist ausgedehnt und betrifft vor allem die Erwachsenen. Bei der Vitiligo kommt die Achlorhydrie häufiger vor, was man mit den Autoantikörpern gegen die parietalen Zellen des Magens erklären kann.

Polyglanduläres Autoimmunsyndrom. Dieses Syndrom entsteht durch einen autoimmunen Pathomechanismus der endokrinen Organe und äußert sich hauptsächlich in einer funktionellen Insuffizienz. Häufig ist dabei das gemeinsame Vorkommen von Morbus Addison, Hypoparathyreose, Hypothyreose und Gonadeninsuffizienz. Die Vitiligo ist ein beständiges Symptom und kommt bei jeder Syndromvariante vor. Der Pigmentmangel wird durch die Anwesenheit von Anti-Melanozyten-Immunglobulinen hervorgerufen. Es handelt sich um eine Regulationsstörung des Immunsystems, die gleichzeitig das Endokrinium und das Pigmentsystem betrifft. Für den Kliniker ist es wichtig zu wissen, daß wenn die Vitiligo von einer Alopezie und einer chronischen mukokutanen Candidose begleitet wird, der Patient gründlich durchuntersucht werden muß. Die genannten Hauterscheinungen können nämlich auf eine multiglanduläre Insuffizienz aufmerksam machen [15].

Vogt-Koyanagi-Harada-Syndrom. Das Syndrom hat wahrscheinlich eine virusinduzierte Autoimmungenese. Es verläuft phasenhaft und umfaßt uveo-meningo-enzephalitische Symptome. Betroffen sind die Melanozyten des Glaskörpers, der Haut und der Haarfollikel.

Die Vitiligo ist in 50–60 % der Fälle beteiligt und erscheint in der Regel nach der Uveitis oder gleichzeitig damit. Die Poliose kommt in 80–90 % der Fälle vor und betrifft auch die Augenbrauen sowie die Augenwimpern. Dritte Hauterscheinung ist die Alopezie, die in der Hälfte der Fälle vorkommt. Der Pigmentmangel ist üblicherweise beständig, während sich die übrigen Symptome später zurückbilden.

Hypomelanotische Flecke

Diese sind unscharf begrenzte hypopigmentierte Herde, aus denen das Melanin nicht vollständig verschwunden ist, so daß ihre Farbe nicht weiß erscheint. Histologisch kann man Melanozyten nachweisen, ihre Aktivität ist jedoch vermindert. Typische Beispiele sind die hypopigmentierten Flecke bei der tuberösen Sklerose.

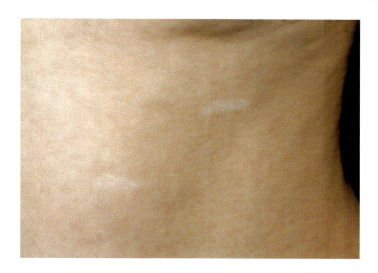

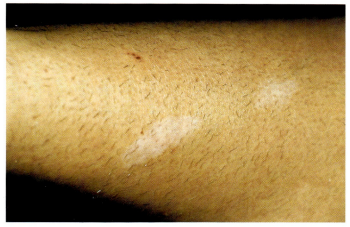

Abb. 58–59. *Weidenblattförmige, depigmentierte Herde bei Morbus Pringle*

Tuberöse Sklerose. Es handelt sich hierbei um eine autosomal dominant vererbte, klassische neurokutane Erkrankung, die das Gehirn, die Augen, die Haut, das Herz, die Nieren, die Lunge und die Knochen betrifft. Charakteristische Trias: Epilepsie, Adenoma sebaceum (Angiofibrome) und mentale Retardierung. Für die tuberöse Sklerose sind zwei Arten von hypopigmentierten Flecken kennzeichnend: lanzenförmige und konfettiartige Herde [27].

Man sieht die lanzen- bzw. weidenblattförmigen, ovalen Herde bereits bei der Geburt oder kurz danach. Diese bilden ein spezifisches diagnostisches Zeichen der Erkrankung. (Es sei vermerkt, daß entgegen ihrer Bezeichnung, die Flecke nicht immer blatt- oder lanzenförmig sind.) Die Flecke sind in 80–95 % der Fälle vorhanden, ihre Größe beträgt 1–3 cm und man findet sie hauptsächlich auf dem Bauch, am Rücken, am Gesäß und an den Extremitäten (längst verlaufend). Einmal ausgebildet, verändern sie nicht mehr ihre Form und Größe. Ihre Farbe ist etwas blasser, als die der normalen Haut (milchfarben, gebrochen weiß), so daß man die Herde richtig suchen muß (Wood-Lampe). Ihre Zahl ist nicht groß; diagnostisch sind mindestens 3 Flecke. Bei einer Epilepsie im frühen Kindesalter ist ihre Anwesenheit eindeutig diagnostisch. Aus diesem Grunde müssen die Flecke bei kindlichen Epileptikern und bei ihren Verwandten gesucht werden (Abb. 58, 59).

Differentialdiagnostisch müssen diese Herde von denen bei der Vitiligo abgetrennt werden. Hierzu helfen die scharfe Begrenzung, die kreideweiße Farbe, die symmetrische Verteilung, die andersartige Lokalisation, das spätere Erscheinen und die Änderung von Form und Größe der Vitiligo-Herde. Histologisch und elektronenoptisch sind bei dieser Hypomelanose Melanozyten nachweisbar, während diese bei der Vitiligo fehlen. Die Hypomelanose ist auch vom Naevus depigmentosus und von der Incontinentia pigmenti achromians abzutrennen.

Die konfettiartigen hypopigmentierten Flecke sind 1–3 mm groß und über der Tibia lokalisiert (weiße Sommersprossen). Ihre Zahl kann über mehrere Hundert betragen. Die konfettiartigen Hypopigmentierungen sind seltener, als die lanzenförmigen Herde. In fraglichen Fällen hilft auch der Nachweis grauer Haare oder von grauen Haarlocken.

Lepra. Wegen des Tourismus und des stark angestiegenen Reiseverkehrs soll aus der Reihe der ansteckenden Krankheiten auch die Lepra erwähnt werden. Ihre hypopigmentierten, anaesthetischen Herde sind nämlich diagnostisch. Die Zahl und die Ausdehnung der Herde ist bei der lepromatösen Form und beim Borderline-Typ am größten. Die runden oder ovalen Herde sind in erster Linie im Ausbreitungsgebiet der brachialen und lumbalen Nervenplexus lokalisiert. Für eine Lepra spricht auch die Verdickung peripherer Nerven.

Generalisierter Pigmentmangel

Albinismus. Es handelt sich um eine heterogene Erkrankung, die mit einer Hypopigmentierung der Haut, der Haare und der Augen einhergeht. Man kann mindestens 7 Typen voneinander unterscheiden, bei denen manchmal auch das Nerven- und das Immunsystem betroffen sind. Da der Albinismus sehr selten vorkommt, sollen nur 2 einschlägige Syndrome erwähnt werden. Zum einen das Chédiak-Higashi-Syndrom, mit partiellem Albinismus, Hepatosplenomegalie, Lymphadenomegalie, Infektneigung und Riesengranulome in den Leukozyten und als zweites das Klein-Waardenburg-Syndrom, welches einen fazialen Albinismus, Iris-Heterochromie, neurogene Taubheit, breite Nasenwurzel und Poliose umfaßt.

Phenylketonurie. Diese stellt eine autosomal rezessiv vererbte Störung des Aminosäure-Stoff-

wechsels dar, die durch das Fehlen des Enzyms Phenylalanin-Hydroxylase verursacht wird. Die Erkrankung ist durch diffuse Hypopigmentierung, mentale Retardierung, Epilepsie, Lichtempfindlichkeit und Dermatitis (ähnlich dem atopischen Ekzem) charakterisiert. Die Kinder haben bei dieser Erkrankung blonde Haare und hellblaue Augen. Ihre Haut ist sehr dünn und kaum pigmentiert.

Endokrinopathien. Beim Hypopituitarismus ist die Haut hypopigmentiert. Ursache dafür ist die verminderte Sekretion von MSH oder ACTH. (Dieses Symptom hilft uns bei der klinischen Abgrenzung der primären von der sekundären Nebennierenrinden-Insuffizienz.) Beim Sheehan-Syndrom ist die Haut alabasterweiß, was sich nach der Geburt entwickelt. Identisch ist die Hautfarbe auch beim idiopathischen Simmonds-Syndrom. Diese Kranken werden nach Sonnenexposition nicht braun.

Auch beim Eunuchoidismus ist das Integument pigmentarm und infolge der Vermehrung von Karotin evtl. gelblich schattiert. Die Haut der Kranken ist besonders im Gesicht fein gefältelt und die Sexualbehaarung fehlt [28].

Poikilodermie

Unter den Farbveränderungen der Haut soll auch die Poikilodermie erwähnt werden (poikilos = bunte Haut). Zwar gesellt sich auch eine Hautverdünnung hinzu, aber die bunte, fleckige Haut ist trotzdem am augenfälligsten. Auf der poikilodermatischen Haut dominieren drei Farben: die braune Hyperpigmentierung, die weiße Depigmentierung und die durch die Teleangiektasien verursachte rote Farbe (Tabelle 13).

Tabelle 13. Poikilodermie mit ausgeprägter Hyperpigmentierung

Dermatomyositis
Graft-versus-Host-Reaktion
Werner-Syndrom
Rothmund- und Thomson-Syndrom
Cockayne-Syndrom
Bloom-Syndrom
Dyskeratosis congenita
Fanconi-Syndrom

Dermatomyositis. Von den Autoimmunerkrankungen zeigt die Dermatomyositis am häufigsten eine Poikilodermie, während bei der systemischen Sklerose dieses Symptom nie und beim Lupus erythematodes nur sehr selten vorkommt. Im fortgeschrittenen Stadium der Dermatomyositis persistieren vor allem auf dem Brustkorb die erythematösen Herde. In diesen Arealen bilden sich hyper- und depigmentierte Partien (Poikilodermatomyositis).

Die Poikilodermien stellen auch in sich selbst wichtige Hauterscheinungen dar, weil sich daraus eine prämykotische Parapsoriasis, eine Mycosis fungoides und ein kutanes Lymphom entwickeln kann.

Graft-versus-Host-Reaktion. Man sieht eine poikilodermieartige Hauterscheinung auch beim sklerodermoiden Typ der chronischen Graft-versus-Host-Reaktion. Die Veränderungen sind meist im Gesicht und auf dem Stamm lokalisiert, können aber auch generalisiert in Erscheinung treten.

Werner-Syndrom. Dieses Syndrom wird autosomal rezessiv vererbt und geht mit einer vorzeitigen Alterung der Haut einher (Progeria adultorum). Äußerlich wird die Erkrankung durch Kleinwuchs, schnabelartige Nase, Vogelgesicht, frühzeitige Ergreisung und hochgradige Atrophie des subkutanen Fettgewebes charakterisiert. Es kommen noch juvenile Katarakte, Diabetes mellitus, frühzeitige Arteriosklerose, hohe, kratzende Stimme und Hypogonadismus hinzu. Von den Hauterscheinungen stehen die sklerodermiformen Veränderungen, die vorzeitige Ergreisung, die Fältelung, sowie die Hyper- und Depigmentierung der Haut im Vordergrund. Die poikilodermieartigen Erscheinungen sind vor allem im Gesicht und auf den Extremitäten ausgeprägt [29].

Entgegen der bisher erwähnten Poikilodermien, die für das Erwachsenenalter typisch sind, kennt man auch einige poikilodermatische Syndrome, die angeboren sind oder sich in den ersten Lebensjahren entwickeln [30].

Rothmund- und Thomson-Syndrom. Diese sind autosomal rezessiv vererbte kongenitale Poikilodermien mit juvenilem Katarakt,

Kleinwuchs, partieller oder totaler Alopezie, Nagel- und Zahnanomalien und Hypogonadismus.

Die Hauterscheinungen treten frühestens im 6. Lebensmonat als ödematöse, erythematöse Areale im Gesicht, an den Ohren und auf der Streckseite der Extremitäten in Erscheinung. Nach einigen Jahren (um das 5. Lebensjahr herum) gesellen sich in den genannten Arealen Teleangiektasien, hyper- und depigmentierte Flecke und Atrophie hinzu und bilden so die Poikilodermie. Zusätzlich beobachtet man auch eine Lichtempfindlichkeit und bei Kleinkindern auch eine mentale Retardierung. (Einige Autoren trennen das Thomson-Syndrom ab, bei dem sich keine Katarakte bilden.)

Cockayne-Syndrom (10er-Trisomie). Es handelt sich hierbei um eine autosomal rezessiv vererbte degenerative Erkrankung. Man sieht dabei Anomalien der Haut, der Augen und des Nervensystems, sowie somatische Anomalien. Typisch für den Habitus des Kranken sind Kleinwuchs, das Vogelgesicht, die großen, abstehenden Ohren (Mickey mouse ears), das insgesamt alt wirkende Gesicht, die unverhältnismäßig langen Extremitäten und der Schwund des subkutanen Fettgewebes.

Die Hauterscheinungen in Form eines schmetterlingsförmigen teleangiektatischen Gesichtserythems und die Lichtempfindlichkeit bilden sich gegen Ende des zweiten Lebensjahres aus. Später treten eine fleckige Hyperpigmentierung und Atrophie hinzu.

Bloom-Syndrom. Das Bloom-Syndrom wird autosomal rezessiv vererbt und ist durch Lichtempfindlichkeit, faziales teleangiektatisches Erythem, Kleinwuchs, häufigere Tumorbildung und Infektanfälligkeit charakterisiert. Das Syndrom wurde bereits im Kapitel über die Teleangiektasien beschrieben. Es wird jetzt deshalb nochmals erwähnt, weil infolge der Lichtempfindlichkeit später bei einem Teil der Patienten im Gesichtsbereich auch eine fleckige Hyperpigmentierung hinzukommen kann.

Dyskeratosis congenita. Diese multisystemische Erkrankung wird X-chromosomal vererbt und umfaßt Anomalien der Haut, der Schleimhäute, der Haare, der Augen, des Magen-Darm-Traktes und des Blutes, sowie eine erhöhte Tumorneigung. Die charakteristische Trias wird aus Poikilodermie, dystrophischen Nägeln und Leukoplakie gebildet.

Die Poikilodermie entwickelt sich kurz nach den Nagelerscheinungen in den ersten 10 Lebensjahren. Man sieht auch hier eine netzartige Hyperpigmentierung, die von hypopigmentierten und atrophischen Arealen umgeben ist. Die Hautveränderungen sitzen in erster Linie im Gesicht, am Hals, auf dem Rücken und an der Streckseite der unteren Extremitäten. Die Diagnose kann durch die typische Trias der Hauterscheinungen, durch die assoziierten Anämie oder Panzytopenie und durch die Veränderungen der Leukozyten, sowie durch Chromosomen-Anomalien sichergestellt werden.

Literatur

1. Fulk CS (1984) Primary disorders of hyperpigmentation. J Am Acad Dermatol 10: 1–16
2. Atherton DJ, et al (1980) A syndrome of various cutaneous pigmented lesions, myxoid neurofibromata and atrial myxoma: the NAME syndrome. Br J Dermatol 103: 421–429
3. Reed OM, Mellette IR (1986) Cutaneous lentiginosis with atrial myxomas. J Am Acad Dermatol 15: 398–402
4. Marghoob AA, Orlow SJ, Kopf AW (1993) Syndromes associated with melanocytic nevi. J Am Acad Dermatol 29: 373–388
5. Dociu I, et al (1976) Centrofacial lentiginosis. Br J Dermatol 94: 39-43
6. Török L, et al (1990) Progressive kardiomyopathische Lentiginosis (LEOPARD Syndrom) bei 3 Patienten, kombiniert mit Marfan-Syndrom. Z Hautkrankh 65: 197–201
7. Uhle P (1988) Generalized lentiginosis. J Am Acad Dermatol 18: 444–447
8. Cooper AJ, et al (1982) Hematologic malignancies according in patients with urticaria pigmentosa. J Am Acad Dermatol 7: 215–220
9. Froster-Iskenius UG (1991) Neurofibromatose – neue klinische und molekulargenetische Aspekte. Hautarzt 42: 279–283
10. Fitzpatrick AP, Emanuel RW (1988) Familial neurofibromatosis and hypertrophic cardiomyopathy. Br Heart J 60: 247–251
11. Goodman RM, et al (1988) The myth of six café-au-lait spots in the peripheral form of neurofibromatosis. Neurofibromatosis 1: 54
12. Török L, Egyedi K (1981) Das Pellagroid der chronischen Alkoholiker. Hautarzt (Suppl 5) 32: 482–484
13. Rogers D (1991) Acanthosis nigricans. Semin Dermatol 10: 160–163
14. Rendon M, et al (1989) Acanthosis nigricans: A cutaneous marker of tissue resistance to insulin. J Am Acad Dermatol 21: 461–469
15. Feingold KR, et al (1988) Endocrine-skin interactions. J Am Acad Dermatol 19: 1–20
16. Haneke E (1991) Laugier-Hunziker-Baran-Syndrom. Hautarzt 42: 512–515
17. Feingold, K R, et al (1987) Endocrine-skin interactions. J Am Acad Dermatol 17: 921–940
18. Venencie PY, et al (1988) The „butterfly" sign in patients with primary biliary cirrhosis. J Am Acad Dermatol 19: 571–572
19. Török, L (1976) Innere Tumore (Porphyria cutanea tarda). Z Hautkrankh 51: 397–403
20. Feddersen RM, et al (1989) Plasma cell dyscrasia: A case of POEMS syndrome with a unique dermatologic presentation. J Am Acad Dermatol 21: 1061–1068
21. Krebs A (1987) Medikamentös bedingte Hyper- und Depigmentierungen. Schweiz Rundsch Med 38: 1069–1075
22. Török L, et al (1986) Amiodaronebedingte Hyperpigmentierung. Hautarzt 37: 507–510
23. Sexton M, Dnyder CR (1989) Generalized melanosis in occult primary melanoma. J Am Acad Dermatol 20: 261–266
24. Diven DG, et al (1989) The thyroid. Dermatol Clin 7: 547–557
25. Ortunae JP, et al (1983) Vitiligo and other hypomelanoses of hair and skin. Plenum Press, New York London
26. Hornstein OP (1983) Schilddrüse, Nebenschilddrüse und Haut. Z Hautkrankh 59: 1125–1143
27. Rieger E, Kerl H (1992) Das klinische Spektrum der Organmanifestationen bei tuberöser Sklerose. Hautarzt 43: 272–277
28. Török L, Morvay J (1977) Funktionelle endokrinologische Untersuchungen bei Kallmann'schem Syndrom. Z Hautkrankh 52: 739–742
29. Török L, Börsch C (1974) Hypogonadismus bei Werner-Syndrom. Z Hautkrankh 49: 179–181
30. Abrahamian LM, Rathe MJ, Grant-Kels JM (1992) Primary teleangiectasia of childhood. Int J Dermatol 31: 307–313

5. Hämorrhagische Dermadrome

Die hämorrhagischen Hauterscheinungen und ihre Untersuchung

Die charakteristischen Verfärbungen durch Blutung in die Haut werden Purpura genannt. Makromorphologisch handelt es sich meist um einen Ausschlag aus unterschiedlich großen und verschieden geformten Flecken. Hinsichtlich des Verlaufes kann die Purpura allein in Erscheinung treten und sich nach Sistieren der Blutung vollkommen zurückbilden. Bestimmte Purpura-Formen werden dagegen durch ihren weiteren Verlauf geprägt, nämlich durch Erscheinen von hämorrhagischen Bläschen oder Pusteln, Erosionen oder oberflächlichen Nekrosen (komplizierte Purpura). Gewöhnlich erscheint eine Purpura auf einer sonst unveränderten Haut, kann jedoch in Verbindung mit anderen Hauterscheinungen auftreten und signalisiert so die Schwere der Grunderkrankung oder eine bestehende hämorrhagische Diathese (z.B. ein hämmorrhagisches Erysipel). Schließlich sind auch solche Symptomenkombinationen bekannt, wo die krankhafte Hauterscheinung erst durch die Blutung diagnostisch wertvoll wird (z.B. bei der systemischen Amyloidose).

Die Blutung spielt sich immer in den vaskularisierten Schichten der Haut (Dermis, Subkutis) ab. Man kann aus Farbe und Form einer frischen Purpura auf die Höhe des betroffenen Gefäßabschnittes schließen. Blutungen aus dem subpapillären Plexus der papillären Schicht der Dermis haben eine dunkelrote Farbe, sind eher rundlich oder oval geformt, nadelstich- bis 1–3 mm groß und liegen im Hautniveau. Blutungen aus tieferen Gefäßplexus, an der Grenze zwischen Dermis und Subkutis, haben eine bläuliche oder bläulich-graue Farbe, sind gewöhnlich größer und unregelmäßig, mehrkantig oder sternförmig konfiguriert.

Typisch für die Purpura ist, daß später, durch Abbau des Hämoglobins ihre Farbe bläulich-grünlich und dann bräunlich-gelblich wird, bevor sie völlig verschwindet. Eine weitere wichtige Eigenschaft der Purpura ist auch, daß sie durch Glasspateldruck (Vitropression) – entgegen der Erytheme und der Teleangiektasien – nicht wegdrückbar ist und ihre Intensität bewahrt. Es sei allerdings vermerkt, daß auch bestimmte Teleangiektasien, wie z.B. die papulösen Angiome, nicht vollständig wegdrückbar sind.

Im klinischen Alltag bezeichnet man durch „Purpura" zusammenfassend alle hämorrhagischen Erscheinungen der Haut. Nach Feststellung der Blutung als solche muß der Kliniker die Art der Blutung beachten, die allein schon bestimmte pathogenetische Schlußfolgerungen zuläßt. Je nach Größe, Form und Sitz werden unterschiedliche Varianten einer Purpura voneinander abgegrenzt.

Unter *Petechien* versteht man nadelstichbis 1–3 mm große Hautblutungen. (Follikulär lokalisierte Petechien sind typisch für Skorbut.) Die *Sugillation* ist eine münzgroße (max. 3–4 cm) Blutung. Größere, zusammenhängende, oberflächliche Hämorrhagien, die auch überhandflächengroß sein können, werden als *Ekchymosen oder Suffusionen* bezeichnet. Sind die Petechien lineär angeordnet, so spricht man von *Vibices*. Diese entstehen bei hämorrhagischer Diathese durch Kratzen oder durch Druck der Kleider oder der Bettwäsche (Bett-Tuch-Falten). Ebenfalls lineär ist die sog. Splitterblutung, wie man die subungualen, länglichen, dünnen Hämorrhagien bezeichnet. Bei massiver Blutung aus dem subpapillären Plexus kann sich primär auch ein hämorrhagisches Bläschen oder eine hämorrhagische Blase entwickeln. Eine massenhafte Blutung aus den größeren Gefäßen der Subkutis führt zum *Hämatom*. Entsprechend seiner Entstehung und seiner Lokalisation ist die Farbe des Hämatoms bläulich durchscheinend (Abb. 60–62).

Abb. 60. *Petechien*

Bei den oben beschriebenen Purpura-Arten bilden hämorrhagische Flecke ohne andere Veränderungen die Hauterscheinungen (primäre Purpura). Demgegenüber kennt man auch solche Purpura-Arten, wo die Blutung in die bereits vorhandenen krankhaften Hautveränderungen geschieht (sekundäre Purpura).

Da diese Läsion meist entzündlicher Natur ist, spricht man auch von einer inflammatorischen Purpura. Teilweise ist die inflammatorische Purpura nicht makulös, d. h. sie liegt nicht im Hautniveau, sondern darüber und ist dann tastbar (palpable Purpura). Es ist wichtig zu wissen, daß hinter einer palpablen Purpura immer eine entzündliche Reaktion an der Gefäßwand steht (leukozytoklastische Vaskulitis). Die palpable Purpura ist gewöhnlich an den distalen Anteilen der Extremitäten lokalisiert; bei Bettlägerigen sind Rücken und Gesäß betroffen. Es kann sein, daß die Blutung in die Knötchen wegen den akuten, exsudativen und entzündlichen Erscheinungen nur durch Glasspateldruck sichtbar gemacht werden kann [1].

Es lohnt sich, die Purpura makromorphologisch genau zu untersuchen, weil daraus häufig Hinweise auf Pathogenese und Diagnose zu entnehmen sind. Zunächst wird durch Inspektion und Vitropression die Art der Purpura festgestellt. Dann betastet man vorsichtig die Haut über der Purpura, um festzustellen, ob es sich um eine palpable oder nicht-palpable Purpura handelt. Wichtig ist auch die Beachtung der Lokalisation, weil es diagnostisch von Bedeutung sein kann, welche Körperteile betroffen sind. Des weiteren sollte man untersuchen, ob die Blutung in eine sonst unveränderte oder in eine krankhaft veränderte Haut geschah (z. B. Blutung in eine atrophische Haut im Alter oder durch Steroid-Externa). Auch der weitere Verlauf der Purpura soll beachtet werden: heilt es über die o. g. Farbän-

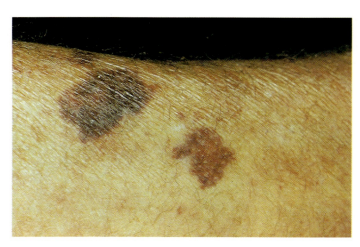

Abb. 61. *Sugillationen bei chronischer Lebererkrankung*

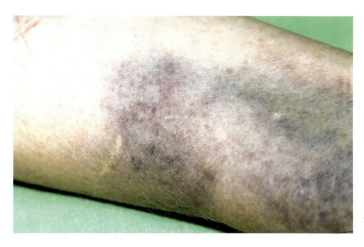

Abb. 62. Suffusionen bei diffuser, intravaskulärer Koagulation

derungen ab oder treten im Bereich der Purpura neue Effloreszenzen in Erscheinung, wie Bläschen, Erosion, Nekrose usw. Schließlich stellt man fest, ob die Purpura ohne Residuen abheilt oder Restveränderungen hinterläßt (z. B. eine Hyperpigmentierung) (Tabelle 14).

Tabelle 14. Einteilung der Purpura

Blutungen in eine unveränderte Haut
Petechien
Sugillationen
Vibices
Ekchymosen (Suffusionen)
Hämatome
Palpable Purpura
Progressive Purpura
Blutungen in eine krankhaft veränderte Haut

Die hämorrhagischen Hauterscheinungen liefern sowohl für den Kranken, als auch für den Arzt wichtige Hinweise. Zwar sind sie manchmal harmlos oder nur dermatologisch von Bedeutung, überwiegend weisen sie jedoch auf eine hämatologische oder andersartige Erkrankung innerer Organe oder auf eine Systemerkrankung hin. Bei der Untersuchung eines Patienten mit Purpura muß auch der Zustand der inneren Organe beachtet werden. Hilfreich sind dabei andere Symptome (Fieber, Schleimhautveränderungen, meningeale Zeichen, Arthralgien u. a.), sowie ausführliche Laboruntersuchungen. Man darf nicht vergessen, daß die Purpura nur eines der sichtbaren Zeichen der im Hintergrund stehenden hämorrhagischen Diathese ist und daß für den Kranken nicht die Blutung in die Haut, sondern die Blutung in wichtigere, innere Organe (Augenhintergrund, Magen-Darm-Trakt, Zentralnervensystem) gefährlich ist [2].

Die Darstellung der Purpura erfolgt je nach Art, Vorhandensein oder Fehlen entzündlicher Zeichen, sowie nach Lokalisation, Dynamik und Zustand der benachbarten Haut.

Blutungen in eine unveränderte Haut (primäre Purpura)

Petechien

Disseminierte Formen

Akute und subakute bakterielle Endokarditis. Gruppierte Petechien auf Brust, Schultern und Extremitäten (Hände, Füße, Unterschenkel, Fersen) stellen ein relativ häufiges Symptom der bakteriellen Endokarditis dar. In der antibiotischen Ära sind sie seltener geworden und man sieht sie nur bei etwa 20 % der Erkrankten. Man kann Petechien auch an den Schleimhäuten, vor allem an den Konjunktiven und am Gaumen beobachten. Die hämorrhagischen Flecke sind einige mm groß, rot oder violett und gewöhnlich flach, können jedoch seltener auch leicht erhaben werden. In einigen Tagen wird ihre Farbe braun und sie werden schnell und ohne Residuen resorbiert.

Nach früher vertretener Meinung entstehen die Petechien durch eine bakterielle Mikroembolie; demgegenüber steht heute die Theorie einer Immunkomplex-Vaskulitis, welche die chronische Infektion begleitet. Die endgültige Beantwortung dieser Frage wird durch das schnell wechselnde, dynamische Bild erschwert. Die Zahl und die Funktion der Thrombozyten bleiben im Normbereich. Auf jedem Fall gehören die Petechien, zusammen mit dem Osler-Knoten, den subungualen Splitterblutungen und den später zu beschreibenden Janeway-Läsionen zu den wichtigen Symptomen der bakteriellen Endokarditis

„Endokarditis-Syndrom". Bei Erkrankungen des Endokards kommen auch septische Embolien vor, d. h. aus sterilen Partikeln bestehende, echte Embolisierungen. Es handelt sich dabei um von den Herzklappen losgelösten Pilzvegetationen (Candida) und Staphylokokken sowie andere Bakterien im Verlauf einer bakteriellen Endokarditis und beim Vorhof-Myom. Diese Mikroembolien erscheinen als Petechien auf den Händen und Füßen (am äußeren Rand der Handflächen und Fußsohlen und auf den Fingern) [3].

Schwere Infektionen, septische Zustände. Disseminierte Petechien oder etwas größere hämorrhagische Flecke (Sugillationen) am ganzen Körper können auch auf bakterielle und virale Infektionen hinweisen.

Unter diesen liefert das akute Krankheitsbild durch Meningokokken (Meningokokken-Meningitis) relativ charakteristische klinische Erscheinungen. Die hämorrhagischen Flecke sind einige mm bis 1–1,5 cm groß, lokalisieren sich hauptsächlich auf den Stamm und auf die distalen Extremitätenanteile, liegen meist im Hautniveau und sind leicht infiltriert. Die hämorrhagischen Flecke sind (wegen der Infarzierung) unregelmäßig konfiguriert, haben eine bläulich-graue Farbe (gun metal grey) und sind unscharf begrenzt. Ihrer Farbe nach ist anzunehmen, daß die Blutung aus dem Gefäßsystem der unteren Dermis stammt. Die Meningokokken schädigen das Endothel (septische Embolisierung) und verursachen so eine erhöhte Permeabilität der Kapillaren. Dadurch kommt es zur Thrombenbildung und

so zu einer hämorrhagischen Mini-Infarzierung.

Fieber, meningeale Zeichen und Petechien zusammen lassen meist an eine Meningokokken-Meningitis denken. Die Diagnose wird durch die Untersuchung eines Aspirates aus den hämorrhagischen Flecken wesentlich erleichtert (Gram-Färbung, Kultur). Bei septischen Meningitiden durch Viren (ECHO, Coxsackie) fehlen gewöhnlich die Petechien. Wenn sie selten doch erscheinen, so in einer anderen Form.

Bei Meningitiden durch Meningokokken und andere Gram-negative Kokken können fließende Übergänge der Petechien in größere Sugillationen und hämorrhagische Bläschen beobachtet werden, die bereits auf eine DIC (disseminierte intravaskuläre Koagulation) aufmerksam machen. Bei schwereren Infektionen kann dagegen das Krankheitsbild gleich mit einer DIC beginnen.

Petechien am Stamm und in den Beugen

Fettembolie. Petechien am Hals, in den Beugen, auf den Schultern, auf der Brust und in der Umbilikalgegend nach ausgedehntem Bruch größerer Röhrenknochen weisen vor anderen klinischen Zeichen (Atemnot, zerebrale Dysfunktion u. a.) auf eine Fettembolie hin. Die Purpura erscheint am 2. oder 3. Tag nach dem Bruch, zeigt eine Gruppierungstendenz und läßt interessanterweise die Rückseite des Stammes immer frei.

Amyloidose. Isoliert stehende, später konfluierende Petechien vor allem in den Beugen (Augenlider, Hals, Achselhöhle, Nabel, anogenitale Region) treten häufig nach Anstrengung in Erscheinung und prägen deutlich das Krankheitsbild einer Amyloidose. Die Gefäßwandschäden entstehen durch Amyloidablagerung, die in der Hälfte der Fälle klinisch noch nicht wahrnehmbar, aber histologisch bereits nachweisbar ist. Typisch für die Haut solcher Patienten ist die Hämorrhagie nach Kratzen oder Kneifen (pinch purpura) [4] (Abb. 63).

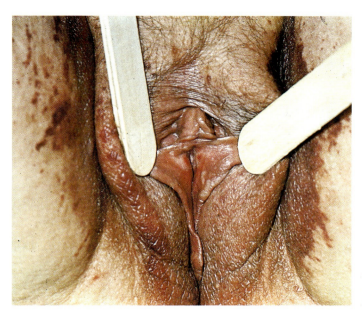

Abb. 63. Inguinale und vulväre Suffusion bei an Myeloma multiplex assoziierter Amyloidose

Petechien am Stamm und an den Extremitäten

Klassisch ist die Lokalisation der Purpura am unteren Stamm und vor allem an den Extremitäten bei Thrombopathien (Thrombopenie, Funktionsstörung). Dahinter stehen die verschiedensten Krankheitsbilder, angefangen mit den raumfordernden myeloproliferativen Erkrankungen des Knochenmarkes bis zu den arzneiinduzierten Thrombopenien. Die Purpura durch Thrombozytopathie liegt charakteristischerweise immer im Hautniveau. Die wichtigste Variante wird ausführlicher dargestellt.

Morbus maculosus Werlhof (idiopathische thrombozytopenische Purpura – ITP). Die ITP ist der Prototyp thrombozytopenischer Erkrankungen und beruht im wesentlichen auf der kürzeren Lebensdauer der Thrombozyten. Man kann sie auch als Autoimmunerkrankung auffassen. Die akute Form tritt bei Kindern postinfektiös, die chronische Form gewöhnlich bei erwachsenen Frauen in der Menopause auf. Differentialdiagnostisch muß die ITP bei Erwachsenen von den arzneiinduzierten Thrombozytopenien abgegrenzt werden.

Das klinische Bild ist durch das gemeinsame Vorkommen von Petechien und Sugillationen geprägt (Punktierung und Fleckbildung). Die Petechien sind hauptsächlich am Stamm und an den Extremitäten, die Sugillationen und die größeren hämorrhagischen Flecke dagegen im Gesicht und palmoplantar lokalisiert. Die Flecke liegen immer im Hautniveau. Häufig kommen auch lineäre Blutungen (Vibices) vor. Beim Morbus Werlhof sind die Petechien stecknadelkopf- bis linsengroß und sind unscharf begrenzt. Charakteristisch sind die sich schnell entwickelnden hämorrhagischen Flecke in der Mundschleimhaut (Sugillationen bzw. hämorrhagische Bläschen), welche der Patient gewöhnlich morgens wahrnimmt. Neben den Petechien und Sugillationen sind als drittes Kardinalsymptom des Morbus Werlhof die Schleimhautblutungen (Nase, Genitalschleimhaut, selten auch intrazerebrale Blutung) zu nennen (Abb. 64, 65).

Bei „verschmierten" Petechien und Flecken (Sugillationen) auf der Haut, in Verbindung mit Schleimhautblutungen („trisymptomatica"), muß man klinisch an die ITP denken. Zusätzlich wird diese Diagnose durch die Thrombozytopenie, die verlängerte Blutungszeit, die verkürzte Lebensdauer der Thrombozyten und das Bild des unreifen, durch Megakaryozyten geprägten Knochenmarkes untermauert.

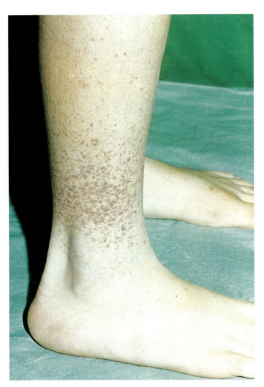

Abb. 64. Isolierte bzw. konfluierende Petechien bei Morbus Werlhof

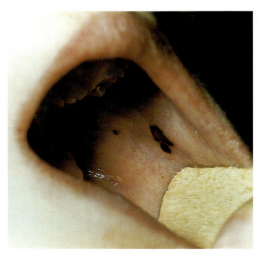

Abb. 65. Hämorrhagische Herde auf der Mundschleimhaut bei Morbus Werlhof

Petechien an den unteren Extremitäten

Durch die Orthostase sind die Petechien bei einer hämorrhagischen Diathese unterschiedlichen Ursprungs bevorzugt an den unteren Extremitäten lokalisiert. Bei der Differentialdiagnose der Petechien an den unteren Extremitäten muß berücksichtigt werden, daß auch zahlreiche hämorrhagische Dermatosen (progressive Pigmentpurpura, Purpura bei Stase im Rahmen einer chronisch-venösen Insuffizienz u. a.) in diesem Bereich lokalisiert sind. Bei diesen Dermatosen fehlen typischerweise Störungen an inneren Organen und es dominieren neben den frischen, punktförmigen Blutungen durch den Abbau des Hämoglobins in Hämosiderin ockerfarbene Effloreszenzen. Im folgenden wird eine nicht durch Thrombozytopathie verursachte, typische Purpura der Unterschenkel beschrieben.

Purpura hyperglobulinaemica Waldenström. Sie betrifft vor allem Frauen und geht mit einer polyklonalen Hypergammaglobulinämie einher. Waldenström beschrieb 1943 das Krankheitsbild bei 3 Patientinnen.

Die gruppierten purpurischen Flecke sind 1–4 mm groß, liegen fast immer im Hautniveau und lokalisieren sich vor allem auf die Unterschenkel, seltener auch auf den unteren Stamm. Sie entstehen typischerweise nach größeren Anstrengungen. Die Petechien schießen immer isoliert auf, können jedoch durch ihr dichtes Nebeneinander auch zu größeren Arealen konfluieren. Der Verlauf der Erkrankung ist chronisch: immer wieder neue Schübe vermischen sich mit den alten, abgeheilten, dunkelbraun pigmentierten Flecken. Gewöhnlich ist der Rumpel-Leede-Test positiv. In der Regel fehlen Blutungen in den inneren Organen, so daß das Allgemeinbefinden der Kranken gut ist und Beschwerden fehlen (Abb. 66).

Die Gammaglobulinwerte liegen sehr hoch (elektrophoretisch sieht man einen breitbasigen, heterogenen, polyklonalen Gammaglobulin-Anstieg), während das Serumalbumin in Normbereich liegt. Bei extrem hohen Gammaglobulinwerten kann das klinische Bild durch Symptome einer Hyperviskosität kompliziert werden. Im Patientenserum sind dem

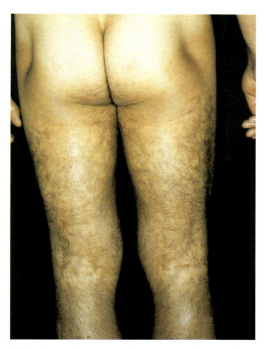

Abb. 66. Konfluierende, dunkelbraune Pigmentie-rung nach Purpura bei Hypergammaglobulinämie Waldenström

Rheumafaktor ähnliche IgG-Anti-IgG-Komplexe nachweisbar.

Die Purpura wird mit den Gefäßwandschäden infolge des „sludging" durch Hyperviskosität erklärt. Man kann jedoch auch eine Wirkung der vermehrten Gammaglobuline auf die Gerinnungsfaktoren und auf die Gefäßwand nicht ausschließen.

Es wurden primäre (ohne Grunderkrankung) und sekundäre (mit nachweisbarer Grunderkrankung) Varianten beschrieben [5]. Zu der ersten Variante gehören vor allem Patienten unter 40 Jahren, während die zweite Variante ältere Patienten betrifft. Da der Gammaglobulin-Anstieg polyklonal ist, ist die Assoziierung des Leidens an Autoimmunerkrankungen kein Zufall. Aus diesem Grunde ist es sinnvoll, auch die primäre Variante jahrelang zu verfolgen, weil sich daraus gelegentlich maligne Myelome oder lymphoproliferative bzw. autoimmune Krankheitsbilder entwickeln können.

Subunguale Petechien

Subunguale Splitterblutungen (splinter hemorrhagies). Die Splitterblutungen entsprechen Blutungen am Nagelbett, woher die Extravasate, an der Unterseite der Nagelplatte haftend mit der Nagelplatte herauswachsen. Sie sind häufig traumatisch bedingt, können aber auch auf Systemerkrankungen hinweisen. Man muß daran in erster Linie dann denken, wenn man die Blutung bereits am proximalen Anteil des Nagelbettes sehen kann und die Blutung gleichzeitig mehrere Nagelplatten betrifft. Subunguale Splitterblutungen lassen an folgende Krankheiten denken: bakterielle Endokarditis, Septikämien (Meningokokkämie), Immunkomplex-Vaskulitiden, Antiphospholipid-Antikörper-Syndrom und Trichinose (mit nachweisbaren Parasiten in der Biopsie).

Vibices

Die streifenförmigen, lineären Petechien sieht man hauptsächlich an Druck- und Kratzstellen. Diese lassen neben verschiedenen vaskulären Schäden in erster Linie an Erkrankungen durch Thrombozytopenie oder Thrombozytopathie denken.

Sugillationen

Janeway-Läsion. Es handelt sich um schmerzlose erythemato-hämorrhagische Flecke palmoplantar, die 0,5–1,5–2,0 cm groß sind. Neuerdings hält man diese für septische Mikroembolien, die dann Schäden an den Endothelzellen und eine Perivaskulitis verursachen [6].

Hepatopathien. Bei chronischen Leberfunktionsstörungen sieht man relativ häufig infolge des Prothrombinmangels einige cm große hämorrhagische Flecke an den Extremitäten und am Stamm.

Malabsorption. Durch Resorptionsstörung kommt es zu einem Vitamin-K-Mangel, demzufolge an den Fingerbeeren- bzw. an Haut

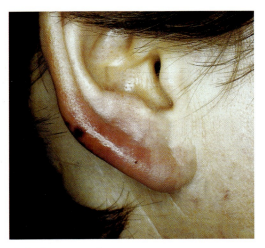

Abb. 67. *Purpura bei Kryoproteinämie*

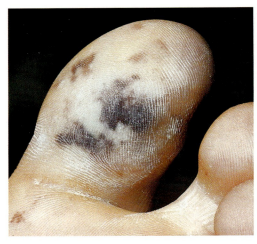

Abb. 68. *Kälte-Purpura*

und Schleimhaut münzgroße Blutungen entstehen. Nicht selten stellen diese das erste Symptom der Malabsorption dar. Bei der Resorptionsstörung bilden sich häufig braune Hyperpigmentierungen nach Art von Melasma, Morbus Addison oder Pellagroid. Sugillation und Hyperpigmentierung zusammen kennzeichnen die Whipple'sche Erkrankung (intestinale Lipodystrophie).

Pankreatitis. Periumbilikale bläulich-graue, hämorrhagische Flecke sind wichtige Symptome der akuten hämorrhagischen Pankreatitis (Cullen'sches Zeichen), werden jedoch auch bei anderen Blutungen im Bauchraum beobachtet.

Makroglobulinämie Waldenström. Petechien gehören nicht zu den klassischen Symptomen dieser Erkrankung, da infolge der Hyperviskosität die Schleimhautblutungen im Vordergrund stehen. Blutungen in die Haut sieht man nur, wenn die Makroglobuline auch Kryoglobulin-Eigenschaften haben, die auch eine Hautblutung verursachen. Da es sich um Typ-I-Kryoproteine handelt, ist die Blutung flächenhaft und bleibt im Hautniveau (keine Vaskulitis). Bei Makroglobulinämien mit Kryoglobulin-Eigenschaften können neben der Kältepurpura auch andere kältebedingte Symptome auftreten, wie z.B. eine Kälte-Urtikaria [7] (Abb. 67, 68).

TORCH-Syndrom. Petechien mit verwaschen begrenzten und gefärbten Sugillationen bei Frühgeborenen, besonders in Verbindung mit Hepatosplenomegalie, können auf kongenitale Infektionen hinweisen (T = Toxoplasmose, O = other [kongenitale Lues und Virusinfekte], R = Rubeola, C = Cytomegalie-Virus, H = Herpes-Virus).

Wegen den Petechien und Sugillationen vergleicht man üblicherweise die Haut des Kranken mit der Farbe einer Heidelbeertorte (blueberry muffin). Die bläuliche Farbe entsteht durch die dermale Erythropoese und die disseminierten Blutungen (Thrombozytopenie) am ganzen Körper (blueberry muffin baby).

Die kongenitale Infektion kann neben Ikterus, Fieber und toxischen Zeichen auch von Mikroophthalmie, kongenitalem Herzfehler, Katarakt und psychomotorischer Retardierung begleitet werden [8].

Abb. 69. *Heidelbeertorte (blueberry muffin)*

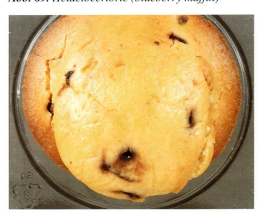

Bei der Differentialdiagnose der „blueberry muffin"-Läsionen muß man auch an Metastasen eines Medulloblastoms oder an Leukämie denken, die im Säuglingsalter ebenfalls eine extramedulläre Blutbildung verursachen können [9] (Abb. 69).

Suffusionen, Ekchymosen

Pankreatitis. *Grey Turner* beschrieb 1919 in Verbindung mit einer hämorrhagischen Pankreatitis eine handflächengroße, bläuliche, hämorrhagische Verfärbung an der linken Seite des Stammes. Man kann dieses Symptom mit einer peritonealen Blutung erklären, die unter die Bauchwand gesickert ist. Dieses Symptom wurde auch bei der ektopischen Schwangerschaft und bei retroperitonealen Blutungen beobachtet.

Polyzythämie. In der Haut eines an Polyzythämie erkrankten Patienten entstehen bereits durch relativ kleine Traumen ausgedehnte Blutungen. Auch schwere Blutungen nach Zahnextraktion und Hämatome nach i.-m. Injektionen weisen auf die Blutungsneigung bei Polyzythämie hin, die man neben der Hyperviskosität des Blutes auch mit einer Funktionsstörung der Thrombozyten erklärt.

Disseminierte intravaskuläre Koagulation (DIC). Das Syndrom steht mit den Koagulationsfaktoren (V, VIII, XIII, Fibrinogen und Prothrombin) und mit dem Thrombozytenverbrauch in Verbindung. Als wesentliche Symptome sind schwere Blutungen und Purpura an unterschiedlichen Lokalisationen zu nennen. Den Thrombozytenverbrauch können lokale Faktoren (Riesenhämangiom- oder Aneurysma, z.B. das Kasabach-Merrit-Syndrom) oder systemische Faktoren (schwere Infektionen, Tumoren, Gewebezerfall) verursachen.

Das äußerst ernstzunehmende klinische Bild wird auf der Haut hauptsächlich durch großflächige Purpura (Ekchymosen) und seltener durch unterschiedlich große und lokalisierte hämorrhagische Infarkte charakterisiert. Obwohl man auch unterschiedlich große Petechien sieht, bleiben diese weit hinter den Suffusionen und Infarkten zurück [10].

Zum DIC-Syndrom gehören zwei klassische klinische Entitäten: **Das Waterhouse-Friderichsen-Syndrom**, wo die massive Blutung nicht nur die Haut (intravitale „Leichenflecke"), sondern auch die inneren Organe, in erster Linie die Nebennieren, betrifft. Das fatale Ende wird heute nicht mehr mit der Nebennieren-Insuffizienz, sondern mit einer schweren, Gram-negativen Endotoxinämie erklärt. Die andere klinische Manifestation des DIC-Syndroms ist die Purpura fulminans.

Purpura fulminans. Diese ist die schwerste kutane Manifestation des DIC-Syndroms. Es betrifft hauptsächlich Kinder und ist durch ausgedehnte hämorrhagischen Nekrosen charakterisiert. Das klinische Bild wird im Kapitel über Nekrosen abgehandelt und wird hier nur erwähnt, weil es mit ausgedehnten hämorrhagischen Flecken beginnt.

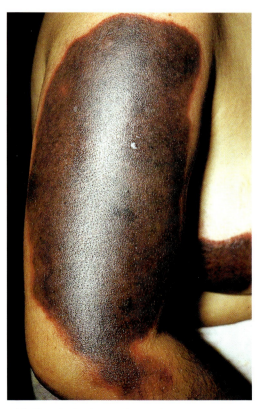

***Abb. 70.** Flächenhafte Blutung bei Purpura fulminans*

Gleichfalls mit Hautblutung beginnen die Marcumar- und Heparin-Nekrose, die kryoglobulinämische Hautnekrose, die Nekrose durch niedriges Minutenvolumen und das urämische Gangrän-Syndrom. Diese werden ebenfalls im Kapitel über Nekrosen beschrieben (Abb. 70).

Hämatome

Entgegen den Thrombozytopathien und den durch unterschiedliche Gefäßwandschäden entstandenen Petechien verursachen die Koagulopathien Störungen in der Hämostase größerer Gefäße. Da hierbei die Hämostase kleiner Gefäße nicht gestört ist, bleibt die Thrombozytenfunktion erhalten, so daß kleine Blutungen (Petechien) unterbleiben. Bei einer Koagulationsstörung erfolgt die Blutung aus größeren Gefäßen der Haut, d. h. aus dem subkutanen Plexus in der tiefen Dermis und bildet flach erhabene, bläuliche Blutergüsse im Gewebe.

Eine andere klinische Manifestation der Koagulopathien ist die Blutung in die Gelenke oder in die Muskulatur. Bei der Untersuchung des Patienten müssen Familienanamnese und frühere Blutungsepisoden beachtet werden. Man soll aber auch an erworbene Koagulopathien denken, wie bei Leberschäden und bei einer chronischen Niereninsuffizienz sowie an solche, die durch gerinnungshemmende Medikamente hervorgerufen werden. Hämatome und Blutungen in das Gewebe findet man bei folgenden Erkrankungen:

Hämophilien. Typische Symptome der verschiedenen Koagulopathien entstehen neben den Blutungen in die Gelenke und in das Gewebe auch durch die traumatisch bedingten kutanen und subkutanen Hämorrhagien. Gut bekannt ist auch die längerdauernde Blutung aus Wunden verschiedener Art. Die klinischen Manifestationen der verschiedenen Hämophilie-Varianten sind hinsichtlich der Hautblutung kaum voneinander zu unterscheiden.

DIC. Ausgedehnte, oberflächlich gelegene Suffusionen und hämorrhagische Nekrosen

sowie Schleimhautblutungen und große, schmerzhafte Hämatome sind die Symptome der gesteigerten intravaskulären Blutgerinnung (s. S. 75).

Polyzythämie. Ein häufiges Symptom hierbei ist neben den Petechien und den ausgedehnten Ekchymosen das Hämatom am Ort einer i.-m. Injektion.

Ehlers-Danlos-Syndrom. Spontane und durch relativ geringe Traumen ausgelöste Hämatome sind hier auf die erhöhte Verletzlichkeit größerer Gefäße zurückzuführen. Bei diesen Patienten kommen nicht selten auch intrakranielle Aneurysmen, Hämatothorax und ein dissoziierendes Aortenaneurysma vor.

Palpable Purpura

Wie bereits in der Einleitung erwähnt, wird eine palpable Purpura gewöhnlich durch einen entzündlichen Prozeß an der Gefäßwand verursacht (palpable Purpura = gesteigerte vaskuläre Permeabilität, Infektion + Blutung).

Krankheitsbilder mit palpabler Purpura sind in erster Linie an den unteren Extremitäten lokalisiert. Die Läsionen bilden kleine, umschriebene Herde; größere Hautblutungen sind selten. In der Regel sind es Symptome einer Hypersensitivitätsreaktion, wie z.B. die Immunkomplex-Vaskulitiden. (Die Vaskulitis-Reaktion wird durch die Einlagerung von Immunkomplexen in die Gefäßwand eingeleitet.) Sie begleiten häufig Autoimmunerkrankungen, Infektionen und Dysproteinämien. Auslösende Faktoren sind Bakterien (β-hämolysierende Streptokokken), Viren (Hepatitis B) und Medikamente [1, 2].

Es ist wichtig zu wissen, daß die Tastbarkeit der Purpura nur auf der entzündlichen Blutung beruht. Die Vaskulitis-Reaktion gegen die Gefäßwand dagegen kann man in den frischen Herden (24–48 Std) histologisch nachweisen. Dies ist deswegen wichtig, weil es in solchen Fällen sinnvoll und unerläßlich ist, nach Manifestationen an inneren Organen zu fahnden (Tabelle 15).

Tabelle 15. Palpable Purpura

Vaskulitis Schönlein-Henoch
SLE
Rheumatoide Arthritis
Sjögren-Syndrom
Hypergammaglobulinämische Purpura
Lymphoproliferative Erkrankungen
Kryoglobulinämie
Bakterielle Endokarditis

Purpura Schönlein-Henoch. Es handelt sich um den Prototyp einer Erkrankung mit palpabler Purpura und Immunkomplex-Vaskulitis, die vor allem Kinder und junge Erwachsene betrifft. Die Vaskulitis beruht hauptsächlich auf einer Hypersensitivität und betrifft zu 2/3 außer der Haut auch den Magen-Darm-Trakt, die Synovien und die kleinen Gefäße der Glomerula. Als auslösende Faktoren kommen bakterielle und andere Infektionen, Medikamente und chronische Erkrankungen in Frage.

Die Hautveränderungen beginnen mit kleinen roten Flecken. Diese wandeln sich durch das Exsudat in urtikarielle Herde um, in denen nach 1–2 Tagen punktförmige Blutungen erscheinen. (Die Blutung erfolgt nicht in jedem urtikariellen Herd; es gibt auch solche, die sich zurückbilden.) Wesentliche diagnostische Zeichen der Erkrankung sind die exsudativen, urtikariellen, 3–5 mm großen hämorrhagischen Herde. Es kann vorkommen, daß durch die ausgeprägte Entzündung die Blutung nur diaskopisch nachweisbar ist. Die Veränderungen verteilen sich symmetrisch auf der Streckseite der unteren Extremitäten und im Gesäßbereich, selten auch auf den oberen Extremitäten (Abb. 71).

Die Blutung erfolgt meist in einem Schub, aber neue Schübe können wochen- und sogar monatelang folgen. In frischen Schüben dominieren die papulo-purpurischen Veränderungen, während bei rezidivierenden Schüben zusätzlich auch gelblich-braune Flecke (durch Abbau des Hämoglobins) nachweisbar sind. In frischen Herden kann man in den dermalen Gefäßen immunhistologisch eine Ablagerung von IgA darstellen.

Mit Symptomen von seiten innerer Organe muß man vor allem im Kindesalter rechnen. Am häufigsten kommen Arthritis, Arthralgie und gastrointestinale Erscheinungen vor. Die

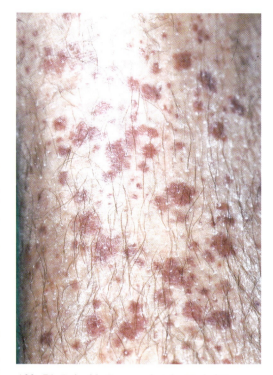

Abb. 71. *Palpable Purpura bei der Vaskulitis Schönlein-Henoch*

Bauchbeschwerden sind gewöhnlich kolikartig und werden häufig von Erbrechen und Melaena begleitet.

Von den Gelenken sind am meisten die Sprunggelenke und die Knien betroffen. Die Nierenbeteiligung ist eine weitere, ernsthaftere Komplikation, die leider in 16–28 % der Fälle bleibende Schäden hinterläßt. (Im Falle einer Nierenmanifestation kann man des öfteren eine gemischte Kryoglobulinämie nachweisen.)

Bei Erwachsenen ist die alleinige kutane Symptomatik häufiger und ist hauptsächlich arzneiallergisch bedingt. Bei Autoimmunerkrankungen kann man als Begleitsymptom Veränderungen beobachten, die der entzündlichen palpablen Purpura von Schönlein-Henoch-Typ entsprechen. Wenn die Vaskulitis bei SLE auch die dermalen kleinen Gefäße betrifft, treten erythematöse, papulo-purpurische Schübe in Erscheinung [11]. Bei rheumatoider Arthritis kann man (hauptsächlich bei Patienten mit hohem Rheumafaktor-Titer) an

Fingern und Zehen sowie an Traumen ausgesetzten (Ellenbogen und Knien) und an durch Stase gefährdeten Regionen (Unterschenkel) hämorrhagische Papeln sehen. (Bei der rheumatoiden Arthritis bleiben die exsudativen Erscheinungen im Hintergrund.) Beim Sjögren-Syndrom können zu der auf die Hypergammaglobulinämie zurückzuführenden flachen (nur zeitweise leicht palpablen) Purpura schubweise auch eine palpable Purpura (mit Vaskulitis-Zeichen) und kleine Sugillationen hinzutreten. Schließlich sei erwähnt, daß wegen der relativ häufigen Kryoglobulinämie (die polyklonal ist) auch eine kryoglobulinämische Purpura auftreten kann. Die purpurischen Erscheinungen treten gewöhnlich nach Anstrengungen an den Unterschenkeln in Erscheinung. Unlängst wurde bei der bakteriellen Endokarditis (Corynebacterium jeikeium) eine palpable Purpura vom Schönlein-Henoch-Typ beschrieben [12].

Kryoproteinämische Purpura. Eine palpable Purpura wird gewöhnlich bei der Kryoglobulinämie Typ II (meist monoklonale Immunglobuline mit Anti-IgG-Aktivität) und bei Typ III (gemischte polyklonale Immunglobuline) beobachtet. Diese pathologischen Eiweißkörper enthalten Immunkomplexe und sind die Ursache für den entzündlichen, vaskulitischen Charakter der Purpura. Bekanntlich stehen die Kryoglobulinämien Typ I mit einer lymphoproliferativen Erkrankung in Zusammenhang, während bei Typ II und III Autoimmunerkrankungen des Bindegewebes, chronische Leberleiden und chronische bakterielle und virale Infektionen den Hintergrund bilden [13].

Die Hauterscheinungen bestehen überwiegend aus erythematösen, purpurischen Flecken und aus kleineren Sugillationen. Die Purpura kann manchmal auch hier ausgedehnte braune oder bronzefarbene, netzartige Hyperpigmentierungen zurücklassen. Man findet Läsionen an den Unterschenkeln bei allen drei Typen, während die Herde am Stamm, am Kopf und an den Schleimhäuten vielmehr auf die Anwesenheit von Typ-I-Kryoglobulinen hinweisen. In der Hälfte der Fälle kann man neben der entzündlichen und nicht-entzündlichen Purpura auch eine Vaskulitis nachweisen. Bei der Kryoglobulinämie Typ I findet man relativ häufig nicht-entzündliche Hyalinthrombosen (Abb. 72).

Die Purpura bei gemischter Kryoglobulinämie liefert ein ziemlich gut definiertes klinisches Bild. Neben der palpablen Purpura (leukozytoklastische Vaskulitis) können häufiger auch Arthralgien/Arthritiden, Schwächegefühl und Glomerulonephritis beobachtet werden. Bei einem Großteil der gemischten Kryoglobulinämien kann eine Hepatitis-B-Infektion nachgewiesen werden.

Die Purpura entsteht durch ausfallende „protein plugs" bei Temperaturrückgang. Diese führen zu einer Ischämie und zu sekundärer Hämorrhagie, sogar auch zu einer Nekrose. Der palpable Charakter der Purpura kommt durch die Immunkomplex-Vaskulitis zustande.

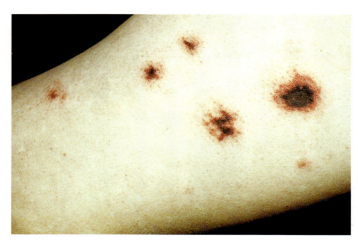

Abb. 72. Oberflächliche, nekrotische Herde an der unteren Extremität bei Kryoproteinämie

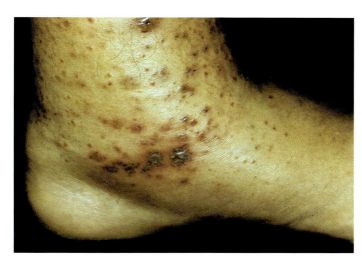

Abb. 73. *Polymorphes Bild bei einer oberflächlichen, allergischen Vaskulitis*

Die „Kälteempfindlichkeit" kann sich außerdem auch durch eine Raynaud-Symptomatik, digitale Infarkte und größerflächige hämorrhagische Nekrosen äußern.

Progressive Purpura

Bei manchen Krankheitsbildern ist der Prozeß mit der anfänglichen Blutung nicht abgeschlossen und die Purpura entwickelt sich weiter. In solchen Fällen stellt man die Arbeitsdiagnose nicht sofort beim Erscheinen der Purpura, sondern erst nach Beobachtung der Dynamik der Läsionen. Zu den typischsten progressiven Purpura-Arten zählen folgende Krankheitsbilder:

Thrombotische, thrombopenische Purpura (TTP, Moschcowitz-Syndrom). Sie betrifft vor allem junge Frauen und umfaßt Fieber, hämolytische Anämie, renale Beteiligung und andere verschiedenartige Symptome von seiten des Nervensystems. Der Verlauf ist fulminant und gewöhnlich fatal. Als Hauterscheinungen sieht man eine thrombozytopenische Purpura (Petechien), gefolgt von hämorrhagischen Bläschen, oberflächlichen Nekrosen bzw. Gangrän.

Sepsis. Im Verlauf verschiedener Bakteriämien, hauptsächlich bei Gonokokkensepsis, erscheinen Petechien und entwickeln sich zu

Papeln, Papulopusteln oder hämorrhagischen Pusteln weiter, wobei die Reihenfolge auch umgekehrt sein kann, so daß sich die Blutung sekundär zu den erwähnten Symptomen gesellt. Der klinische Verdacht besteht in erster Linie bei jungen Frauen mit interkurrentem Fieber, Arthralgie, Arthritis und mit den erwähnten hämorrhagischen Läsionen am distalen Ende der Extremitäten [14].

Oberflächliche allergische Vaskulitis. Durch eine Vaskulitis an den tieferen Gefäßen der Dermis entstehen hierbei eine Purpura, hämorrhagische Bläschen, Erosionen und Nekrosen. In der Regel sind nur die Hautgefäße betroffen, als Komplikationen können aber auch die Gefäße innerer Organe (Augen, Nieren, Zentralnervensystem) mit einbezogen werden (Abb. 73).

Wegener'sche Granulomatose. Bei dieser granulomatösen, nekrotisierenden Vaskulitis, hauptsächlich an den Luftwegen und an den Nieren, sind die Hauterscheinungen teilweise hämorrhagisch. Diese hämorrhagischen Läsionen sieht man am häufigsten an den Unterschenkeln, sie können aber auch anderswo in Erscheinung treten. Es handelt sich dabei um winzige Petechien und kleinere Sugillationen, aus denen sich hämorrhagische Blasen und Ulzera entwickeln. Histologisch sieht man eine nekrotisierende Vaskulitis der mittelgroßen Gefäße. Diese Symptome sind nicht diagnostisch, da die charakteristische Granulomatose sich in soliden Papeln und Knoten äußert.

Cholesterin-Embolie. Neben einer akralen Livedo (netzartiges, livides Erythem) und den subkutanen Knoten durch Cholesterin aus den atheromatösen Platten großer Gefäße können zusätzlich auch Petechien in Erscheinung treten. In einem gewissen Teil der Purpura können oberflächliche Nekrosen auftreten. Die Cholesterinkristalle kann man nur in tiefen Biopsien mit Serienschnitten nachweisen [15].

Blutungen in eine krankhaft veränderte Haut (sekundäre Purpura)

Nachfolgend werden charakteristische Syndrome beschrieben, bei denen die Blutung in eine krankhaft veränderte Haut erfolgt. Hierbei bilden die Basisveränderungen und die Blutung einen in der klinischen Diagnostik gut verwertbaren Symptomenkomplex.

Atopisches Ekzem und Petechien (Wiskott-Aldrich-Syndrom). Das Syndrom umfaßt eine schwere Form des atopischen Ekzems, eine thrombozytopenische Purpura und rezidivierende Infekte an der Haut und an den inneren Organen. Die hämorrhagischen Symptome können bereits bei der Geburt vorhanden sein, aber die Diagnose kann erst nach Erscheinen des Ekzems (gewöhnlich ab dem 3. Lebensmonat) gestellt werden. Erkennbar wird das Krankheitsbild durch das Erscheinen von Petechien und kleineren Sugillationen auf der ekzematös veränderten Haut. Das klinische Bild wird zusätzlich durch Schleimhautblutungen (Gastrointestinaltrakt) kompliziert. Die Blutungen nehmen besonders nach Infekten zu. Eine weitere Besonderheit der ekzematösen Haut ist neben der Blutung auch ihre häufige Superinfektion (Impetiginisierung). Bei der Durchuntersuchung soll man auf eine mögliche Thrombozytopenie (kleinere Blutplättchen) und auf die Möglichkeit von Immundefekten achten [16].

Seborrhoische Dermatitis und Petechien (Morbus Letterer-Siwe). Die Histiozytosis-X in seiner schweren Variante im Kindesalter ist durch seborrhoische dermatitisartige Hautveränderungen und Petechien gekennzeichnet. Man sieht auf der behaarten Kopfhaut, hinter den Ohren, in den großen Beugen und auf dem Stamm schuppende, krustöse, gelbliche, rötliche Hauterscheinungen, die an eine seborrhoische Dermatitis erinnern. Bei genauerer Inspektion nimmt man am Rande der erwähnten Herde gelblich-bräunliche, rötlich-bräunliche, purpurische Papeln (u. U. auch Knoten) wahr, deren Farbe in Abhängigkeit vom Zeitpunkt der Blutung unterschiedlich sein kann. Charakteristisch sind palmare Petechien, purpurische Papeln und Noduli, die bei anderen Erkrankungen nicht beobachtet werden. Die hämorrhagischen Erscheinungen sind die Folge der begleitenden Thrombozytopenie [16].

Differentialdiagnostisch ist es wichtig, daß bei einer seborrhoischen Dermatitis niemals Papeln beobachtet werden. Der Verdacht wird des weiteren durch torpide Ulzera anogenital und bukkal erhärtet. Der Morbus Hand-Schüller-Christian unterscheidet sich dadurch, daß hier die Purpura gewöhnlich fehlt.

Gelbliche Papeln und Petechien (Amyloidose). Bei der primär systemischen und der, die Plasmozyten-Dyskrasie begleitenden Amyloidose vom AL-Typ (AL = amyloid light chain) ist die Purpura sehr typisch. Klassisch ist die Blutung in die gelblichen xanthomartigen Papeln bzw. Infiltrate, die in den verschiedenen Beugen lokalisiert sind. Die Blutung erfolgt spontan oder nach banalen Traumen. Die Petechien sind sehr charakteristisch für diese Erkrankung. Sie können zu größeren, unregelmäßig konfigurierten, flächigen hämorrhagischen Arealen konfluieren und sind auf den Augenlidern, in den Achseln, in der anogenitalen Region und in den Ellenbeugen lokalisiert. Ursache der hämorrhagischen Erscheinungen ist die Ablagerung von Amyloid in den Gefäßwänden, wodurch diese brüchig und durchlässig werden [4]. Neuerdings empfiehlt man als schnelle, orientierende Methode des Amyloid-Nachweises die Untersuchung des Aspirates aus dem Fettgewebe der Bauchhaut.

Petechien können nicht nur an klinisch manifesten Stellen der Amyloidose in Erscheinung treten, sondern auch an anscheinend gesunden Hautpartien, z. B. nach Anstrengung (Husten, Erbrechen, Valsalva-Versuch). Auch hierbei dominieren die Hauterscheinungen vor allem im Gesicht (Augenlider) und in den Beugen. In solchen Fällen kann das Amyloid in der Gefäßwand nur histologisch nachgewiesen werden. Zur Provozierung der hämorrhagischen Erscheinungen empfiehlt man im allgemeinen das Kneifen der Haut (pinch purpura).

Überdehnbare Haut und Blutung (Ehlers-Danlos-Syndrom). Durch Störung in der Kollagensynthese sind Haut und Gelenke beim Ehlers-Danlos-Syndrom überdehnbar. Des weiteren kann man eine gestörte Wundheilung und häufige Blutungen in die Haut beobachten.

Neben der Überdehnbarkeit und Verletzlichkeit der Haut ist auch die Gefäßwandschwäche für die sehr häufigen und ausgedehnten Sugillationen, Ekchymosen und

Hämatome nach kleinen Traumen verantwortlich. Diese erfolgen an Hautpartien, die Traumen ausgesetzt sind, so in erster Linie am Ellenbogen und Knie. Die Hauterscheinungen manifestieren sich als weiche, molluskoide „Pseudotumoren", die von einer zigarettenpapierartig verdünnten Oberhaut bedeckt sind und in Abhängigkeit vom Zeitpunkt der Blutung eine bläuliche oder bräunliche Farbe aufweisen. Eigentlich handelt es sich hierbei um Narben. Heute sind bereits 10 Untertypen der Erkrankung bekannt, die mit unterschiedlichen Manifestationen an inneren Organen einhergehen. Die schwersten Komplikationen betreffen das kardiovaskuläre und das gastrointestinale System.

Urtika und Blutung (urticaria vasculitis). Urtikarielle Exantheme, die mit Symptomen einer Serumkrankheit einhergehen und auch über mehr als 24 Std persistieren, lassen an eine Immunkomplex-Vaskulitis denken. Das klinische Bild wird des weiteren durch hämorrhagisch tingierte Quaddeln und durch die gelbliche oder bräunliche Restpigmentie-

Tabelle 16. Führende Symptome der wichtigsten Purpura-Formen

punktförmige Petechien mit ockergelber Pigmentierung	Stase der unteren Extremitäten	Purpura bei Stase
lentikuläre Petechien mit ausgeprägter brauner Hyperpigmentierung	untere Extremität	Purpura hyperglobulinaemica
Petechien mit palpablen, exsudativen Papeln	untere Extremität	Purpura Schönlein-Henoch
Petechien	atopisches Ekzem	Wiskott-Aldrich-Syndrom
Petechien	seborrhoische Dermatitis	Morbus Letterer-Siwe
Petechien	in gelblichen Papeln	Amyloidose
Petechien und Ekchymosen	auf gesunder Haut	Thrombozytopathie
Petechien und Sugillationen	in Quaddeln	Urtikaria-Vaskulitis
Sugillationen und Suffusionen	an Akren	Kryoproteinämie
Sugillationen und Suffusionen	in überdehnbarer Haut	Ehlers-Danlos-Syndrom
Sugillationen und Suffusionen	in braun pigmentierter Haut	Malabsorption
Sugillationen	palmoplantar	bakterielle Endokarditis
Sugillation	periumbilikal	hämorrhagische Pankreatitis
Petechien, Ekchymosen, Hämatome, Blutung, hämorrhagische Nekrose	an Stamm und Extremitäten	DIC
Hämatome	auf gesunder Haut	Koagulopathien
Hämatome	in den Gelenken	Hämophilie

rung als Folge des Hämoglobinabbaus geprägt. In frischen Läsionen ist die Blutung nur mit Hilfe der Diaskopie nachweisbar. Bei einer solchen Urtikaria berichtet der Patient über keinen Juckreiz, sondern über Brennen und Stechen. Histologisch sieht man als Folge zirkulierender Immunkomplexe eine leukozytoklastische Vaskulitis [17].

Die Erkrankung weist gewöhnlich auf einen SLE hin und signalisiert den schweren Verlauf desselben [18]. Man rechnet mit Manifestationen an inneren Organen hauptsächlich bei hypokomplementären Formen. Man kennt aber auch nur auf die Haut lokalisierte Varianten. Wegen einer möglichen späteren, inneren Beteiligung ist zu empfehlen, diese kutane Formen eine längere Zeit zu beobachten.

Braune Pigmentierung und Blutung (Malabsorption). Typisch für die Blutungsneigung bei Resorptionsstörung ist die Tatsache, daß die Blutung in eine bräunlich verfärbte Haut erfolgt. Klassisches Beispiel dafür ist die Whipple'sche Erkrankung.

Tabelle 16 faßt die diagnostischen Schlußfolgerungen aus Blutungstyp, Lokalisation der Blutung und aus den begleitenden Hauterscheinungen zusammen.

Literatur

1. Hundeiker M, Illig I (1976) Hämorrhagische Phänomene an der Haut. In: Braun-Falco O, Marghescu S (Hrsg) Fortschritte der praktischen Dermatologie und Venerologie. Springer, Berlin Heidelberg New York
2. Spencer SK (1986) Purpuric and hemorrhagic disorders. In: Krusinski PA, Flowers FP (Hrsg) Life threatening dermatoses. Year Book Medical Publishers, Chicago London, S 139–154
3. Braverman OM (1981) Skin signs of systemic disease. Saunders, Philadelphia
4. Bieber T, et al (1988) Hemorrhagic bullous amyloidosis. Arch Dermatol 124: 1683–1689
5. Finder KA, et al (1990) Hyper-gamma-globulinemic purpura of Waldenström. J Am Acad Dermatol 23: 669–676
6. Cardullo AC, Silvers DN, Crossman E (1990) Janeway lesions and Osler's nodes: a review of histopathologic findings. J Am Acad Dermatol 22: 1088–1090
7. Török L, Borka I, Szabo G (1993) Waldenström's macroglobulinaemia presenting with cold urticaria and cold purpura. Clin Exp Dermatol 18: 277–279
8. Fine JD, Arndt KA (1985) The TORCH syndrome. A clinical review. J Am Acad Dermatol 12: 697–706
9. Gottesfeld E, Silverman RA (1989) Transient blueberry muffin appearance of a newborn with congenital monoblastic leukemia. J Am Acad Dermatol 21: 347–351
10. Lubach D, Barthels M (1984) Flächige Purpura mit Nekrosen bei schwerverlaufender Verbrauchskoagulopathie. Hautarzt 35: 152–158
11. Török L, et al (1993) Systemic lupus erythematosus with pigmented skin. Cutis 51: 433–436
12. Spach DM, et al (1991) Palpable purpura associated with corynebacterium jeikeium endocarditis. Arch Dermatol 127: 1071–1072
13. Cohe SJ, Pittelkow MR, Su WPD (1991) Cutaneous manifestations of cryoglobulinemia: clinical and histopathologic study of seventy-two patients. J Am Acad Dermatol 25: 21–27
14. Wolff HH (1987) Dermatologie der disseminierten Gonokokkeninfektion und von Viruserkrankungen. In: Holzmann H, et al (Hrsg) Dermatologie und Rheuma. Springer, Berlin Heidelberg New York, S 308–316
15. Braverman IM (1981) Skin signs of systemic disease. Saunders, Philadelphia, S 433–437
16. Török L (1989) Die Beziehungen ekzematöser Dermatosen zu Systemerkrankungen (ungarisch). Borgyogy. Vener Szle 65: 1–4
17. Sanchez NP, et al (1982) The clinical and histologic spectrum of urticarial vasculitis. Study of forty cases. J Am Acad Dermatol 7: 599
18. Horváth A, Krámer M, Ablonczy É (1982) Clinical evaluation and pathomechanism of urticaria-like skin eruption in systemic lupus erythematosus. Acta Dermatol Venerol 62: 253–256

6. Urtikaria und urtikarielle Dermadrome

Die Urtikaria stellt eine monomorphe, umschriebene Gefäßreaktion dar, die durch Erythem und Ödem in der oberen Dermis gekennzeichnet ist. Klinisch handelt es sich um linsen- bis mehrere cm große, in der Regel rund, oval oder polyzyklisch konfigurierte, über das Hautniveau erhabene, rosafarbene Schwellungen, die ihre Form und Größe stundenweise verändern. Es ist eine wichtige Feststellung, daß sie sich innerhalb 24 Std spurlos zurückentwickeln. Die einzelnen Elemente nennt man Urticae. Die aus diesen Elementen aufgebaute Reaktion wird als Urtikaria bezeichnet. Histologisch sieht man eine Erweiterung der Gefäße und eine Plasmadiapedese in der oberen Dermis. In der Ätiopathogenese spielen zahlreiche immunologische (IgE-abhängig, Immunkomplexe, komplementvermittelt) und nicht-immunologische (direkte Mastzell-Degranulation, Störung des Arachidonsäure-Stoffwechsels) sowie viele noch unbekannte Faktoren eine Rolle. Je nach Dauer der Urtikaria unterscheidet man akute und chronische Formen. Chronisch ist eine Urtikaria bei einer Dauer von mehr als 4 Wochen.

Allgemein kann gesagt werden, daß akute Formen der Urtikaria mehr dermatologisch von Bedeutung sind, während bei chronischen Formen auch Erkrankungen innerer Organe und Systemerkrankungen in Betracht gezogen werden müssen. Bei der klinischen Untersuchung eines Patienten mit Urtikaria haben bei der dermatologischen Korrelierung die beiden folgenden Gesichtspunkte eine Bedeutung:

1. Die Dauer der Urtikaria und
2. die eventuell gleichzeitig vorhandenen extrakutanen Symptome (Tabelle 17).

Wie bereits erwähnt, verschwindet die gewöhnliche Urtikaria innerhalb von 24 Std spurlos. Demgegenüber stehen Erkenntnisse aus dem letzten Jahrzehnt über Urtikariaformen, bei denen die einzelnen Quaddeln mehr als 24 Std lang, sogar auch 48 bis 72 Std bestehen bleiben können. (Die zeitliche Dauer einer Quaddel kann man leicht durch ihre Umzeichnung verfolgen.) Diese atypische Urtikaria verursacht weniger einen Juckreiz, sondern vielmehr ein Brennen und Stechen, kann jedoch auch beschwerdefrei bleiben. Nicht selten wird diese Quaddel auch hämorrhagisch, so daß nach ihrer Rückbildung vorübergehend eine gelblich-bräunliche Pigmentierung zurückbleiben kann. Da hinter solchen Urtikaria-Formen histologisch vaskulitische Zeichen stehen, wird diese persistierende Variante als Urtikaria-Vaskulitis bezeichnet.

Die Patienten mit einer typischen chronischen Urtikaria leiden nur unter Juckreiz. Deswegen müssen allgemeine und organbezogene Symptome als Hinweise auf eine Erkrankung innerer Organe oder auf eine Systemerkrankung gewertet werden. Das erwähnte Urtikaria-Vaskulitis-Syndrom geht mit allgemeinen Symptomen einher. Man beobachtet häufiger serumkrankheitähnliche Erscheinungen (Fieber, Arthralgie, Arthritis, Myalgie, Lymphknotenschwellung) und seltener auch Symptome von seiten anderer Organe (Lunge, Gastrointestinaltrakt, Nieren). Die urtikariellen Dermadrome werden entsprechend dieser 2 klinischen Varianten besprochen.

Erkrankungen mit typischer Urtikaria

Die gewöhnliche Urtikaria ist, von einigen Ausnahmen abgesehen, auf keine Erkrankung typisch und deswegen im eigentlichen Sinne kein Dermadrom. Trotzdem lohnt es sich, bei einer chronischen Urtikaria die nachfolgenden Erkrankungen zu beachten, weil hierbei die Urtikaria nicht nur diagnostisch, sondern auch therapeutisch von Bedeutung sein kann (Abb. 74).

Tabelle 17. Urtikarielle Dermadrome

typische urtikarielle Reaktion
Urtikaria-Vaskulitis

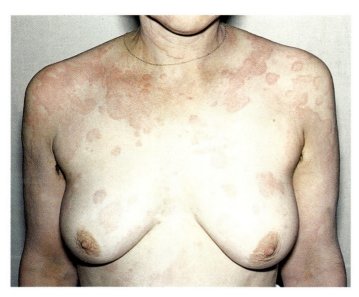

Abb. 74. Urtikaria

Still'sche Krankheit (juvenile rheumatoide Arthritis). Es handelt sich hierbei um eine besondere Form der Polyarthritis bei Kindern und Jugendlichen, die durch die gesteigerte Reaktionsfähigkeit des retikulohistiozytären Systems gekennzeichnet ist (Lymphknotenschwellung, Splenomegalie).

In Handbüchern der korrelativen Dermatologie wird das urtikarielle Exanthem zu den charakteristischen Symptomen der Still'schen Erkrankung gerechnet. Es ist die Ironie der Medizingeschichte, daß Georg Friedrich Still dieses kennzeichnende Exanthem bei der Erstbeschreibung nicht erwähnte. Man könnte dies damit erklären, daß das rezidivierende Exanthem erst auf der Höhe des Fieberschubes in den Abendstunden auftritt und sich bis zum nächsten Morgen zurückbildet („abendliches Exanthem"). Das Exanthem wird bei etwa der Hälfte der Fälle beobachtet. Das Symptom ist insofern von diagnostischer Bedeutung, weil es bei einem fieberhaften Zustand – zu Beginn der Erkrankung – nur dieses auf die Erkrankung hinweist. Die Hauterscheinungen sind urtikarielle Läsionen, die auf der Streckseite der Extremitäten und auf dem Stamm lokalisiert sind. Die Einzelelemente sind rosafarben, jucken kaum, sind 2–5 bzw. 10 mm groß, können aber auch zu größeren (anulären) Herden konfluieren. Die Einzelherde haben einen schmalen, anämischen Randsaum. Sie un-

terscheiden sich von einer echten Urtikaria dadurch, daß sie weniger jucken, wandern nicht und verändern nicht ihre Form.

Da die Still'sche Erkrankung keine spezifischen Labordaten liefert, ist die Polyarthritis, in Verbindung mit dem abendlichen Fieber und dem Exanthem ein wichtiges Dermadrom des Leidens. Diese 3 Symptome, zusammen mit der beschleunigten BKS und der Leukozytose bilden das charakteristische Quintett der Still'schen Erkrankung [1].

Hyperthyreose. Patienten mit Hyperthyreose leiden in 4–5 % der Fälle an einer Urtikaria. Aus diesem Grunde ist es sinnvoll, bei der Durchuntersuchung einer chronischen Urtikaria auch an diese Erkrankung zu denken. Bei Thyreotoxikosen kommt die Urtikaria häufiger vor. Ihr Pathomechanismus ist unbekannt [2].

Kälteurtikaria. Bei Erwachsenen mit Kälteurtikaria kann man in 5–10 % der Fälle Kryoproteine (Kryoglobuline) nachweisen. Diese sind in erster Linie monoklonale Kryoglobuline. Als Grunderkrankung sollte man in diesen Fällen ein Myeloma multiplex, die Makroglobulinämie Waldenström oder Lymphome ausschließen. Bei der Makroglobulinämie Waldenström besitzen dann die Makroglobulin-Moleküle gleichzeitig auch Kryoglo-

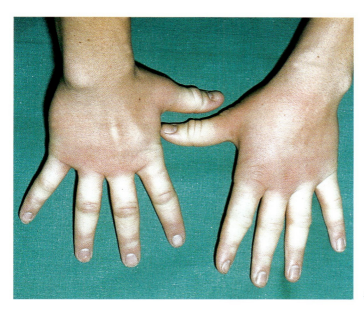

Abb. 75. *Kälte-Urtikaria*

bulin-Eigenschaften. In einer persönlichen Beobachtung ging die rezidivierende Kälteurtikaria Jahre der Makroglobulinämie Waldenström voraus [3] (Abb. 75).

Urtikarielle Dermadrome (Urtikaria-Vaskulitis)

Die protrahierte Urtikaria kann heute als polyätiologisches Syndrom mit eigenständigem klinischen und histologischen Bild sowie mit eigenen Labordaten aufgefaßt werden. Histologisch entspricht es einer besonderen Form der oberflächlichen, allergischen Vaskulitis. Die weiter oben beschriebenen klinischen Erscheinungen sind charakteristisch genug, um auf das Syndrom hinzuweisen. Zusätzliche Untersuchungen können dann den Verdacht bestätigen. Histologisch liegt meist eine leukozytoklastische Vaskulitis, seltener ein perivaskuläres Mischinfiltrat vor. Zu den Labordaten zählen die beschleunigte BKS, die Leukozytose, Änderungen des Serumkomplement-Titers und Immunkomplexe. Seltener kann man auch Hämaturie, Proteinurie und erhöhte Serumkreatinin-Werte nachweisen (Abb. 76).

Nach Stellung der Diagnose eines Urtikaria-Vaskulitis-Syndroms sollte man immer nach systemischen Erkrankungen fahnden, obwohl ein Teil der Fälle idiopathisch, also ohne nachweisbaren viszeralen Manifestationen einhergeht. In solchen Fällen ist es sinnvoll, den Patienten häufiger zu kontrollieren [4] (Tabelle 18).

Tabelle 18. Urtikaria-Vaskulitis

bakterielle Infekte
(hämolysierende Streptokokken)
Virale Infekte (Hepatitis B)
Autoimmunerkrankungen
Schnitzler-Syndrom
Muckle-Wells-Syndrom
Lymphoproliferative Erkrankungen
idiopathisch

Autoimmunerkrankungen. Patienten mit SLE weisen in 7–22 % der Fälle lilafarbene, mehrere Tage persistierende urtikarielle Papeln und Plaques auf, die hauptsächlich an den lichtexponierten Arealen, so in erster Linie im Gesicht lokalisiert sind. Diese Hauterscheinungen – die ohne Residuen abheilen – werden in der Regel auch von einer Lichtempfindlichkeit begleitet. Die urtikariellen Erscheinungen kennzeichnen

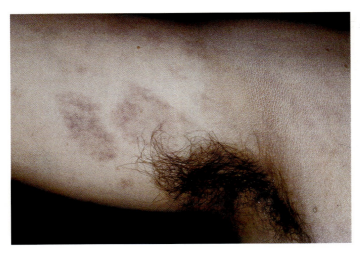

Abb. 76. *Hämorrhagisch tingier-*
te Herde bei Urtikaria-Vaskulitis

immer eine aktive Phase der Erkrankung. Auch das Sjögren-Syndrom kann mit einer Urtikaria-Vaskulitis beginnen und signalisiert dann einen schweren Verlauf des Syndroms.

Virale Infekte. Hepatitis-B-Infektionen beginnen in 10–20 % der Fälle mit einer Urtikaria und können als Bestandteil der prodromalen Serumkrankheit aufgefaßt werden. Die urtikarielle Reaktion kann auch bei den anikterischen Formen sowie im präikterischen Stadium der Hepatitis in Erscheinung treten. Die Hauterscheinungen werden vom Hepatitis-B-Antigen in den Immunkomplexen verursacht, indem diese in die Gefäße der Dermis gelagert werden. Aus diesem Grunde muß man bei urtikariellen Exanthemen mit Fieber und Arthropathie an die Möglichkeit einer Hepatitis-B-Infektion denken.

Urtikarielle Exantheme kommen auch bei der Mononukleose als Frühsymptom oder nach dem makulo-papulösen Exanthem vor. Auch hier können die Hauterscheinungen mit der Ablagerung von Immunkomplexen, die Viruspartikeln enthalten, in die dermalen Gefäße erklärt werden.

Neben den Autoimmunerkrankungen und den viralen Infekten wurde eine Urtikaria-Vaskulitis auch als paraneoplastisches Symptom beschrieben [5]. In diesem Fall litt der Patient an einem Adenokarzinom des Kolons und die Hauterscheinungen bildeten sich nach Entfernung des Tumors wieder zurück. Dieser

Symptomenkomplex wurde mit der Ablagerung tumorassoziierter Immunkomplexe erklärt. Aber man könnte hier auch an den Tumor selbst als Antigen denken.

Schließlich sollen in Zusammenhang mit der Urtikaria-Vaskulitis 2 interessante Syndrome erwähnt werden, bei denen die Hauterscheinungen früher für eine Urtikaria gehalten, entsprechend späteren Untersuchungsergebnissen jedoch als Urtikaria-Vaskulitis erkannt wurden.

Schnitzler-Syndrom (Urtikaria-Vaskulitis mit Makroglobulinämie). Schnitzler beschrieb 1974 ein Syndrom mit Urtikaria-Vaskulitis und mit Anstieg von monoklonalem IgM sowie mit extrakutanen Erscheinungen, wie rezidivierende Fieberschübe (wechselfieberartig), Gewichtsverlust, Knochenschmerzen, Arthralgie und Hepatosplenomegalie bzw. Lymphknotenschwellung. (Eine Makroglobulinämie Waldenström konnte in allen Fällen ausgeschlossen werden.) Das persistierende urtikarielle Exanthem betrifft hierbei hauptsächlich die Extremitäten bzw. den Stamm und läßt das Gesicht in der Regel frei. Die urtikariellen Hauterscheinungen werden mit der Ablagerung von monoklonalem IgM und/oder von Immunkomplexen mit IgM erklärt [6].

Das Syndrom kann als gutartig angesehen werden, wenn sich auch daraus in einigen Fällen eine lymphoproliferative Erkrankung entwickelte. Deswegen ist es sinnvoll, diese Patienten laufend zu beobachten.

Muckle-Wells-Syndrom. Es handelt sich um eine seltene familiäre Erkrankung, die im jugendlichen Alter beginnt und mit rezidivierenden Fieberschüben, Extremitätenschmerzen, Schwäche, chronischer, schmerzhafter Urtikaria, progredienter Schwerhörigkeit und sekundär systemischer Amyloidose (Nieren, Hoden) einhergeht. Bei Mitteilung des Syndroms (1962) war die Urtikaria-Vaskulitis noch nicht bekannt. Deswegen sprach man in der Originalmitteilung von einer chronisch-rezidivierenden Urtikaria. An Hand späterer Mitteilungen ist es aber anzunehmen, daß auch damals keine gewöhnliche Urtikaria, sondern eine Urtikaria-Vaskulitis vorlag. Das Amyloid konnte in den urtikariellen Läsionen, im Rektum und in den Nieren nachgewiesen werden und erwies sich als Typ-A-Amyloid [7].

Literatur

1. Hornstein OP (1989) Dermatologische Aspekte „rheumatoider" Krankheiten. Eular, Basel

2. Midelfart K, et al (1983) A case of chronic urticaria and vitiligo, associated with thyroiditis, treated with PUVA. Dermatologica 167: 39-41

3. Török L, Borka I, Szabo G (1993) Waldenström's macroglobulinaemia presenting with cold urticaria and cold purpura. Clin Exp Dermatol 18: 277–279

4. Aboobaker J, Greaves MW (1986) Urticarial vasculitis. Clin Exp Dermatol 11: 436–444

5. Lewis JE (1990) Urticarial vasculitis occurring in association with visceral malignancy. Acta Dermatol Venerol 70: 345–347

6. Borradori L, et al (1990) Urticarial vasculitis associated with a monoclonal IgM gammopathy: Schnitzler's syndrome. Br J Dermatol 123: 113–118

7. Grassegger A, et al (1991) Urtikarielle Vaskulitis als Symptom des Muckle-Wells-Syndroms? Hautarzt 42: 116–119

7. Rezidivierende und persistierende Ödeme, ödemartige Zustände

In diesem Kapitel werden die mit umschriebenen oder ausgedehnten Ödemen sowie mit ödemartigen Zuständen der Haut einhergehenden Dermadrome besprochen. Einige davon sind auch nach mehrfachen Rezidiven rückbildungsfähig (reversible Ödeme). In solchen Fällen ist der Tastbefund teigartig, der Fingerdruck bleibt bestehen und die Hautstruktur ist im wesentlichen unverändert. Hinter der Schwellung verbirgt sich eine mit Transsudation oder Entzündung einhergehende Grunderkrankung. Andere Ödeme sind nicht mehr rückbildungsfähig, bleiben also weiterhin bestehen. Das Persistieren des Ödems steht nicht mit einem flüssigkeitsbindenden krankhaften Stoff in Zusammenhang. Dieses Ödem ist nicht eindrückbar und die Oberfläche der

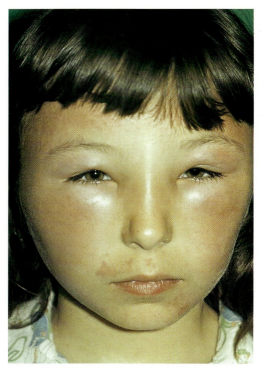

Abb. 77. Quincke-Ödem

Haut ist verändert. Natürlich gibt es zwischen den zwei Varianten auch Übergänge. Es gibt solche fixe Ödeme, die nach rezidivierenden Schwellungen entstanden sind, jedoch ihre Intensität während des Krankheitsverlaufes wellenförmigen Schwankungen unterworfen war.

Die angesprochenen Ödeme und ödemartige Zustände sind auf zahlreiche Grunderkrankungen zurückzuführen. Ihre medizinische Bedeutung ist meist bekannt. Aus diesem Grunde werden Ödeme durch Insuffizienz einzelner Organe (Herz, Nieren, Leber), durch Kreislaufstörungen (venös, lymphatisch) hier ausgeklammert, ebenso, wie Ödeme, die sich von benachbarten Organen auf die Haut ausgedehnt haben und Schwellungen in Verbindung mit Erkrankungen von Weichteilen und Bewegungsorganen [1]. Es werden nur solche Hautödeme hier besprochen, die außer ihrer dermatologischen Bedeutung auch in der allgemeinen Diagnostik und interdisziplinär wichtig sind oder erst neuerdings mitgeteilt worden sind.

Rezidivierende Schwellungen

Quincke-Ödem. Eigentlich ist die im vorigen Kapitel dargestellte Urtika (ein Ödem in der oberen Dermis) auch rezidivierend und kann als minimales Hautödem aufgefaßt werden. Demgegenüber steht die vom Kieler Dermatologen Quincke als Angioödem beschriebene Schwellung, die die untere Dermis und/oder die Subkutis betrifft und als maximale Variante der Urtika betrachtet werden kann (Urticaria profunda).

Das Quincke-Ödem tritt bevorzugt an Stellen mit lockerer Subkutis auf, so periorbital, an den Lippen und an den Genitalien, sowie an den Schleimhäuten. Dieses Ödem ist nicht eindrückbar, der Tastbefund ist teigig und persistiert länger. Die Hautoberfläche bleibt in der Regel hautfarben, kann sich aber u. U. auch blaßrosa verfärben. Es kann akut auftreten, häufiger verläuft es aber chronisch rezidivierend (Abb. 77).

Die nicht-hereditäre Form tritt häufig zusammen mit einer Urtikaria in Erscheinung und weist die gleiche Ätiopathogenese auf. Ihre Bedeutung rührt von einer möglichen Schleimhautbeteiligung her. Es besteht nämlich hierbei die Gefahr, daß auch der Kehlkopf betroffen wird, was fatale Folgen haben kann.

Die hereditäre Form *(hereditäres angioneurotisches Ödem)* betrifft die Haut, die oberen Luftwege und den Magen-Darm-Trakt. Die Vererbung erfolgt autosomal dominant. Diese Form wird durch Mangel an C_1-Esterase-Inhibitor verursacht (komplementvermitteltes Angioödem). Die ödematöse Schwellung ist nicht selten riesengroß und kann auf der Haut überall in Erscheinung treten, am häufigsten jedoch im Gesicht und an den Extremitäten. Der Anfall wird häufig vorausgefühlt und wird von irgendeinem Trauma (Zahnextraktion) ausgelöst.

Bei der hereditären Form unterscheidet man 2 Varianten. Bei der ersten, häufigeren Variante ist der Titer des C_1-Esterase-Inhibitors niedrig oder es fehlt vollkommen. Bei der zweiten, selteneren Variante ist der C_1-Esterase-Inhibitor funktionsunfähig. Die Dysfunktion des Komplementsystems kann auch erworben werden. Dies kann durch eine Spontanmutation geschehen oder – was noch wichtiger ist – sich im Verlauf maligner Prozesse (lymphoproliferative Erkrankung, Leukämie, Kolonkarzinom) oder in Verbindung mit anderen systemischen Krankheitsbildern (SLE) manifestieren [2,3]. Nachfolgend werden einige wichtigere lokale, rezidivierende ödematöse Erkrankungen besprochen.

Gesicht

Ein periorbitales, livides Ödem kennzeichnet nicht nur die *Dermatomyositis;* es kommt seltener auch bei *SLE* vor. Bekannt ist bei der Hyperthyreose ein Ödem mit vaskulärer Kongestion der Ober- und Unterlider sowie ein am Unterlid betontes Ödem bei der *Hypothyreose*. (Bei der Hypothyreose kann wegen der abge-

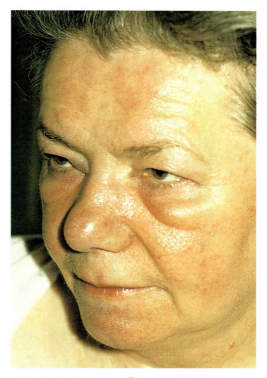

Abb. 78. *Hochgradiges Ödem der Ober- und Unterlider bei Dermatomyositis*

schwächten Sympathicus-Innervation des M. palpebralis superior das Oberlid auch ohne Ödem herunterhängen.) Vor allem am Oberlid wird ein Ödem auch im Frühstadium der infektiösen Mononukleose und bei der Trichinose beobachtet (Abb. 78).

Extremitäten

Eine vom japanischen Kinderarzt *Kawasaki* beschriebene Erkrankung *(mucocutaneous lymph node syndrome)* wird durch ein straffes bräunlich-rotes Ödem der Hände und Füße, eine spindelförmige Schwellung der Finger und tiefe Furchen an den Handflächen, sowie an den Hand- und Fußgelenken charakterisiert. Ebenfalls mit tiefen palmoplantaren Furchen geht *das toxische Schock-Syndrom* durch Exotoxine der Staphylokokken einher. Das Schock-Syndrom unterscheidet sich vom Kawasaki-Syndrom durch die intensivere Rötung der Haut, durch den Schock, die Hypotonie und die umfangreiche Beteiligung innerer Organe.

Im Frühstadium *der Sklerodermie* und *der gemischten Bindegewebserkrankung (mixed connective tissue disease)* sind die Hände und die Finger angeschwollen und blaßviolett verfärbt. Die Diagnose wird durch die spätere Ausbildung von Sklerodaktylie, Polyarthralgie, Raynaud-Symptomatik, Schluckbeschwerden und Polymyositis klar. Bekräftigt wird die Diagnose durch hochtitrige nukleäre Anti-Ribonukleoprotein-Antikörper und durch das fleckige Muster der ANF-Positivität [4] (Abb. 79).

Als neues Symptom der Paraproteinämie wurde unlängst eine fluktuierende Schwellung der Hände beschrieben, wobei die Haut darüber, besonders an den Fingern I–IV, fleckig lividrot verfärbt erscheint. Im Hintergrund dieser Erscheinungen wurde ein Myeloma multiplex nachgewiesen [5].

Kopf und Extremitäten

Eine Lichtempfindlichkeit der Haut im Gesicht und an den Händen im frühen Kindesalter, gefolgt von einer ödematösen Entzündung läßt an eine *erythropoetische Porphyrie* denken. Der Verdacht wird bekräftigt, wenn die lichtgeschützten Hautpartien frei bleiben und wenn später auf der ödematösen Haut Papulovesikel oder purpurische Flecke in Erscheinung treten.

Bei Kindern unter 3 Jahren mit Schönlein-Henoch-Syndrom wird zu Beginn häufig ein Ödem der behaarten Kopfhaut, periorbital, sowie an Händen und Füßen beobachtet. Das Ödem ist nicht Folge einer kardialen oder renalen Komplikation, sondern ein sichtbares Zeichen der Durchlässigkeit der Kapillaren als Folge einer Vaskulitis. Bei ausgeprägter hämorrhagischer Note wird das Krankheitsbild als *akutes hämorrhagisches Ödem* bezeichnet [6].

Persistierende Schwellungen

Eine andere Variante der kontinuierlichen oder schubweise erscheinenden Ödeme persistiert. Zu Beginn ist der Tastbefund noch teigig, später jedoch wirkt die Haut dichter. In diesem Stadium ist das Ödem nicht mehr eindrückbar und weist so auf ein chronisch-entzündliches, organisiertes Ödem hin.

Makrocheilie. Hierbei liegt eine zu Beginn rezidivierende, später persistierende, feste, asymmetrisch verteilte, leicht infiltrierte, hautfarbene bis blaßrote Schwellung vor allem der Oberlippe vor. Histologisch sieht man am häufigsten ein epitheloidzelliges Granulom. Eine ähnliche Verdickung kann man seltener auch an den Wangen und an der Stirn beobachten.

Die Makrocheilie ist charakteristisch auch für das *Melkersson-Rosenthal-Syndrom.* Der schwedische Arzt und der deutsche Neurologe

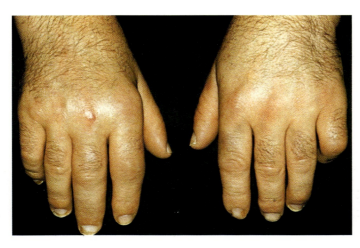

Abb. 79. *Erstes, ödematöses Stadium der Sklerodaktylie*

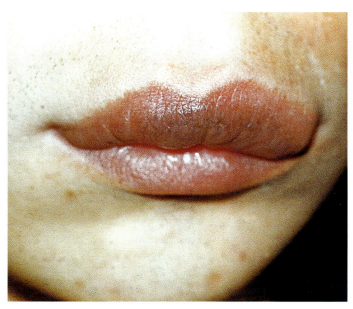

Abb. 80. *Makrocheilie beim Melkersson-Rosenthal-Syndrom*

beschrieben eine Trias, bestehend aus Cheilitis granulomatosa, Fazialisparese und Lingua plicata. Die ein- oder beidseitige Fazialisparese kommt in 30 % der Fälle vor und wird von Fall zu Fall auch von Sensibilitätsstörungen begleitet. Die einzelnen Schübe werden häufig mit Migräne eingeleitet (Abb. 80).

Neuerdings wurde mehrfach berichtet, daß eine isolierte Cheilitis granulomatosa die erste Manifestation des Morbus Crohn sein kann und so der Bauchsymptomatik vorangeht. Bei gründlicherer Untersuchung (Sigmoidoskopie) kann man in einigen Fällen allerdings multiple Geschwüre nachweisen. In anderen Fällen erscheinen die intestinalen Veränderungen erst Monate oder Jahre nach der Cheilitis. Es wäre jetzt noch zu früh zu sagen, ob die Cheilitis granulomatosa immer eine Manifestation des Morbus Crohn darstellt, weil ihre Abgrenzung von einem labialen (extraintestinalen, metastatischen) Morbus Crohn nicht einfach ist. Trotzdem sollte man bereits heute – besonders im Falle einer isolierten Makrocheilie – den Magen-Darm-Trakt gründlich untersuchen und den Patienten fortlaufend beobachten [7].

In einigen Fällen geht ein makrocheilieähnliches Bild mit einem spezifischen Infiltrat der Haarzell-Leukämie einher.

Prätibiales Myxödem. Diese Hauterscheinung steht in der Regel mit einer Schilddrüsenerkrankung in Verbindung und stellt eine dermale Muzinose dar. Es ist durch ein prätibiales, nicht eindrückbares Ödem im unteren Drittel der Unterschenkel charakterisiert.

Makromorphologisch sind die Hautveränderungen nicht immer identisch: die Haut verfärbt sich in einem umschriebenen, relativ scharf begrenzten Hautareal blaßrosa, bräunlich-rot oder lividrot. Die Follikelöffnungen werden breiter und wirken durch das Ödem wie eingezogen („Orangenhaut"). Die Oberhaut ist verdünnt und wirkt durchscheinend. Die Haare werden kräftiger, so daß sich eine Hypertrichose entwickeln kann. Das Ödem kann sich nicht nur diffus sondern auch in kleinen Herden „knotenförmig" manifestieren. Manchmal sieht man im unteren Drittel der Unterschenkel nur ein diffuses, bräunlich-rotes, nicht eindrückbares Ödem. In fortgeschrittenen Fällen kann sich das Ödem auf die gesamte untere Hälfte der Unterschenkel ausdehnen, die dann walzenförmig erscheinen. Es kann auch vorkommen, daß die ödematöse Haut – wie bei der Elephantiasis – an den Knöcheln in Falten abhängt. In ausgedehnten Fällen (prätibiales Myxödem) kann das Ödem auch die Fußrücken mit einbeziehen und sich

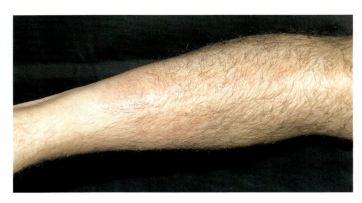

Abb. 81. *Prätibiales Myxödem, Frühstadium*

sogar auch an den Unterarmen manifestieren (Abb. 81).

Wahrscheinlich ist der Pathomechanismus des prätibialen Myxödems identisch mit dem des Exophthalmus als Folge eines retrobulbären Ödems. Das Ödem wird mit einem erhöhten TSH- und LATS-Titer, neuerdings auch mit einem zirkulierenden Serumfaktor erklärt. Letzterer veranlaßt die Fibroblasten in bestimmten Hautarealen zu einer Mehrproduktion von Muzin, welches seinerseits in der Dermis Flüssigkeit bindet und so das Ödem verursacht. Nach anderen Vorstellungen handelt es sich um eine Antigen-Antikörper-Reaktion, wodurch der Gehalt an Hyaluronsäure ansteigt.

Bei *Morbus Basedow* kommt das prätibiale Myxödem in 1–10 % der Fälle vor und ist somit nicht pathognomonisch. Man kann es noch bei der *primären Hypothyreose,* bei der *Hashimoto-Thyreoiditis* (in erster Linie bei autoimmun bedingten Schilddrüsenerkrankungen) und manchmal auch bei *euthyreoten Individuen* beobachten. Bei der Hälfte der Patienten entwickelt sich das prätibiale Myxödem während der aktiven Phase einer Thyreotoxikose, während bei der anderen Hälfte es nach einem chirurgischen Eingriff oder nach Behandlung mit Jodisotopen entsteht. Leider beeinflußt die Behandlung der Schilddrüsenerkrankungen nicht das prätibiale Ödem. Das gemeinsame Vorkommen von prätibialem Myxödem, Exophthalmus und thyreoider Akropachie (Trommelschlegelfinger, Uhrglasnägel, periostale Knochenverdickung) wird als *EMO-Syndrom* bezeichnet. (E = Exophthalmus, M = Myxödem, O = Osteoarthropathie). Die einzelnen Symptome treten in der oben geschilderten Reihenfolge in Erscheinung. Im Blutserum der Patienten ist häufig der LATS-Faktor nachweisbar [8].

Zum *POEMS-Syndrom* gehört ein leicht verfestigtes Ödem, daß sich auf die Unterschenkel und die Fußrücken lokalisiert [9].

Diffuses Myxödem. Das Ödem ist zwar diffus, aber es ist augenfälliger an Stellen, wo das subkutane Fettgewebe geringer ausgeprägt ist. So sieht man es am leichtesten periorbital, hauptsächlich an den Unterlidern (verschlafener, stumpfsinniger Gesichtsausdruck) und an den Akren. Die Haut der Patienten ist aufgebläht und das Ödem ist nicht eindrückbar. Die Haut fühlt sich dabei kalt an, ist derber, trocken und gelb verfärbt. Es sei hier vermerkt, daß die Veränderungen an Haut und Behaarung bei der sekundären Hypothyreose pituitiären Ursprungs nie so ausgeprägt sind, wie bei der primären Form [10].

Das diffuse Ödem ist typisch für die *Hypothyreose* und bildet sich nach einer Substitutionstherapie vollkommen zurück. Der Pathomechanismus der Ablagerung von Mukopolysacchariden (Hyaluronsäure, Chondroitinsulfat) in der Dermis ist noch nicht ganz geklärt, aber es ist wahrscheinlich, daß der Mangel an Schilddrüsenhormonen hierbei eine wichtige Rolle spielt. Neuerdings mißt man der erhöhten Permeabilität der Kapillaren und der Extravasation sowie der Anhäufung von Albumin in der Dermis eine zunehmende Bedeutung zu. Hinzu kommen noch lokale Störungen des Lymphkreislaufes.

Literatur

1. Korting CW, Denk R (1974) Dermatologische Differentialdiagnose. Schattauer, Stuttgart New York

2. Gudat W, Bork K (1989) Hereditary angioedema associated with subacute cutaneous lupus erythematosus. Dermatologica 4: 211–213

3. Kozin F, et al (1978) Acquired angioedema associated with rectal carcinoma and it's response to danazol therapy. Acquired angioedema treated with danazol. J Allergy Clin Immunol 4: 217–221

4. Haustein UF (1990) Überlappungssyndrome bei Kollagenosen. In: Braun-Falco O, Ring J (Hrsg) Fortschritte der praktischen Dermatologie und Venerologie. Springer, Berlin Heidelberg New York, S 79

5. Zala L, et al (1987) Fluktuierende livide Schwellungen der Hände bei Paraproteinämie. Dermatologica 175: 78–84

6. Dubin BA, et al (1990) Acute hemorrhagic edema of childhood: an unusual variant of leukocytoclastic vasculitis. J Am Acad Dermatol 23: 347–350

7. Kano Y, et al (1990) Granulomatous cheilitis and Crohn's disease. Br J Dermatol 123: 409–412

8. Hornstein OP (1984) Schilddrüse, Nebenschilddrüse und Haut. Z Hautkrankh 59: 1125–1143

9. Shelley WB, Shelley ED (1987) The skin changes in the Crow-Fukase (POEMS) syndrome. Arch Dermatol 123: 85–87

10. Vermeer BJ, et al; Hrsg (1991) Thyroid and the skin. In: Metabolic disorders and nutrition correlated with skin. Karger, Basel, S 35–44

Infiltrierte Dermadrome

Im 8., 9. und 10. Kapitel werden solche Hauterscheinungen besprochen, die mit einer umschriebenen oder diffusen Vermehrung des Hautinhaltes einhergehen. Ursachen dafür können unterschiedliche zelluläre Elemente, Zellprodukte und Ablagerungen aus dem Blut sein. Zur Beschreibung der infiltrierten Elemente werden die nachfolgenden Begriffe verwendet. Papel: Feste Erhabenheit über dem Hautniveau von 1–10 mm Durchmesser. Ist das Infiltrat bedeutender und flächig, wird von Plaques oder von papulösen Infiltraten gesprochen. Nodulus (Knötchen): 0,5–1,0 cm große, von der Umgebung gut abgrenzbare, umschriebene, feste, kutan oder subkutan gelegene Läsion (eigentlich entspricht der Nodulus einer tiefer gelegenen Papel). Nodus (Knoten): Über 1,0 cm große feste Läsion tief subkutan, subkutanmuskulär oder subkutan-ossär. Dieser kann über dem Hautniveau erhaben, gelegentlich aber auch tief horizontal ausgerichtet sein. Im letzteren Fall ist das Infiltrat eher tastbar, als sichtbar. Die Haut kann man über ein kutansubkutan gelegenes Infiltrat nicht verschieben, was über eine rein subkutan gelegene Läsion durchaus möglich ist.

96

8. Papulöse Dermadrome

Die Papeln können je nach ihrem Sitz in mehr oberflächliche, epidermale und tiefer gelegene, dermo-epidermale Varianten eingeteilt werden. Klinisch betrachtet ragt eine Papel umso deutlicher aus dem Hautniveau heraus, je oberflächlicher ihr Sitz ist. Bei näherer Untersuchung können weitere Unterschiede festgestellt werden, wie ihre Form, Konsistenz, Beziehung zueinander und sekundäre Veränderungen. Hinsichtlich der sekundären Veränderungen stellt sich die Frage, ob sich die Papel weiterentwickelt, bedeckt, erosiv oder schuppend u. a. wird.

Einteilung und Besprechung papulöser Dermadrome sind vielleicht am schwierigsten, weil sich dahinter die unterschiedlichsten ätiopathogenetischen Prozesse verbergen können. Kompliziert wird die Angelegenheit auch dadurch, daß im fortgeschrittenem Stadium die Papeln miteinander konfluieren und so mehr oder weniger große Plaques bilden und sogar eine ganze Region infiltrieren können. In solchen Fällen ist die gründliche Untersuchung des Randes erforderlich, weil man dort noch Einzelelemente vorfindet.

Tabelle 19. Papulöse Dermadrome

Typ der Papel
  lichenoid
  prurigoartig
  ekzematoid
  („pseudo-ekzematoid")
  akneiform
  genabelt
  keratotisch
Farbe der Papel
  hautfarben
  rot-braun
  bläulich-schwarz
  weißlich
  gelb
    Xanthome
    Pseudoxanthome
Konfiguration der Papel
  anulär
Lokalisation der Papel

Bei der Beschreibung werden die makromorphologischen Eigenschaften der Papeln, ihre Beziehungen zueinander (Bildung unterschiedlicher Formationen) und die typischen Lokalisationen berücksichtigt (Tabelle 19).

Dermadrome mit charakteristischem Papel-Typ

Makromorphologisch unterscheidet man im klassischen Sinne lichenoide, prurigoartige und ekzematoide Papeln. Diese Papeln und die aus denen gebildeten Dermatosen sind in erster Linie dermatologisch von Bedeutung. Seltener sind jedoch diese Papeln auch in der korrelativen Dermatologie wichtig, was man hauptsächlich in den letzten Jahrzehnten erkannt hat. Deswegen soll die Besprechung papulöser Dermadrome mit diesen klassischen Papeln beginnen.

Lichenoide Papeln

Unter einem lichenoiden Exanthem versteht man Hauterscheinungen, die aus gruppierten, kleinen Papel gebildet werden (Lichen = Moos). Seine klassische dermatologische Erscheinungsform ist der Lichen ruber planus. Die lichenoiden Papeln sind 1–4 mm groß, flach und scharf begrenzt. Ihr Umriß ist polygonal, kann aber auch rund sein. Sehr typisch sind der livide Farbton der Papeln, ihre Lokalisation in Gruppen an der Beugeseite der Extremitäten und der verursachte Juckreiz. Die Papeln sind mit einer kompakten Hornschicht bedeckt und neigen aus diesem Grunde nicht zur Bildung sekundärer Veränderungen. Der Lichen ruber planus ist in erster Linie dermatologisch von Bedeutung; seine Beziehungen zu Diabetes, Lebererkrankungen und Autoimmunkrankheiten sind heute noch umstritten [1]. Folgende Krankheitsbilder gehen mit einem lichenoiden Exanthem einher:

Graft-versus-Host-Reaktion. Das Syndrom wird am häufigsten durch allogene immunkompetente Lymphozyten hervorgerufen und umfaßt Haut-, Gastrointestinal- und Leberveränderungen. Häufig tritt es Jahre nach einer Knochenmarktransplantation in Erscheinung.

Das Exanthem wird aus lividen Papeln gebildet und betrifft hauptsächlich die distalen Partien der Extremitäten (Hände, Füße), kann sich jedoch später generalisieren. Die violetten Papeln sind im Gegensatz zu denen beim klassischen Lichen ruber planus nicht so scharf begrenzt, sondern eher verwaschen. Ihr Umriß ist seltener polygonal, eher rund oder oval. Es besteht ein leichter Juckreiz. Die Abheilung erfolgt unter Hinterlassung einer fleckigen, braunen Hyperpigmentierung.

Acrodermatitis papulosa infantilis (Morbus Gianotti-Crosti). Die Erkrankung ist ein charakteristisches Dermadrom der kindlichen Hepatitis-B-Infektion und ist durch lichenoide papulöse Dermatitis, anikterische akute Hepatitis und Lymphadenopathie gekennzeichnet. Das Hepatitis-B-Oberflächenantigen ist positiv. Die Erkrankung wurde 1955 von Gianotti, einem Pädiater aus Mailand beschrieben. Nach neueren Mitteilungen wird die Erkrankung gelegentlich auch durch andere Untertypen des Hepatitis-Virus und durch andere infektiöse Erreger (Epstein-Barr-Virus) verursacht [2].

Das Exanthem erscheint plötzlich und betrifft überwiegend Kinder im Alter von 2–6 Jahren. Das nicht-juckende, monomorphe, lichenoide Exanthem ist in erster Linie im Gesicht, am Gesäß und an der Streckseite der Extremitäten lokalisiert. Die Papeln sind bei Kindern 1–3 mm, bei Säuglingen 2–6 mm groß. Die Einzelelemente sind bräunlich-rot, seltener auch hautfarben, distinkt, flach erhaben und gruppiert. Später können die Papeln miteinander konfluieren. Die Papeln weisen keine sekundären Veränderungen (Kruste, Schuppung) auf, können aber selten eine hämorrhagische Note zeigen (Abb. 82).

Die Hepatitis – falls vorhanden – beginnt entweder gleichzeitig mit dem Exanthem oder 1–2 Wochen danach und dauert 1–2 Monate. Das australische Antigen kann 10–14 Tage nach Erscheinen des Exanthems nachgewie-

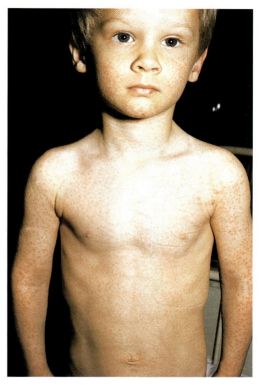

Abb. 82. Acrodermatitis papulosa im Gesicht und auf den Extremitäten bei einer Hepatitis-B-Infektion

sen werden. Die Erkrankung heilt in der Regel spontan ab.

Im Gegensatz zum Lichen ruber planus fehlen hierbei der Juckreiz und das Wickham-Phänomen und die Begrenzung der Papeln ist verwaschen. Differentialdiagnostisch muß man auch an das ebenfalls von *Gianotti* beschriebene papulovesikulöse, akrolokalisierte Syndrom denken, welches im gleichen Alter, jedoch ohne Hepatitis und Lymphknotenschwellung in Erscheinung tritt. Das Exanthem ist an den gleichen Stellen lokalisiert, aber die Einzelelemente sind 1–5 mm große, rosafarbene oder livide, halbkugelige Papulovesikel (Gianotti: bläschenartige Papeln).

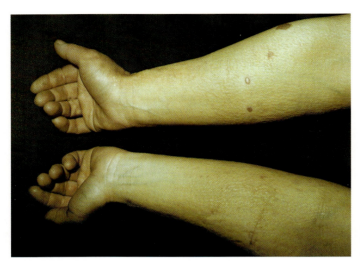

Abb. 83. *Perlkettenartig ange-ordnete, gelbliche Papeln bei Mucinosis papulosa*

Mucinosis papulosa (Lichen myxoedematosus). Die Dermatose geht mit einer Proliferation der Fibroblasten und Ablagerung von Muzin in der Haut einher. Ihre Bedeutung für die korrelative Dermatologie besteht darin, daß man bei den Patienten häufig eine benigne, monoklonale Gammopathie (meist vom IgG-, seltener vom IgM- oder IgA-Typ) nachweisen kann. Neuerdings wird die erhöhte Muzinproduktion der Fibroblasten mit einem Serumfaktor (Paraprotein) erklärt.

Die Dermatose betrifft Erwachsene im Alter von 30–50 Jahren und ist bevorzugt an den Handrücken, den Unterarmen, den Oberarmen und evtl. auch im Gesicht lokalisiert. Das Exanthem besteht aus symmetrisch verteilten, gruppierten, 1–3 mm großen, hautfarbenen oder gelblich-weißen, halbkugeligen, festen Papeln. Später können bedeutend mehr lichenoide Papeln erscheinen, miteinander konfluieren und parallele, perlenkettenartige Linien bilden [3]. Bei einem Teil der Patienten kann die Mucinosis papulosa in eine generalisierte Muzinose, in ein Skleromyxödem übergehen (Abb. 83).

Cowden-Syndrom (Hamartoma-multiplex-Syndrom). Diese hamartomatöse, multisystemische Erkrankung wird autosomal dominant vererbt und betrifft alle 3 Keimblätter. (Die Erkrankung erhielt den Namen des ersten Patienten.) Das Syndrom ist insofern von großer Bedeutung, da man dabei in hohem Maße mit der Ausbildung unterschiedlicher maligner Tumoren (hauptsächlich Brust- und Schilddrüsentumoren) rechnen muß. Die mukokutanen Erscheinungen sind typisch und diagnostisch wertvoll.

Die Hauterscheinungen beginnen bei Schulkindern oder bei jungen Erwachsenen. Typische Lokalisationen der lichenoiden Papeln sind die Ohrmuschel oder ihre Umgebung, das mittlere Gesicht (periorifiziell), die Stirn und die seitlichen Halspartien. Die einzelnen Papeln sind 1–4 mm groß und hautfarben oder blaßrot-braun. Zunächst isoliert stehend, können die Papeln durch ihre Vermehrung miteinander konfluieren. Die Papeln liegen oberflächlich, sind leicht erhaben und gestalten die Hautoberfläche unregelmäßig, leicht wulstig, nach Art einer mit unterschiedlich großen Steinen gepflasterten Straße. Außer den oben erwähnten Lokalisationen kommen nur noch auf den Handrücken und den Handgelenken multiple keratotische Papeln vor und erinnern an Verrucae planae. Histologisch erweisen sich die lichenoiden Papeln als Trichilemmome.

Die oben erwähnten lichenoiden Papeln sind zwar charakteristisch für das Krankheitsbild, jedoch die halbkugeligen Papeln an den Lippen, in der Mundschleimhaut, an der Gingiva und auf der Zunge sind spezifischer, auffälliger und pathognomonisch. Diese unverwechselbaren Papeln (Schleimhautpapillome) haben eine glatte Oberfläche, sind blaßrosafarben, konfluieren stellenweise zu wulstigen Plaques und erlauben die Blickdiagnose des Leidens. Die dermatologische Trias des Hamartoma-multiplex-Syndroms wird von den mukokutanen Erscheinungen, den Verrucae-planae-artigen Läsionen

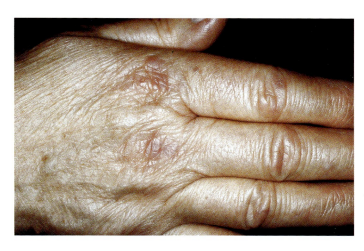

Abb. 84. Lividrote, lichenoide Knötchen über die Köpfe der Mittelhandknochen im Frühstadium einer Dermatomyositis

an Händen und Füßen und den eingedellten, krateriformen keratotischen Papeln palmoplantar gebildet. Die Schleimhautveränderungen müssen von den oralen Läsionen der multiplen endokrinen Neoplasie abgegrenzt werden [4].

Zu den systemischen Manifestationen des Syndroms zählen multiple hamartomatöse Polypen im Magen-Darm-Trakt, Schilddrüsentumoren, Ovarialzysten und fibrozytäre Erkrankungen der Brüste. Weil bei 40–50 % der Patienten verschiedene Tumoren beobachtet werden, ist die Durchuntersuchung und Beobachtung der Kranken und deren Familienmitglieder von grundsätzlicher Bedeutung.

Im Zusammenhang mit den lichenoiden Papeln muß auch der Begriff der Lichenifikation erläutert werden. Man versteht darunter ein sehr enges Aneinanderrücken der Papeln, so daß diese beinahe in gleicher Höhe liegen und nur durch eine sehr schmale Furche voneinander getrennt sind. Dadurch wird das feine Oberflächenrelief gröber, einer gepflasterten Straße ähnlich. Solche Dermadrome finden sich auch bei der Dermatomyositis und bei der erythropoetischen Protoporphyrie.

Lichenifizierte Papeln der Dermatomyositis. Bei 1/3 der Patienten mit Dermatomyositis entsteht vor allem über den Knochen eine violette Lichenifikation an den Ellenbogen, den Knien, den Handrücken und an der Dorsalseite der Finger. Die pflastersteinartig verteilten, polygonalen Papeln werden als *Gottron-Papeln* bezeichnet.

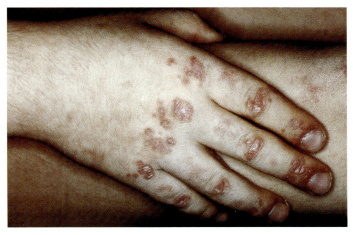

Abb. 85. Alte, z. T. bereits vernarbte Gottron-Papeln

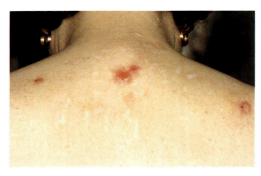

Abb. 86. *Disseminierte Prurigo-Knötchen (Prurigo chronica)*

Später können die Papeln in atrophische, hyperpigmentierte Flecke übergehen, die von einem feinen teleangiektatischen Ring umgeben sein können (tardive Gottron-Papeln). Diese Erscheinungen sind für die Dermatomyositis pathognomonisch (Abb. 84, 85).

Lichenifizierte Papeln der erythropoetischen Protoporphyrie. Im chronischen Stadium der erythropoetischen Protoporphyrie ist die Haut auf der Nase, perinasal, auf den Handrücken und auf der Dorsalseite der Finger (vor allem über den Knochen) verdickt, vergröbert und wachsartig gelblich-weiß verfärbt. Die Hautoberfläche wirkt durch die zahlreichen Papeln pflastersteinartig, von oberflächlichen, eingesunkenen Narben akuter Schübe durchsetzt (Histologisch: Hyalinosis cutis). Die Hautveränderungen an den Händen – die die Haut vorgealtert erscheinen lassen – sind vor allem im Kindesalter pathognomonisch (old knuckles in a child).

Prurigo-Papeln

Unter Prurigo-Papeln versteht man solche stark juckende Papeln (prurire = Jucken), deren Oberfläche von den Patienten zerkratzt wird. Man sieht die initialen – den Ekzem-Papeln sehr ähnlichen – Läsionen nur für kurze Zeit, weil durch das Kratzen in der Mitte der Papeln eine Erosion entsteht (papulo-erosive Läsion). Das klinische Bild kann dauer-

haft von den Prurigo-Papeln beherrscht werden (pruriginöses Exanthem) und kompliziert sich in der Regel mit einer regionalen Lymphknotenschwellung (dermatopathische Lymphadenomegalie).

Nach Rückbildung der Papeln können hypo- und/oder hyperpigmentierte Areale oder Narben zurückbleiben (Abb. 86).

Das pruriginöse Exanthem ist eine monomorphe Entität und wird durch verschiedene Faktoren ausgelöst. Ein starker Juckreiz ist dabei immer vorhanden. Prurigo-Kranke muß man immer gründlich untersuchen. Zunächst soll man nach den häufigeren dermatologischen Ursachen fahnden. Bei etwa 10–30 % der Patienten – vor allem bei Erwachsenen – findet man Erkrankungen innerer Organe und Systemerkrankungen, die in der Regel einen starken Juckreiz verursachen. Diese sind: Stoffwechselerkrankungen, wie z. B. der Diabetes mellitus (Prurigo diabetica), chronische Niereninsuffizienz (Prurigo uraemica), Lebererkrankungen (Prurigo hepatica), sowie bestimmte Endokrinopathien, wie z. B. die Fettsucht, der Morbus Cushing, die Androgen-Überproduktion, die Dysfunktion der Schilddrüse und Magen-Darm-Erkrankungen [5].

Von den Tumorkrankheiten gehen in erster Linie die Lymphome und die Leukämien mit starkem Juckreiz und pruriginösem Exanthem einher. Von den Lymphomen sieht man hauptsächlich beim Morbus Hodgkin ein ausgedehntes Exanthem (Prurigo lymphogranulomatosa). Die 0,5 cm großen, erosiven, bräunlich-roten Papeln lokalisieren sich auf die Streckseite der Extremitäten und auf den Rücken. Die Papeln treten manchmal auf einer – an atopische Dermatitis erinnernden – trockenen, infiltrierten Haut auf. Der Juckreiz und das Erscheinen der Prurigo-Papeln fallen in der Regel mit der aktiven Phase der Erkrankung zusammen. Von den Leukämien muß die lymphatische Leukämie hervorgehoben werden, wo die Erscheinungen ähnlich intensiv sind, wie beim Morbus Hodgkin. Seltener beobachtet man auch bei der Polycythaemia vera subakute Prurigo-Morphen.

Ekzem-Papeln

Die Ekzem-Papel ist blaß bräunlich-rot, relativ scharf begrenzt, halbkugelig und ödematös (spongiotisch). Sie stellt eine dermo-epidermale Läsion dar. Die Papel ist dynamisch, d. h. sie zeigt eine Neigung zur Weiterentwicklung, so daß ihre Oberfläche dann eine winzige Kruste, eine Erosion oder Schuppung aufweist. Die Ekzem-Papeln stehen in der Regel nicht isoliert, sondern sie konfluieren miteinander zu größeren Arealen. Klinisch sieht man in solchen Fällen unterschiedliche Ekzem-Typen (ekzematöse Reaktionstypen). Aus diesem Grunde ist es wichtig, gründlich den Rand größerer Herde zu untersuchen, wo man die ursprünglichen Ekzem-Papeln finden kann.

Dermatosen mit Ekzem-Papeln (Ekzem-Erkrankungen) weisen je nach Verlauf, Lokalisation, Alter u. a. ein wechselhaftes klinisches Bild auf. Das makromorphologische Bild wird im allgemeinen von einer ausgedehnten entzündlichen Beteiligung der Epidermis geprägt. Der wellenförmige Verlauf und die Neigung zum Wechsel liegen in der Natur des Ekzems. Im akuten Stadium sieht man rote Papeln, Papulovesikeln, erodierte oder feuchte Läsionen, im subakuten Stadium gelblich-braune Krusten und initiale Schuppung und im chronischen Stadium eher ein papulöses Infiltrat, eine schuppende Lichenifikation, sowie punktförmige Erosionen oder Exkoriationen (konsekutive oder gleichzeitige Polymorphie).

Vom Standpunkt der korrelativen Dermatologie aus ist es besonders wichtig, daß beim konstitutionellen atopischen Ekzem die Stadien entsprechend dem Alter des Patienten und der Lokalisation des Ekzems geprägt sind. Im Säuglings- und Kleinkindesalter sieht man akute und subakute Ekzeme (Gesicht und Extremitäten), im Schul- und Erwachsenenalter infiltrative oder lichenifizierte Morphen (Beugen) und im fortgeschrittenen Alter Prurigo-Morphen (Stamm, Streckseite der Extremitäten). Neben dem charakteristischen klinischen Bild des Ekzems sind in der Regel auch andere atopische Zeichen vorhanden. Diese sind familiäre allergische Schleimhautreaktionen auf Umweltallergene, die mit einer gesteigerten IgE-Produktion und/oder mit einer veränderten pharmakologischen Reaktion der Haut einhergehen. Von allen Ekzemen liefert das atopische Ekzem die wichtigsten Hinweise auf eine systemische Erkrankung, weil es vor allem die kutane Manifestation primärer Immundefekte, seltener auch von verschiedenen Stoffwechselkrankheiten darstellen kann [6] (Tabelle 20) (Abb. 87).

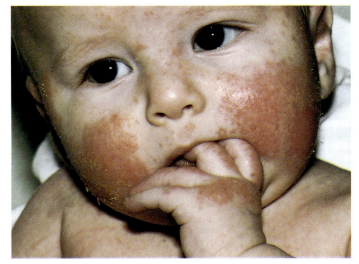

Abb. 87. *Exsudative Form des atopischen Ekzems im Säuglingsalter*

Tabelle 20. Beim atopischen Ekzem infrage kommende Krankheitsbilder

Wiskott-Aldrich-Syndrom
selektiver IgA-Mangel
Hyper-IgE-Syndrom
Hyper-IgM-Syndrom
Job- oder Buckley-Syndrom
Di-George-Syndrom
Agammaglobulinämie
HIV-Infekt

Wiskott-Aldrich-Syndrom. Es wird X-chromosomal rezessiv vererbt und stellt das Modell einer Erkrankung mit Ekzem und Immundefekt dar. Die kennzeichnende Trias: generalisiertes Ekzem, welches vom atopischen Ekzem nicht zu unterscheiden ist, Thrombozytopenie, welche Petechien, Ekchymosen und Blutungen im Magen-Darm-Trakt verursacht und Infektanfälligkeit, die sich in rezidivierenden Pneumonien, Otitis media und Meningitis äußert. Ein Großteil der Kinder verstirbt in den ersten Lebensjahren an Blutungen und Infekten. Der Immundefekt betrifft sowohl die humorale, als auch die zelluläre Immunantwort.

Das Ekzem wird häufig sekundär impetiginisiert. Das klinische Bild wird vom Ekzem und von der schubweise auftretenden Purpura geprägt. Die 2 Symptome (atopisches Ekzem + Purpura) lenken die Aufmerksamkeit auf die richtige Diagnose. Eine Knochenmarktransplantation unterbricht nicht nur die Infektanfälligkeit, sondern auch die Ekzemschübe [7].

Hyper-IgE-Syndrom (Buckley- oder Job-Syndrom). Das Syndrom wird durch einen Immundefekt (Störung der Funktion von T-Zellen und/oder von Leukozyten), durch darauf zurückzuführende rezidivierende Infekte der Haut und der inneren Organe, sowie durch einen extrem hohen IgE-Titer charakterisiert. Es kann als heterogenes Syndrom gelten, wobei man mehrere Varianten abgrenzen kann [8].

In einigen Fällen beobachtet man das klinische Bild eines atopischen Ekzems. (Dieser Typ kann als Maximalvariante des atopischen Ekzems gelten.) Das atopische Ekzem manifestiert sich im Kindesalter als akutes oder subakutes Ekzem und im Erwachsenenalter als Prurigo. Des weiteren werden unterschiedliche Hautinfekte (kalte Abszesse) beobachtet. Wenn die ekzematösen Veränderungen im Hintergrund und die unterschiedlichen Infekte im Vordergrund stehen, wird neuerdings von einem Buckley-Syndrom (Job-Syndrom) gesprochen.

Hauterscheinungen eines atopischen Ekzems können auch im Rahmen einer X-chromosomal vererbten Agammaglobulinämie, beim IgA-Mangel, beim Ataxie-Teleangiektasie-Syndrom, beim Hyper-IgM-Syndrom und beim Di-George-Syndrom beobachtet werden [9, 10].

Neuerdings wurde das atopische Ekzem auch im Rahmen eines erworbenen Immunmangels (HIV-Infekt) beobachtet. Man hat festgestellt, daß beim HIV-Infekt das atopische Ekzem häufiger ist und ein bestehendes Ekzem sich verschlechtert [6].

Wenn ein Ekzem im Säuglings- oder Kindesalter zusammen mit rezidivierenden Infekten der Haut und der inneren Organe auftritt und der Patient in seiner Entwicklung gestört ist, muß der Kliniker immer an einen primären oder sekundären Immundefekt denken.

Pseudoekzematöse Dermatosen

Diese Sammelbezeichnung umfaßt ekzemähnliche, vor allem die Epidermis betreffende entzündliche Dermatosen. Sie unterscheiden sich von einem echten Ekzem durch das Fehlen typischer Ekzemmorphen (Papulovesikel) und durch eine andere Dynamik. Hierzu zählen unter anderen die seborrhoische Dermatitis und das Exsikkationsekzematid.

Seborrhoische Dermatitis. Diese subakut bis chronisch verlaufende, rezidivierende Dermatose ist durch Morphologie und Topographie der Erscheinungen sowie klinisch durch ein follikuläres oder parafollikuläres Erythem mit gelblich-gräulicher Schuppung gekennzeichnet. Im Säuglingsalter sind die behaarte Kopfhaut und die Beugen, im Erwachsenenalter zusätzlich auch das Gesicht und die mittleren Areale des Stammes betroffen. Nachfolgende Krankheitsbilder gehen mit Erscheinungen nach Art einer seborrhoischen Dermatitis einher (Abb. 88).

HIV-Infekt, ARC (AIDS related complex) und AIDS. Eine plötzlich auftretende seborrhoische Dermatitis bei Männern kann auf einen HIV-Infekt aufmerksam machen. Die

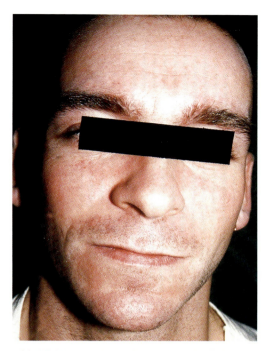

Abb. 88. Seborrhoische Dermatitis bei AIDS

seborrhoische Dermatitis findet sich bei 30 % HIV-positiver Patienten. Bei AIDS und ARC erhöht sich diese Zahl auf 30–40 %. Die seborrhoischen Erscheinungen finden sich hauptsächlich im Gesicht (an der Stirn, an den medialen Anteilen der Lider und in der Nasolabialfalte) und manifestieren sich als Erythem mit gelblicher Schuppung. Aus den Hauterscheinungen kann in großer Zahl das fakultativ pathogene Pityrosporum ovale nachgewiesen werden [11].

Morbus Abt-Letterer-Siwe. Hierbei handelt es sich um die disseminierte, akut und fulminant verlaufende Variante der Langerhans-Zell-Histiozytose im Kindesalter. Die Hauterscheinungen gehen fast immer den viszeralen Manifestationen voraus und haben deshalb einen hohen diagnostischen Wert. Häufiger ist die subakute Verlaufsform, die in den ersten zwei Lebensjahren im Bereiche der behaarten Kopfhaut, hinter den Ohren beginnt. Anfänglich stehen die an seborrhoische Dermatitis erinnernden Erytheme mit gelblich-bräunlichen Schuppen und mit Krusten isoliert, um später miteinander zu konfluieren.

In den Beugen entsteht eine erosive, „nässende", mazerierte, schuppende, intertriginöse Entzündung. Bei näherer Betrachtung kann man besonders am Herdrand 1–3 mm große, gelblich-braune und bräunlich-rote Papeln entdecken. (Bei der seborrhoischen Dermatitis kommen Papeln niemals vor und die Ekzem-Papeln sind andersartig.) Vor allem am Stamm kann man auch diskrete Papeln sehen. Sehr kennzeichnend ist die hämorrhagische Note der Papeln, was man besonders am Stamm beobachten kann. Die Einblutung kann man

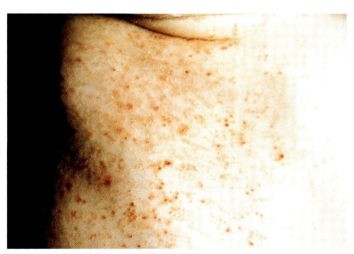

Abb. 89. An seborrhoische Dermatitis erinnernde Herde mit hämorrhagischer Note (Morbus Letterer-Siwe)

als Zeichen der Thrombozytopenie interpretieren. Selten, beim akuten Verlauf, kann ein Exanthem aus kleinen, schuppenden, krustenbedeckten, hämorrhagischen Papeln in Erscheinung treten (Abb. 89).

Weitere Symptome des Leidens sind Fieber, Lymphknotenschwellung, Hepatosplenomegalie, Anämie und Thrombozytopenie. Die Verdachtsdiagnose stellt sich beim gemeinsamen Vorkommen einer therapieresistenten, an seborrhoische Dermatitis erinnernden Dermatose mit hämorrhagischer Note und von torpiden Ulzerationen in der Anogenitalfalte. Die Diagnose wird durch den elektronenoptischen Nachweis der Langerhans-Zell-Granula bestätigt.

Morbus Hand-Schüller-Christian. Die Erkrankung ist eine chronische, gutartige Variante der Langerhans-Zell-Histiozytose und betrifft 3–6 Jahre alte Kinder, seltener auch Erwachsene. Hauterscheinungen werden in 30–50 % der Fälle beobachtet, die denen beim Morbus Abt-Letterer-Siwe ähneln. Der Unterschied besteht darin, daß die einzelnen Papeln nicht zum Konfluieren neigen, weniger destruierend sind und keine hämorrhagische Note aufweisen, so daß die Farbe der Läsionen weniger leuchtend rot erscheint. Die Hauterscheinungen sieht man in erster Linie an den Schläfen, sowie in der Brust- und Rückenmitte; die Beugen bleiben meist frei. Weitere kennzeichnende Symptome des Krankheitsbildes sind der Exophthalmus, die Osteolyse der Schädelknochen und der Diabetes insipidus [12]. In der Lunge bildet sich ein kleinblasiges Emphysem und kann zu einem Spontan-Pneumothorax führen.

Unspezifische Dermatitiden

Es handelt sich hierbei um dermale entzündliche Reaktionen ohne ekzematösen Papulovesikeln, deren klinisches Bild monoton bleibt. Im akuten Stadium sieht man am häufigsten ein entzündliches Erythem, Blasen und oberflächliche Erosionen, im chronischen Stadium dagegen schuppende, bräunlich-rote, leicht infiltrierte Erytheme.

Eine besondere Form stellt das Exsikkationsekzematid dar. Es wird häufig mit der trockenen, schuppenden Variante des Ekzems verwechselt. Diese Dermatose wird auf die Austrocknung der Hornschicht durch Verringerung ihres Wasser- und Fettgehaltes zurückgeführt. Klinisch werden bis mehrere cm große, runde oder ovale, blaßrote, erythematöse Herde beobachtet, welche durch Risse durchzogen sind. Die Risse betreffen die Hornschicht, können aber auch bis in die Dermis reichen.

Malabsorptionssyndrom. Bei 10–20 % der Kranken werden Hauterscheinungen beobachtet, welche teils einer seborrhoischen Dermatitis, teils einem Exsikkationsekzematid entsprechen. Die Austrocknungszustände manifestieren sich als trockene, rissige, erythematöse Areale auf dem Stamm und den Extremitäten. Häufig gesellt sich auch eine Hyperpigmentierung hinzu. Diese zwei Symptome kennzeichnen verschiedene Absorptionsstörungen. Das klinische Bild wird durch Stomatitis, Glossitis, Purpura, sowie Nagel- und Haarveränderungen vervollständigt. Die Hauterscheinungen entstehen wahrscheinlich durch Mangel an essentiellen Fettsäuren und durch Störung der Vitamin-Resorption [13].

Acrodermatitis enteropathica. Seltene, autosomal rezessiv vererbte Erkrankung durch Zinkresorptionsstörung, die außer den Hauterscheinungen auch mit einem verzögerten Wachstum und mit Infektanfälligkeit einhergeht (Störungen der T-Zell-Funktion und der Chemotaxis). Die diagnostische Trias umfaßt eine periorifizielle und akrale Dermatitis, Diarrhoe und Alopezie.

Die charakteristischen Hauterscheinungen treten zum Zeitpunkt des Überganges auf Ernährung mit Kuhmilch auf und lokalisieren sich periorifiziell, an den Akren und an der Beugeseite großer Gelenke. Grundelemente sind vesikulo-bullöse Morphen auf erythematösem Grund. In anderen Lokalisationen sieht man in Abhängigkeit vom Stadium der Erkrankung ein der Dermatitis entsprechendes klinisches Bild. Die Blasen bilden sich relativ schnell zurück und hinterlassen trockene, schuppende, „ekzematöse" Herde.

Schubweise können erosive, pustulöse, exsudative Effloreszenzen hinzutreten. Häufig werden Impetiginisierung und sekundäre Candidose beobachtet. An den Nägeln zeigt sich eine chronische Paronychie.

Diagnostische Elemente sind klinisch die periorale, genitoanale und digitale Dermatitis, die Alopezie, die Diarrhoe und die häufigen Infekte. Bestätigt wird die Diagnose durch den Nachweis eines niedrigen Serumzinkwertes.

Die Kenntnis des Syndroms ist schon deshalb wichtig, weil die Erkrankung infolge eines erworbenen Zinkmangels auch in späteren Jahren in Erscheinung treten kann. Häufigste Ursachen dafür sind eine längerdauernde zinkfreie Ernährung, der chronische Alkoholismus, chirurgische Eingriffe am Darm und entzündliche Darmerkrankungen. Das oben erwähnte klinische Bild ist selten vollständig; anstatt dessen werden vielmehr Hauterscheinungen entsprechend einer seborrhoischen oder exsudativen Dermatitis beobachtet (Minimalvarianten). In solchen Fällen sieht man periorifiziell (Nase, Mund) eine seborrhoische Dermatitis und am Stamm, in den Beugen und auf den Extremitäten eine trockene, eventuell erosive, krustöse Dermatitis [13]. Neuerdings wurde auch eine Dermatitis am Skrotum als einziges Symptom des erworbenen Zinkmangels beschrieben.

Differentialdiagnostisch muß die Acrodermatitis enteropathica von der perioralen Dermatitis, vom Ekzem, von anderen Dermatitiden, von der Psoriasis und von der Candidose abgegrenzt werden.

Mit klinischen Erscheinungen, die an eine Acrodermatitis enteropathica erinnern, gehen zwei neuerdings beschriebene Stoffwechselkrankheiten einher.

Biotinresponsive multiple Karboxylase-Defizienz (Biotinmangel). Hautveränderungen sieht man hierbei bei den später, im Kindesalter beginnenden Formen. Das klinische Bild ähnelt dem der Acrodermatitis enteropathica und manifestiert sich als periorifizielle, trockene Dermatitis mit Alopezie und häufigen Superinfektionen durch Candida-Arten. An den inneren Organen werden eine intermittierende Azidose, Epilepsie, Ataxie und rekurrierende Infekte beobachtet. Unterstützt wird die Diagnose durch eine Laktat- und Ketoazidose, sowie durch den niedrigen Serumbiotin-Titer, den Anstieg charakteristischer Metabolite im Urin und den Erfolg einer Substitution mit Biotin [14].

Acrodermatitis acidaemica. Die rezessiv vererbte Erkrankung beruht auf einer Störung im Abbau von Propion- und Methyl-Malonat. Durch den Enzymdefekt entsteht eine Propion-Acidämie und Methyl-Malonat-Acidämie und verursacht Hauterscheinungen, die denen bei Acrodermatitis enteropathica sehr ähnlich sind: Periorale und perianale krustöse Dermatitis und Hauterscheinungen, die an eine seborrhoische Dermatitis erinnern. Der Serumzink-Titer bleibt jedoch normwertig.

Kegelförmige (akneiforme) Papeln

Die kegelförmige, zugespitzte Papel (acme = Spitze) lokalisiert sich auf die seborrhoischen Gebiete und ist follikulär gebunden. Typisch für diese Papel ist ihre Neigung zur Weiterentwicklung; auf der Spitze der Papel kann sich eine 1–3 mm große Pustel entwickeln und so eine Papulopustel bilden. Die Papulopusteln, zusammen mit den Komedonen, den Knoten und den Narben stellen das makromorphologische Bild der verschiedenen Aknevarianten dar. Die papulopustulösen Prozesse im typischen Lebensalter und mit den kennzeichnenden Läsionen sind überwiegend dermatologisch von Bedeutung. Die Akne stellt nämlich keine Endokrinopathie dar, obwohl zu ihrem Zustandekommen die physiologische Anwesenheit von Hormonen aus dem Hypothalamus-Hypophysen-System, aus den Gonaden und aus den Nebennieren (hauptsächlich Androgene) unbedingt erforderlich ist [15].

Die akneiformen Eruptionen können jedoch auch mit viszeralen Krankheitsprozessen in Beziehung stehen, vor allem dann, wenn die Erscheinungen außerhalb des typischen Lebensalters auftreten oder besonders stark ausgeprägt sind, persistieren und rezidivieren.

Maskulinisierungssyndrome. Die Akne ist ein häufiges, wenn auch kein obligates Symptom der mit exzessiver Androgen-Produktion einhergehenden Erkrankungen. Die Androgene stammen am häufigsten aus den Ovarien und den Nebennieren, seltener aus anderen ektopischen Quellen (Hepatom, Bronchialkarzinom). Als Hormonquellen kommen in erster Linie eine Hyperplasie, seltener ein Tumor oder ein Enzymdefekt (Nebenniere: 21-Hydroxylase) in Frage. Die häufigsten, mit Akne einhergehenden Krankheitsbilder sind der Morbus Cushing, das adrenogenitale Syndrom und androgenproduzierende Tumoren der Nebenniere, des Ovars und des Hodens.

Nach neueren Daten verbirgt sich hinter einer hartnäckigen, auch nach dem Aknealter persistierenden oder auftretenden Akne bei Frauen in der Regel ein polyzystisches Ovarialsyndrom. In solchen Fällen ist eine Ultraschalluntersuchung der Ovarien angezeigt [16].

Kennzeichnend für eine Akne bei den oben geschilderten Krankheitsbildern ist das gleichzeitige Vorkommen anderer kutaner Symptome einer Maskulinisierung, wie eine schwere Seborrhoe oder ein gering ausgeprägter Hirsutismus. Die Läsionen der Akne erstrecken sich auch auf atypische Regionen (wie bei Frauen die Oberarme und der Stamm).

Schließlich sollen zwei Syndrome mit markanter Akne besprochen werden [15].

Luteoma Akne-Syndrom. Das Syndrom wird durch einen persistierenden Corpus luteum verursacht, der Androgene produziert. Es ist durch eine schwere Seborrhoe, Akne und evtl. auch einen mild ausgeprägten Hirsutismus während der Schwangerschaft bei Frauen, die früher keine Akne hatten, charakterisiert. Nach Entfernung des Tumors bilden sich die Erscheinungen relativ schnell zurück.

XYY Acne-conglobata-Syndrom. Bei Hochwuchs sowie Neigung zur Aggressivität und Kriminalität in Verbindung mit einem Y-Chromosom tritt auch eine schwere Akne (meist eine Acne conglobata) in Erscheinung. Die Akne manifestiert sich relativ früh, bereits vor der Pubertät.

Gedellte Papeln

Von 1–2 mm bis 5 mm große, feste, halbkugelig erhabene, zunächst hautfarbene, später rosafarbene oder leicht gelbliche Papeln sind typisch für das *Molluscum contagiosum*. In der Mitte größerer Papeln sieht man eine nabelartige Einziehung, aus der sich auf Druck ein bröckeliges, breiiges Material entleert (Abb. 90).

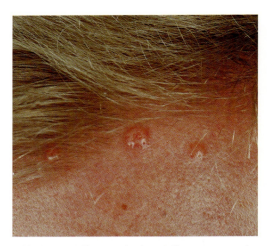

Abb. 90. *Gedellte Papeln des Molluscum contagiosum bei einem AIDS-Kranken*

Dieser epitheliale Tumor durch eine benigne Virusinfektion weist, besonders in hoher Zahl oder nach dem Kindesalter, auf einen Immundefekt hin. Bekannt ist sein generalisiertes Auftreten beim atopischen Ekzem. Neuerdings muß man an einen HIV-Infekt denken, wenn die Mollusken in höherer Zahl und im atypischen Lebensalter (Erwachsene) in Erscheinung treten [11].

Keratotische Papeln

Diese Papeln tragen in der Mitte einen kompakten, meist festhaftenden Hornzapfen. Entfernt man die keratotische Komponente, so bleibt ein kraterförmiger, in der Tiefe leicht blutender Defekt zurück.

Perforierende Dermatose bei Niereninsuffizienz. Mit dieser Bezeichnung werden Erscheinungen belegt, die bei Diabetes mellitus und/oder bei chronischer Niereninsuffizienz beobachtet werden und mit der transkutanen Eliminierung von dermalem Material (Kollagen) einhergehen [17]. In der Regel leiden die meist älteren Patienten an Komplikationen des Diabetes mellitus (Neuropathie, Retinopathie) oder sie werden dialysiert. Die Erscheinungen werden an den Streckseiten der Extremitäten, hauptsächlich über den Ellenbögen und Knien beobachtet. Die Papeln sind kuppelförmig, zentral gedellt, bräunlich-rot und mit einem 0,2–1,0 cm großen Hornzapfen oder mit einer zentralen Öffnung versehen. Die Papeln können gelegentlich auch auf dem Stamm sitzen und verursachen einen starken Juckreiz. Es ist typisch für diese Papeln, daß sie auch an irritierten Hautstellen erscheinen können (Köbner-Phänomen).

Dermadrome mit typisch gefärbten Papeln

Hautfarbene Papeln

Perifollikuläre Fibromatose (multiple Fibrofollikulome). Es handelt sich hierbei um organoide Tumoren, die aus dem mesenchymalen Anteil der Haarbälge ihren Ausgang nehmen und im Gesicht, am Hals und am oberen Stamm lokalisiert sind. Man sieht um die Follikelöffnungen 1–2 mm große, hautfarbene, kleine Papeln, gelegentlich mit einem winzigen Hornzapfen an der Spitze. *Hornstein* beschrieb in Verbindung mit einer ausgedehnten, perifollikulären Fibromatose, adenomatöse Polypen oder sich daraus entwickelnde Kolonkarzinome. Den paraneoplastischen Charakter der Erscheinungen erkannte *Simon* zuerst. Auf Grund der neuerdings beschriebe-

nen Fälle empfiehlt es sich, besonders bei familiären, multiplen, perifollikulären Fibromen, den Magen-Darm-Trakt gründlich zu untersuchen und die Patienten unter Kontrolle zu halten [18].

Epidermales Naevus-Syndrom. Das Syndrom umfaßt angeborene oder später auftretende Erscheinungen von seiten der Haut, der Knochen, des Auges, des Zentralnervensystems und des kardiovaskulären Systems. Je nach Art des epidermalen Naevus unterscheidet man Untertypen des Syndroms.

Die Papeln sind 1–6 mm groß, zunächst hautfarben, später hell-gelblich bis braun, mit verruköser Oberfläche. Sie ordnen sich umschrieben oder einseitig am Stamm (Naevus unius lateris) linear (linearer Naevus) oder wellenförmig (Blaschko-Linien) an. Selten kann das gesamte Hautorgan betroffen sein (systematisierter Naevus). Später wird die Oberfläche der Papeln hyperkeratotisch und diese nehmen dann eine eher gelblich-braune Farbe an. Häufig sind auch andere Naevus-Arten assoziiert (Abb. 91). Bei ausgedehnteren Naevi (>10 cm) werden häufiger Veränderungen an Knochen (Kyphoskoliose, Wirbeldefekte), kardiovaskulär (Ductus arteriosus, Coarctatio und hypoplastische Aorta), an den Nerven (Hydrocephalus, neurogene Taubheit, Hirntumor) und an den Augen beobachtet. Neuerdings wurde über das häufigere Vorkommen von benignen und malignen Tumo-

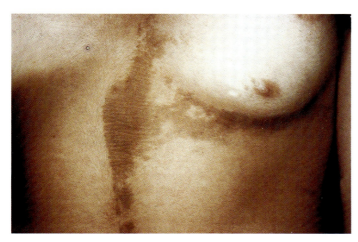

Abb. 91. *Ausgedehnter epidermaler Naevus*

Abb. 92. *Neurofibrome bei Morbus Recklinghausen*

ren berichtet, was jedoch noch bestätigt werden muß. Das Syndrom ist in erster Linie für Pädiater und Dermatologen vom Interesse.

Rotbraune Papeln

Neurofibromatose. Die Neurofibrome bilden zusammen mit den Café-au-lait-Flecken die Kardinalsymptome der Neurofibromatose. Beschrieben wurde das Krankheitsbild von dem Pathologen *von Recklinghausen,* einem Straßburger Schüler *Virchows.*

Die Neurofibrome erscheinen ohne besonderer Prädilektion nach der Pubertät. Am häufigsten sind die kutanen Formen, mit zunächst 0,5–1,0 cm großen, anfangs blaßroten, später braunen und dann leicht blaufarbenen, nicht selten hautfarbenen, sessilen, dann erhabenen, kuppelförmigen Papeln und Knoten. Später werden die Neurofibrome immer zahlreicher, wachsen und erheben sich „mamillenförmig" bzw. blumenstengelartig über das Hautniveau. Die Tumoren sind weich, muschelartig (molluskoide Tumoren). Später können die Tumoren typischerweise durch Druck nach Art eines Bruches in die tieferen dermalen Defekte invaginiert werden (Klingelknopf-Phänomen, button holing). Dies unterscheidet die Neurofibrome von anderen weichen Tumoren (z. B. von Lipomen). Neben der diagnostischen haben die Neurofibrome auch eine therapeutische Bedeutung, weil nämlich sich daraus selten auch Neurofibrosarkome entwickeln können. Die maligne Entartung wird durch das Wachsen der Tumoren und ihre Schmerzhaftigkeit signalisiert (Abb. 92).

Kutanes Myxom. Es handelt sich hierbei um eine fokale Muzinose, die sich in Form einer hell- bis dunkelfarbenen, sessilen, dann hügelartig erhabenen Papel oder eines größeren, stengelförmig erhabenen Knotens manifestiert. Die kutanen Myxome werden am häufigsten an den Augenlidern, im Gesicht, an den Ohren, am Hals, am Stamm und am Damm beobachtet. Später nehmen sie eine bläuliche Farbe an. Sie zeichnen sich durch ihre weiche Konsistenz aus. Differentialdiagnostisch müssen die Myxome am häufigsten von den Neurofibromen und den dermalen Naevi abgegrenzt werden, wozu das typische histologische Bild hilfreich ist.

Ihre besondere Bedeutung rührt von ihrer häufigen Assoziierung mit kardialen Myxomen [19]. Aus diesem Grunde ist es angezeigt, bei solitären oder multiplen Myxomen eine echokardiographische Untersuchung zu veranlassen und nach kardialen Myxomen zu fahnden. Die Möglichkeit einer kardialen Assoziierung wird aktueller, wenn neben den Myxomen auch multiple Lentigines oder blaue Naevi beobachtet werden (NAME-, LAMB-Syndrom).

Hunter-Syndrom. Dieses Syndrom zählt zu den Mukopolysaccharidosen und ist durch die diagnostischen „fleischfarbenen" Papeln gekennzeichnet. Die pathognomonische Hauterscheinung ist bereits vor dem 10. Lebensjahr vorhanden. Typische Lokalisation der Papeln sind die Schulterblattgegend, die Oberarme, sowie die vorderen und hinteren Achselfalten. Die einzelnen Papeln sind blaß-rotbraun, evtl. auch elfenbeinfarben, flach, hügelartig erhaben und sind netzartig oder linear angeordnet. Die Hautoberfläche ist so gestaltet, als ob unter der Haut kleiner Kies liegen würde, die die Hautoberfläche uneinheitlich macht (pebbling). Die fleischfarbenen Papeln bilden zwar ein kennzeichnendes Symptom der Erkrankung, ihre Häufigkeit steht jedoch noch nicht fest.

Bläulich-graue Papeln

Naevus coeruleus. So werden bläulich-graue oder bläulich-schwarze, plaqueartige oder noduläre Papeln genannt, die aus dermalen Melanozyten gebildet werden. Am häufigsten sieht man sie solitär auf dem Handrücken oder im Gesicht. Ihre Bedeutung in der korrelativen Dermatologie besteht darin, daß ihr Erscheinen in Mehrzahl (im Gesicht, generalisiert) und mit anderen lentiginösen oder myxödematösen Knoten assoziiert, an das kardiokutane LAMB- oder NAME-Syndrom (s. S. 43) denken läßt [20] (Abb. 93).

Weißliche Papeln

Papulosis atrophicans maligna (Morbus Degos). Die Ursache dieser systemischen, vaso-okklusiven Erkrankung ist unbekannt. Sie betrifft die Haut, den Gastrointestinaltrakt, das ZNS und seltener auch das Herz. Sie geht mit einer Letalität von 50 % einher. Die Hauterscheinung, nämlich die *Degos-Papel,* ist so kennzeichnend und einzigartig, daß die Läsion als solche oder ihre Beschreibung zur Diagnosestellung ausreichen [21].

Die Hauterscheinungen bilden die Erstmanifestation der Erkrankung und können Jahre vor den Erscheinungen in inneren Organen

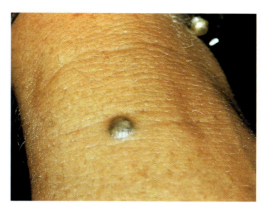

Abb. 93. *Naevus coeruleus (blauer Naevus)*

auftreten. Die Papeln sind zu Beginn rosafarben oder blaßrot, 2–5 mm groß und kuppelförmig. Seltener kann man in der Mitte der Papeln auch eine Schuppung beobachten. Am häufigsten findet man die Papeln einzelstehend auf dem Stamm und auf den proximalen Anteilen der Extremitäten. Seltener bilden sie auch Gruppen. Nach Monaten wird die Papel in der Mitte atrophisch und hinterläßt ein porzellanfarbenes narbiges Areal, welches von einem leicht erhabenen, 1–2 mm breiten erythematösen Rand umgeben ist (Krapfen-Form). Bei genauerer Betrachtung besteht das Erythem aus pallisadenartig angeordneten Teleangiektasien. Man kann auf der Haut nebeneinander Papeln in verschiedenen Stadien sehen. Die einzelnen Papeln stehen jedoch immer solitär und neigen nicht zur Konfluierung (Abb. 94).

Ähnliche Papeln finden sich auch an den inneren Organen und erklären die schweren Erscheinungen. Am häufigsten (zu etwa 70 %) ist der Gastrointestinaltrakt betroffen (letales intestino-kutanes Syndrom). Als Folge der Darmperforation manifestieren sich die Erscheinungen als Brechreiz, Erbrechen, diffuse Bauchschmerzen Melaena, Ileus und Peritonitis. Laparoskopisch können avaskuläre, umschriebene weiße Flecke an unterschiedlichen Stellen des Intestinums nachgewiesen werden.

Symptome von seiten des Nervensystems werden in etwa 20 % der Fälle beobachtet und manifestieren sich als intermittierende Kopfschmerzen, Hemiparese, Aphasie und Läh-

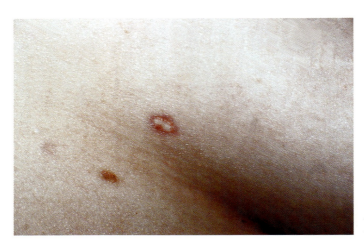

Abb. 94. Frische und alte Degos-Papeln

mungen. Neben Infarkten und vaskulären Thrombosen muß hauptsächlich noch mit Pleuritis und Perikarditis gerechnet werden. Neuerdings konnte man in diesen Fällen Anti-Phospholipid-Antikörper nachweisen [22].

Von den klassischen Degos-Papeln der Haut ist heute bereits bekannt, daß diese nicht in allen Fällen mit systemischen Erscheinungen assoziiert sind. (Eigentlich müßte die Bezeichnung „maligne" den multisystemischen Formen vorbehalten bleiben.) Je nach Verlauf kennt man benigne, familiäre und nur auf die Haut lokalisierte Formen. Um dies festzustellen, braucht man allerdings eine 5–10 Jahre lange Beobachtungszeit. Die Degos-Papeln können sich darüber hinaus auch an Autoimmunkrankheiten (hauptsächlich SLE) assoziiert sein und bilden so die sog. symptomatischen Varianten [23].

Calcinosis cutis. Man findet hierbei weißliche, gelbliche oder, wenn der Kalk tiefer liegt, gelblich-braune Papeln oder Knoten. Die typisch gefärbten Läsionen lokalisieren sich in erster Linie über die kleinen und großen Gelenke, sowie auf der Streckseite der Extremitäten (Abb. 95, 96).

Ein klassisches Beispiel für die Hyperkalziämie durch Kalzium- und Phosphor-Stoffwechselstörung, die sog. metastatische Kalzinose, wird von der primären und nephrogenen (sekundären) Hyperparathyreose geliefert. Eine mit Normalwerte für Kalzium und Phosphor einhergehende generalisierte Kalzinose

kommt bei den Autoimmunerkrankungen und beim Pseudoxanthoma elasticum vor.

Von den Sklerodermien zeigt das *CREST-Syndrom* (Thibierge-Weissenbach-Syndrom) in 40 % der Fälle eine kutane Kalzinose. Der Grad der Verkalkung folgt nicht dem Krankheitsverlauf. Die Kalzinose wird bevorzugt bei Frauen beobachtet und ist in erster Linie an den Fingern oder an den Fingerspitzen lokalisiert, kommt aber auf erscheinungsfreier Haut, in erster Linie um die großen Gelenke, ebenfalls vor [24]. Bei der Dermatomyositis, vor allem bei den kindlichen Formen, begegnet man in etwa bis zu 40 % einer kutanen Kalzinose (bei Erwachsenen in 20 %). Die gelblich-weißlichen oder rotbraunen, außerordentlich festen Herde sieht man hauptsächlich über prominente Knochen. Die Knoten können nach außen durchbrechen und schlecht heilende Ulzera verursachen. Eine ausgedehnte Calcinosis cutis bei der Dermatomyositis im Erwachsenenalter kann als prognostisch ungünstig betrachtet werden.

Gelbliche Papeln

Xanthome

Xanthome sind umschriebene lipidhaltige Ablagerungen in der Haut, in Sehnen, Faszien und Periost und manifestieren sich klinisch als Papeln, Knoten oder „Tumoren". Ihre Farbe rührt

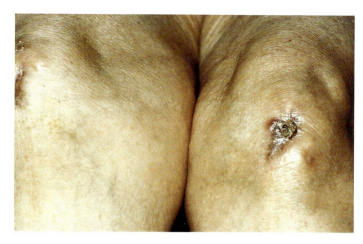

Abb. 95. *Teilweise ulzerierte, kutane Kalzinose*

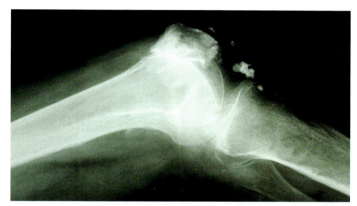

Abb. 96. *Röntgenaufnahme der Calcinosis cutis*

wahrscheinlich vom Karotin her (xanthos = gelb, oma = Tumor). Histologisch bestehen sie hauptsächlich aus fettspeichernden Makrophagen (Schaumzellen). Xanthome stellen wichtige kutane Hinweise auf die primären und sekundären Hyperlipoproteinämien dar. Sie machen rechtzeitig auf eine schwere, auch lebensbedrohliche Arteriosklerose oder auf Pankreatitis aufmerksam. Neuerdings wurde bekannt, daß bestimmte klinische Varianten der Xanthome mit gut definierbaren Störungen des Lipoprotein-Stoffwechsels einhergehen. So beschleunigt das Erkennen der xanthomatösen Hauterscheinungen die Diagnose der Grundkrankheit und ermöglicht durch eine entsprechende Behandlung, die Progression der Erkrankung aufzuhalten [25, 26].

Die Xanthome bestehen chemisch in erster Linie aus Cholesterin. Ihre Entstehung wird auf eine Überproduktion von Lipoproteinen bzw. auf ihre verringerte Eliminierung aus dem Blutkreislauf zurückgeführt. Es sei hier vermerkt, daß man auch sog. normolipämische Xanthome kennt. Diese können als primäre, umschriebene Proliferation der Histiozyten aufgefaßt werden, die dann sekundär Fett einlagern und nicht die Folge einer Störung des Fettstoffwechsels darstellen [27].

Die Xanthome manifestieren sich klinisch unterschiedlich, von den papulösen bis zu den tiefen, subkutanen, nodösen Varianten. Da die Xanthome und die Störungen des Fettstoffwechsels eine zusammenhängende Einheit bilden, werden hier neben den papulösen Xanthomen auch die anderen Varianten besprochen [27] (Tabelle 21).

Tabelle 21. Xanthom-Typen und Schlußfolgerungen

eruptiv	Hypertriglyzeridämie I, HLP Typ III
flach	Paraproteine
Handlinien	HLP Typ III und V
Fingerbeeren	biliäre Atresie
intertriginös	LDL-Rezeptormangel
disseminiert	viszerale Xanthome, normale Serumlipide
Sehne	Hypercholesterinämie, HLP Typ IIa und IIb (Koronarsklerose)
tuberös	Hypercholesterinämie, Hypertriglyzeridämie III, IIa und IIb (schwere kardio-vaskuläre Komplikationen)

Eruptive Xanthome

Dieser Xanthom-Typ entwickelt sich relativ schnell (in Wochen). Es erscheint eine große Zahl gruppierter Papeln. Die 1–4 mm großen, oberflächlich liegenden, zu Beginn gelblich-roten Papeln sitzen in erster Linie im Gesäß-bereich, auf dem Rücken und an den druckex-ponierten Arealen, sowie an der Streckseite der Extremitäten. Die gelbe Eigenfarbe der Xanthome sieht man nur, wenn man die Haut darüber spannt oder die Gefäße mit dem Glas-spatel komprimiert. (Dauert die auslösende Störung im Fettstoffwechsel an, so können die einzelnen Papeln zu größeren, tuberösen Läsionen konfluieren.) (Abb. 97).

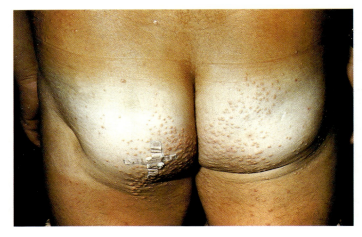

Abb. 97. Orangenfarbene erupti-ve Xanthome

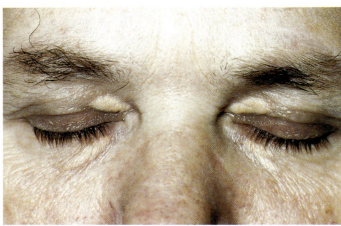

Abb. 98. Initiale Xanthelasmen im inneren Augenwinkel

Die eruptiven Xanthome zeigen eine sich schnell entwickelnde Hyperchylomikronämie oder einen erhöhten VLDL-Titer an. Im Serum der Kranken weist man hohe Triglyzeridwerte und eine verminderte Aktivität der Lipoprotein-Lipase nach (Hyperlipoproteinämie Typ III). Eruptive Xanthome beobachtet man am häufigsten bei den sekundären Hyperlipoproteinämien, wie vor allem beim schlecht eingestellten oder unbehandelten Diabetes mellitus. Hierzu zählen auch der chronische Alkoholismus, das Nephrose-Syndrom, die chronische Pankreatitis und die Hypothyreose. Darüber hinaus kennzeichnen eruptive Xanthome noch zwei seltenere, primäre, genetisch determinierte Hyperlipoproteinämien, nämlich die Typen I und V.

Plane (flache) Xanthome

Häufiger Xanthom-Typ, in Form gelblicher, scharf begrenzter Flecke und weicher Papeln. Folgende klinische Varianten sind bekannt:

Xanthelasma (palpebrarum). Es stellt ein flaches Xanthom hauptsächlich um die Oberlider dar. Dieser Typ kommt am häufigsten vor, hat aber die geringste Bedeutung in der korrelativen Dermatologie. Bei der Hälfte der Betroffenen findet man nämlich keine Störung des Fettstoffwechsels. Von relativer Bedeutung ist es bei Individuen unter 40 Jahren, wo es auf eine Hyperlipoproteinämie Typ III aufmerksam machen kann, indem es auf einen

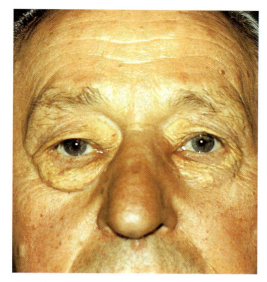

Abb. 99. *Periorbitale Xanthome (masque biliaire)*

erhöhten Cholesterinwert hinweist. Ausgedehnte, periorbitale plane Xanthome findet man bei der biliären Zirrhose (Abb. 98, 99).

Handlinien-Xanthome. Diese Xanthom-Variante erscheint linienhaft als gelbliche Verfärbung der Hand- und Fingerfurchen (Xanthoma striatum palmaris). Es handelt sich dabei um ein spezifisches Zeichen, weil es immer an eine Störung des Fettstoffwechsels gekoppelt ist. Die Handlinien-Xanthome sind

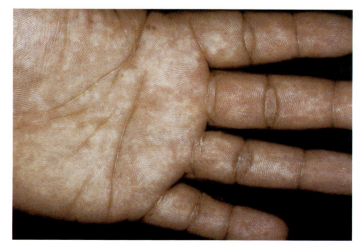

Abb. 100. *Handlinienxanthome*

wichtige Zeichen der familiären Dysbeta-Lipoproteinämie (Hyperlipoproteinämie Typ III). Sie werden gelegentlich auch bei erhöhtem VLDL durch Diabetes mellitus und biliäre Zirrhose beobachtet. Im Falle einer angeborenen intrahepatischen Atresie der Gallengänge werden die gleichen Xanthome beobachtet, wie bei der biliären Zirrhose der Erwachsenen. Hierbei werden zusätzlich multiple plane Xanthome an den Handflächen oder an der Volarseite der Finger (hauptsächlich an den Fingerbeeren) beobachtet (Abb. 100).

Intertriginöse Xanthome. Neuerdings wurden gelbliche infiltrierte Plaques in den intertriginösen Räumen (interdigital, axillär, an der Beugeseite von Ellenbogen und Knie) beschrieben. Dieser Typ charakterisiert die homozygote, familiäre Hypercholesterinämie durch LDL-Rezeptormangel. Die Erkennung dieses Symptoms ist sehr wichtig, weil man dann versuchen kann, den schweren kardialen Komplikationen zuvorzukommen.

Diffuse plane Xanthome. Seltener Xanthom-Typ mit gelblichen, orangefarbenen infiltrierten Arealen am Oberkörper (Gesicht, Hals, oberer Stamm). Bei einem Teil der Patienten kann man einen erhöhten Serumlipidwert nachweisen. Dieser Xanthom-Typ ist mehr für Paraproteine kennzeichnend. Im Hintergrund können ein Myeloma multiplex, maligne Lymphome oder Leukämien stehen. (An Assoziierung mit Paraproteinen muß man hauptsächlich bei normolipämischen Formen denken.) Hierbei wurden auch isolierte viszerale (Aortenklappe) Xanthome beobachtet [28].

Xanthoma disseminatum. Es handelt sich hierbei um eine normolipämische, mukokutan disseminierte Xanthomatose durch eine benigne Proliferation der Histiozyten. Es befällt vor allem junge Männer. Seine Bedeutung besteht darin, daß als Komplikation auch in jedem inneren Organ ähnliche Xanthome auftreten können [29].

Die ersten Erscheinungen werden zu 30 % vor dem 15. Lebensjahr beobachtet und sind im Gesicht, periorbital und perioral, entscheidend jedoch in den intertriginösen Räumen

lokalisiert. Die einzelnen Läsionen sind 5–8 mm große, runde, ovale, feste, scharf begrenzte, kuppelförmig über dem Hautniveau erhabene, dann abflachende, gelblich-rote, später gelblich-braune Papeln. An den oben erwähnten bevorzugten Stellen kann ihre Zahl auf mehrere Hundert anwachsen. In solchen Fällen können die einzelnen Papeln auch zu größeren Knoten konfluieren und so die Form der Körperregion entstellen. Beim Fortschreiten der Erkrankung können auch auf den Augen, im Mund und in den oberen Luftwegen ähnliche Papeln oder Knoten entstehen.

Außer den Luftwegen und dem oberen Teil des Verdauungstraktes sind die häufigsten Orte viszeraler Komplikationen die Hypophyse (Diabetes insipidus) und das Zentralnervensystem (Hydrocephalus, Ataxie, Blindheit).

Sehnenxanthome

Dieser Xanthom-Typ kommt durch diffuse Infiltration der Sehnen, der Ligamente und evtl. der Faszien zustande, sitzt tief subkutan und wird durch normale Haut bedeckt. Häufigste Lokalisationen sind die Achillessehne sowie die Strecksehnen der Finger, das Knie und der Ellenbogen. Diese Variante der Xanthome kommt durch eine diffuse Infiltration der Sehnen zustande. (Es handelt sich nicht um exophytische „Tumoren" auf der Sehnenscheide.) Xanthome auf den Strecksehnen der Hände erkennt man leicht beim Faustschluß.

Die Sehnenxanthome sind häufig mit einer heterozygoten, familiären Hypercholesterinämie (Typen IIa und IIb der Hyperlipoproteinämie) assoziiert und sind so Indikatoren der Vermehrung von LDL-Lipoproteinen. In diesem Zusammenhang sieht man diese häufig mit anderen Xanthomen zusammen, wie Xanthelasmen, tuberöse Xanthome und Arcus lipoides. Als wichtigste Komplikation gilt die frühe Koronarsklerose.

Manchmal sieht man Sehnenxanthome beim Nephrose-Syndrom, bei den normolipämischen sog. zerebro-tendinösen Xanthomen und bei der Sitosterolämie.

Tuberöse Xanthome. Diese Xanthome sind von einigen mm bis zu mehreren cm groß und sitzen bevorzugt an Streckseiten (Ellenbogen,

Knie, Hand, Fuß, Achilles-Sehne). Zu Beginn sind es gelblich-rote oder gelblich-bläuliche Papeln, die durch Wachstum und Konfluierung noduläre Läsionen bilden.

Tuberöse Xanthome sind für die familiäre Dysbeta-Lipoproteinämie (Typ III der Lipoproteinämie) und seltener für die familiäre Hypercholesterinämie (Typ IIa und IIb) typisch. Gut bekannt ist dieser Xanthom-Typ auch bei der biliären Zirrhose. Tuberöse und tendinöse Xanthome sind sehr wichtige Dermadrome, weil sie auf eine schwere Arteriosklerose der Hirn-, Herz- und Extremitätengefäße aufmerksam machen. Es ist interessant, daß sich bei Normalisierung der Serumlipidwerte die tuberösen Xanthome verkleinern, wogegen die Sehnenxanthome unverändert bleiben (Abb. 101).

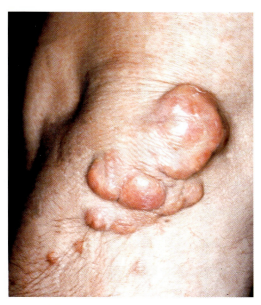

Abb. 101. *Tuberöse Xanthome*

„Pseudoxanthome"

Die nachfolgenden papulösen Dermadrome haben makromorphologisch die gelbliche Farbe und die Tatsache gemeinsam, daß die Papeln zu Beginn klein sind und erst später konfluierende, infiltrierte Herde bilden.

Klinisch erinnern sie an Xanthome und werden aus diesem Grunde nachfolgend als „Pseudoxanthome" bezeichnet.

Pseudoxanthoma elasticum

Diese angeborene Systemerkrankung geht mit einer Degeneration der elastischen Fasern einher und manifestiert sich überwiegend an der Haut, an den Augen, kardiovaskulär und am Magen-Darm-Trakt. Ursache und Genese des Leidens sind unbekannt. Es ist anzunehmen, daß es sich um eine Vermehrung der elastischen Fasern handelt, in die vorzeitig Kalzium eingelagert wird, wodurch die Fasern brüchig werden. Heute kann man von einer heterogenen Erkrankung mit zwei dominant und zwei rezessiv vererbten Varianten sprechen.

Die Hauterscheinungen des Krankheitsbildes beginnen im zweiten Lebensjahrzehnt am seitlichen Hals, in den Achselhöhlen, inguinal und in den Ellenbeugen. Die pathognomonischen Läsionen sind gelbe (zitronengelb bis elfenbeinfarben, deswegen ein Pseudoxan-

thom), unterschiedlich geformte, meist ovale oder rhomboide, 2–4 mm große Papeln. Die Papeln ordnen sich nebeneinander in parallele Linien an. Die Haut des Patienten erinnert an eine Orangenhaut oder an die Haut eines gerupften Huhnes. Die Erscheinungen werden meist im zweiten und dritten Lebensjahrzehnt wahrgenommen, weil diese dem Patienten keine Beschwerden verursachen. (Man erkennt besser die Hauterscheinungen, wenn man die Haut des Patienten in den Beugen leicht anspannt.) Die Haut wird in den betroffenen Arealen unelastisch und kann in größeren Falten abhängen (Abb. 102, 103).

Die extrakutanen Manifestationen erscheinen im 2. oder 3. Lebensjahrzehnt. Die Augen sind bei 75 % der Patienten beteiligt und haben eine Sehminderung bis Blindheit zur Folge. Es kommt dabei zu einer Fragmentierung der elastischen Fasern in der Media großer Gefäße und dann zum Gefäßverschluß (angioid streaks).

Typischerweise ist der Puls der Patienten kaum tastbar und die Patienten entwickeln in 25 % der Fälle eine Hypertonie. Gefäßverschlüsse werden am häufigsten an den Koronarien und an den Gefäßen der Extremitäten

116

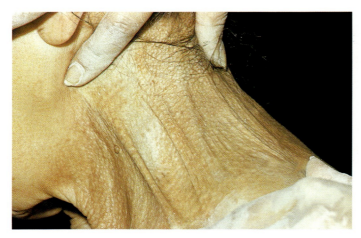

Abb. 102. Pseudoxanthoma elasticum am Hals, mit kleinen, gelblichen Papeln

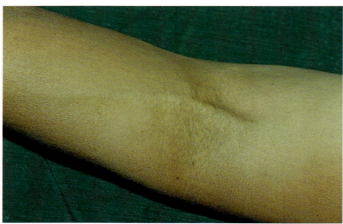

Abb. 103. Gelbliche, trabekuläre Papeln in der Ellenbeuge (initiales Pseudoxanthoma elasticum)

beobachtet. Im Magen-Darm-Trakt kommt es zu schwer stillbaren, nicht selten fatalen Blutungen. Die Schwangerschaft verschlimmert in der Regel das Krankheitsbild.

Die Diagnose der Erkrankung beruht auf dem klinischen Bild oder – wenn die Hauterscheinungen noch nicht voll ausgebildet sind – auf der histologischen Untersuchung. Die Verkalkung der Gefäßwände kann man röntgenologisch, neuerdings auch xeroradiographisch nachweisen.

Amyloid-Elastose (Pseudo-Pseudoxanthoma elasticum)

Es handelt sich um eine neue Variante der systemischen Amyloidose, die 1985 von Winkelmann beschrieben wurde [30]. Im wesentlichen wird hierbei zwischen den elastischen Fasern in verschiedenen Organen Amyloid abgelagert (Haut, Faszien, seröse Häute und Blutgefäße). Die Erkrankung ist progressiv, multisystemisch und hat einen letalen Ausgang. Den Schlüssel zur Diagnose liefern die Hauterscheinungen.

Die Hauterscheinungen umfassen gelbliche, dem Pseudoxanthoma elasticum entsprechende Papeln, eine ausgeprägte, strangförmige, tastbare und sichtbare Verhärtung der Kopfgefäße und eine Verhärtung der Gesichtshaut. Ein wesentlicher Unterschied zur Amyloidose besteht darin, daß in den Papeln die hämorrhagische Note fehlt. Auch eine Makroglossie fehlt. Zu den Erscheinungen an inneren Organen zählen das Raynaud-Phänomen, arterielle und venöse Thrombosen und das Nephrose-Syndrom. Bei der Amyloid-Elastose kann man ein Amyloid vom AL-Typ (α-Leichtketten-Protein) nachweisen. Schließlich sei erwähnt, daß man auch nach längerer Behandlung mit Penicillamin dem Pseudoxanthoma elasticum ähnliche Erscheinungen an der Haut und in den inneren Organen beschrieben wurden (Penicillamin-induzierte Elastose) [31].

Amyloidose

Als Amyloidose werden zusammenfassend solche heterogene Erkrankungen bezeichnet, die durch eine extrazelluläre Ablagerung krankhafter Proteine im Interstitium verschiedener Organe zustande kommen (Amyloid-Syndrom). Das Amyloid stellt ein Glyko- und Lipoprotein aus unterschiedlich zusammengesetzten Aminosäuren dar und wird durch eine fibrilläre Struktur, einen Aufbau nach Art eines sekundären, sog. „β-gefalteten Blattes" und durch eine grünliche Doppelbrechung nach Kongorot-Färbung unter dem Polarisationsmikroskop gekennzeichnet. Die einzelnen fibrillären Amyloid-Proteine können mit Hilfe spezifischer Antikörper in unterschiedliche Untertypen differenziert werden, was für eine biochemische Heterogenität des Amyloids spricht. Die Proteine vom AL-Typ sind monoklonale Leichtketten-Immunglobuline (Bence-Jones-Protein) vom κ- oder λ-Typ, z. B. bei Myeloma multiplex und Morbus Waldenström (von Immunglobulinen abstammendes Amyloid). Vom Standpunkt der korrelativen Dermatologie sind gerade diese Amyloid-Typen von Bedeutung. Das Protein vom AA-Typ ist ein Serumamyloid und kommt bei chronisch-entzündlichen Erkrankungen vor, wenn Hauterscheinungen fehlen.

Eine Amyloid-Ablagerung in der Haut beobachtet man bei der primär systemischen Amyloidose, der Amyloidose durch Plasmazell-Dyskrasie und bei der primär lokalisierten Amyloidose [32]. Bei den ersten zwei Krankheitsbildern ist das klinische Bild identisch, unabhängig davon, ob ein Myeloma multiplex oder andere Plasmazell-Dyskrasien vorliegen oder nicht. Die lokalisierten Formen (Lichen amyloidosus, makulöse Amyloidose, nodöse Amyloidose) haben keine Auswirkungen auf die inneren Organe [33].

Bei der Amyloidose AL fibrillärer Herkunft (von Immunglobulinen abstammend) werden in 20–50 % der Fälle auch Hauterscheinungen beobachtet. In den meisten Fällen sind diese die ersten Symptome und haben deshalb eine große diagnostische Bedeutung. Die kutane Amyloidose manifestiert sich in Form von 1–10–20 mm Durchmesser großen, nicht juckenden, flachen, wachsartig leuchtenden, durchscheinenden gelben Papeln. Prädilektionsstellen sind die Augenlider (medialer Augenwinkel), die Nasolabialfalten, die perioralen und periumbilikalen Regionen, der Hals, die Achselhöhlen, die Inguinalfalten und andere Beugen. Sehr typisch ist die frühe hämorrhagische Note der Papeln. Kardinalsymptome der Erkrankung sind gelbliche, durchscheinende Papeln mit hämorrhagischer Note. Die Blutung in eine gesund scheinende Haut, besonders periorbital, in den Beugen und anogenital, gehört auch zu den Frühsymptomen der Erkrankung.

Eine Purpura kann man auch auf der scheinbar gesunden Haut durch Kneifen provozieren, als Zeichen einer Infiltration der Wände von Kapillaren und kleineren Gefäßen (pinch purpura). Eine ausgedehnte Blutung kann auch beim Valsalva-Versuch oder beim Erbrechen zustande kommen (Abb. 104–106). Später entstehen durch Konfluierung der einzelnen Papeln größere infiltrierte Areale (periorbital, in den Beugen, in der anogenitalen Region) und werden von purpurischen Flecken durchsetzt. Charakteristisch ist die Infiltration der Finger durch Amyloid, wodurch die Haut pergamentartig und beim Betasten „leer" wirkt. Beim Eindrücken der Fingerbeeren bleiben die Mulden länger bestehen (kutane elastolytische Läsion). Histologisch sieht man in diesen Arealen eine Zerbröckelung der elastischen Fasern.

Im weiteren Verlauf können auch nodöse Amyloid-Ablagerungen in Erscheinung treten. Die Haut im Gesicht und an den Händen schwillt an und verhärtet sich (sklerodermiformes Zeichen). Die Zunge wird größer und auch auf der Schleimhaut erscheinen gelbliche Papeln und Infiltrate. Bei vielen Patienten stellen sich kardiale Komplikationen ein (Herzschenkelblock, pektanginöse Beschwerden, kongestive Herzinsuffizienz). Die Niere ist bei 50 % der Patienten mitbetroffen (massive Proteinurie, Niereninsuffizienz). Häufig werden auch intestinale Symptome beobachtet (Blähungen, chronische Diarrhoe).

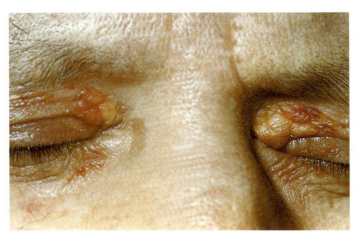

Abb. 104. *Ödematöse, gelbliche Läsionen mit hämorrhagischer Note bei Amyloidose*

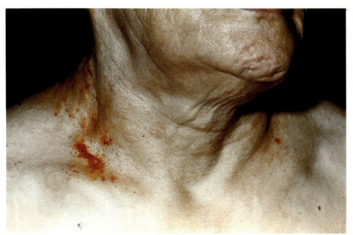

Abb. 105. *Gelbliche Papeln mit hämorrhagischer Note am Hals bei Amyloidose*

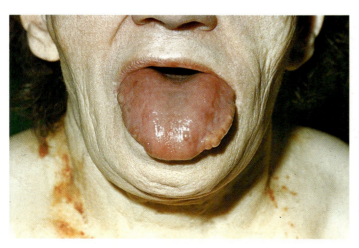

Abb. 106. *Makroglossie bei Amyloidose. Am Zungenrand schimmert das abgelagerte Amyloid gut durch*

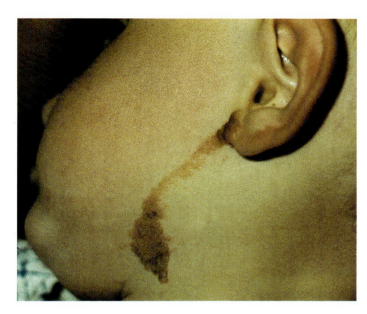

Abb. 107. *Gelblich-brauner Naevus sebaceus am Hals*

Die klinische Diagnose stellt man an Hand der xanthomähnlichen, wachsartigen, durchscheinenden Papeln und der leichten Blutung auf geringe Traumen. Danach sollen histologische Untersuchung und Suche nach monoklonalen Immunglobulinen oder Leichtketten-Erkrankungen (mit oder ohne Myelom) folgen. Von den familiären Amyloidosen soll hier nochmals auf das früher abgehandelte schmerzhafte urtikarielle Exanthem beim Muckle-Wells-Syndrom hingewiesen werden.

Naevus sebaceus

Dieser Naevus ist auf der behaarten Kopfhaut oder im Gesicht lokalisiert und meist bereits bei der Geburt vorhanden. Der Naevus ist scharf begrenzt, leicht erhaben, flach und weist häufig eine verruköse Oberfläche auf. Die Farbe der Bildung ist gelblich, orangefarben und besteht hauptsächlich aus Talgdrüsen. Die Konfiguration des Naevus ist häufig linear oder bogig. Vor allem Dermatologen und Pädiater müssen wissen, daß ein ausgedehnter, linearer Naevus sebaceus mit Epilepsie, mentaler Retardierung, sowie mit krankhaften Erscheinungen am Herzen, an den Augen und im Knochensystem assoziiert werden kann (epidermales Naevus-Syndrom). Es war das Verdienst von Schimmelpenning, Feuerstein und Mims, die neurokutane Assoziierung hervorzuheben [35] (Abb. 107).

Tumor sebaceus

Diese Tumoren am Kopf und Stamm sind gelblich-rot, 2–10 mm Durchmesser groß, rund, fest, scharf begrenzt, kuppelförmig erhaben oder flach. Bei multiplen derartigen familiären „Tumoren" unterschiedlicher Art (Talgdrüsen-Hyperplasien, Adenome, Epitheliome, Karzinome) mit oder ohne assoziierten Keratoakanthomen muß man an das paraneoplastische Torre-Muir-Syndrom denken.

Die viszeralen Tumoren sind häufig multipel und betreffen hauptsächlich den Dickdarm, andere Teile des Magen-Darm-Traktes oder den Kehlkopf. Die Prognose der multiplen Tumoren ist trotzdem relativ gut, weil diese meist semimaligne sind und nur langsam wachsen.

Juveniles Xanthogranulom

Das Krankheitsbild betrifft Säuglinge und Kleinkinder und heilt spontan ab. Es wird aus proliferierenden, lipidspeichernden Histiozyten gebildet (benigne Histiozytose).

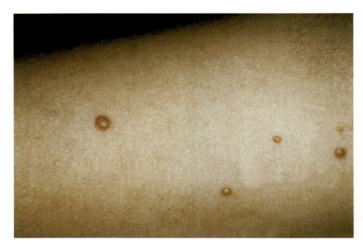

Abb. 108. Juveniles Xanthogranulom

Die Hauterscheinungen sind entweder bei
der Geburt vorhanden oder sie entstehen in
den ersten 6–7 Lebensmonaten. Die Papeln
oder Knoten auf der behaarten Kopfhaut, am
Hals am Stamm und an den proximalen Anteilen der Extremitäten wachsen relativ schnell,
sind 0,5–1,0 cm groß, sind solitär oder multipel, haben eine gelblich-rote Farbe und eine
halbkugelige Form. Die Läsionen wachsen auf
eine bestimmte Größe an, um sich dann in 1–2
Jahren zurückzubilden. In 10 % der Fälle,
besonders bei großknotigen Formen, können
auch innere Organe (Gehirn, Augen, Lunge,
Herz, Leber, Hoden und Oropharynx) mitbetroffen werden [36] (Abb. 108).

Nekrobiotisches Xanthogranulom

Es handelt sich um multiple, zur Ulzeration
neigende, orangengelbe, evtl. bräunlich-rote
oder fliederfarbene Papeln und Knoten, gelegentlich auch kleinere Plaques. Sie lokalisieren
sich in erster Linie periorbital, kommen aber
auch anderswo vor. Es ist vom Gesichtspunkt
der korrelativen Dermatologie ein wichtiges
Krankheitsbild, weil es immer mit einer monoklonalen Paraproteinämie (meist IgG), evtl.
auch mit einem Lymphom oder mit einem Myeloma multiplex einhergeht. Es ist vorstellbar,
daß sich das zirkulierende Paraprotein an den
Lipoprotein-Rezeptoren des Histiozyten bindet, in die Zelle eindringt und so die Entstehung
einer „Schaumzelle" induziert [37].

Dermadrome mit besonderer Anordnung der Papeln

Papeln in anulärer Anordnung

Granuloma anulare. Diese asymptomatische
Bindegewebserkrankung unbekannter Genese
geht mit einer granulomatösen Entzündung
einher und ist durch ringförmige, infiltrierte
Läsionen gekennzeichnet.

Die Primäreffloreszenzen sind feste, halbkugelige, hautfarbene, blaßrote oder livide
Papeln, die durch peripheres Wachstum und
zentraler Rückbildung eine ring oder halbkreisförmige Form annehmen. Die Oberfläche
der Papeln ist glatt, weil sie nicht zu sekundären Veränderungen neigen. Lokalisierte
Formen betreffen vor allem Kinder und junge
Erwachsene. Die 1–5 cm großen Herde sind
auf den Extremitäten, vor allem an Händen,
Unterarmen, Füßen und Unterschenkeln lokalisiert. Generalisierte Formen kommen
hauptsächlich bei mehr als 40jährigen (Frau-
en) vor. Hier haben die disseminierten Herde
einen Durchmesser von 2–5 mm und die
anuläre Anordnung fehlt häufig. Beim sorgfältigen Suchen findet man jedoch immer auch
einige anulär angeordnete Papeln. Die Prädilektionsstellen der disseminierten Variante
sind der Stamm und die großen Beugen. Nicht
selten konfluieren die Herde zu wellenförmig
konfigurierten, blaß-lividen, leicht infiltrier-

ten erythematösen Plaques, aber an den Rändern erkennt man auch hier eine Tendenz zur Ringbildung (Abb. 109, 110).

Die Beziehungen des Granuloma anulare zu innerorganischen Erkrankungen ist der Gegenstand zahlreicher Mitteilungen, aber diese Frage ist bis heute nicht eindeutig beantwortet. Meist wurde die Beziehung des Granuloma anulare, in erster Linie der generalisierten Formen, zum Diabetes mellitus beschrieben. (Ein latenter Diabetes wurde bei 1/3 der Patienten, ein manifester Diabetes in 21 % der Fälle gefunden.) Gleichfalls bei den generalisierten Formen wurden häufiger Veränderungen bei den Serumlipiden, sowie antinukleäre und antithyreoidale Antikörper gesehen. Diese Beobachtungen machen auf die Notwendigkeit gezielter Untersuchungen von Patienten mit generalisiertem Granuloma anulare aufmerksam [38].

Sarkoidose. Die Sarkoidose kann sich auf der Haut auch in Form anulärer, infiltrierter Läsionen manifestieren (zirzinäre Sarkoidose).

Häufigste Lokalisationen sind das Gesicht, der Hals und die Extremitäten, wo sich die anulären Herde symmetrisch anordnen.

Die Papeln bei der Sarkoidose sind leicht durchscheinend, bräunlich-livide, bräunlich-rot, von Fall zu Fall auch bräunlich-gelb. Wegen des peripheren Wachstums und der zentralen Rückbildung sind die Herde im Zentrum leicht atrophisch, eventuell auch schuppend. Die ringförmige oder halbkreisförmige

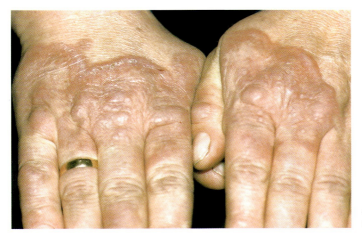

Abb. 109. Granuloma anulare mit eleviertem Rand

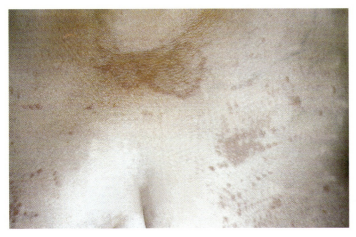

Abb. 110. Granuloma anulare disseminatum bei Diabetes mellitus

Konfiguration kann auch so entstehen, daß sich die inneren Anteile der vorhandenen Herde zurückbilden. Es kommt auch vor, daß die Sarkoidose Granuloma-anulare-artig in Erscheinung tritt. Klinisch diagnostisch verwertbar sind die Farbe der Papeln (bei Granuloma anulare sind die Papeln hautfarben), ihre Form (die Papeln der Sarkoidose sind flach) und die Qualität der Haut im Zentrum der Herde (bei Granuloma anulare fehlen die Atrophie und die Schuppung).

Elastosis perforans serpiginosa. Diese umschriebene Erkrankung des Bindegewebes ist wahrscheinlich erblich und wird durch eine transepidermale Eliminierung der elastischen Fasern gekennzeichnet. Es handelt sich um ein wichtiges Dermadrom, weil beinahe in der Hälfte der Fälle irgendwelche Stoffwechsel- oder Bindegewebserkrankungen den Hintergrund bilden (Down-Syndrom, Osteogenesis imperfecta, Ehlers-Danlos-Syndrom Typ IV, Pseudoxanthoma elasticum, Cutis laxa, Marfan-, Rothmund-Thomson-Syndrom, Morbus Wilson und Zystinurie (Behandlung mit Penicillamin).

Betroffen sind vor allem junge Männer. Die Läsionen finden sich im Nacken und am Hals, seltener auch im Gesicht, in den Ellenbeugen und an den Knien. Die typischen, hell- bis dunkelroten, kegelförmigen Papeln mit einem keratotischen Zapfen ordnen sich kreis- und hufeisenförmig oder in wellenförmigen Linien

an. An den Rändern können neue Papeln erscheinen, während die älteren Läsionen ein leicht hyperpigmentiertes, gering atrophisches Areal hinterlassen. In der Regel kommt es nach Jahren zu einer spontanen Rückbildung (Abb. 111).

Die Diagnose stellt man an Hand der typischen kegelförmigen, keratotischen Papeln, sowie durch die Lokalisation und Konfiguration der Läsionen. Eine histologische Untersuchung kann dann die klinische Diagnose bestätigen. Differentialdiagnostisch müssen das Granuloma anulare, die Sarkoidose und die Porokeratosen in Betracht gezogen werden [17].

Kennzeichnende Lokalisationsmuster

Periorbitale Region und Gesicht

Lipoidproteinose (Hyalinosis cutis et mucosae). Es handelt sich hierbei um eine seltene, autosomal rezessiv vererbte Erkrankung, bei der bis jetzt nicht definierte Lipoproteine in verschiedene Organe eingelagert werden. Betroffen sind die Haut, die Schleimhäute, der Magen-Darm-Trakt, die oberen Luftwege und viszerale Organe (Zentralnervensystem). Neuerdings wird das Hyalin, welches elektronenmikroskopisch eine fibrogranuläre Struktur

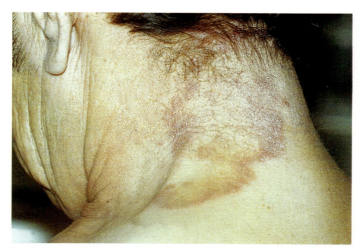

Abb. 111. Bogig konfigurierte Elastosis perforans serpiginosa

aufweist, auf die Vermehrung des Typ-IV-Kollagens zurückgeführt. Dieser Kollagen-Typ ist ein Hauptbestandteil der Basalmembran. In diesem Sinne kann die Lipoproteinose als Systemerkrankung der Basallamina (Perizyten, Endothelzellen) aufgefaßt werden.

Die Krankheitssymptome beginnen mit chronischer Heiserkeit (Befall der Stimmbänder) und mit Verdickung der Augenlider bereits in der frühen Kindheit. An den freien Rändern der Lider erscheinen 2–3 mm große, gelbliche, weiße, elfenbeinfarbige Papeln, die sich perlschnurartig anordnen. Die Papeln führen später auch zum Ausfall der Wimpern. Anschließend treten periorbital und perioral, sowie an der Stirn, am Hals und auf den Handrücken linear oder netzartig dicht nebeneinander angeordnete Papeln, die zunächst einzeln stehen, dann miteinander konfluieren. Wegen der großer Zahl von Papeln periorbital werden die Augen denen von Papageien ähnlich. Die Gesichtshaut wird wulstig bzw. uneben und erinnert so an eine Zitronenhaut.

Eine ähnliche Substanz wird auch in die Mundschleimhaut eingelagert, wodurch später die Lippen dicker und nach außen gestülpt werden. Die Zunge wird leicht dicker, holzbrettartig und verdichtet, so daß der Patient seine Zunge nicht ausstrecken kann.

Die häufigsten Symptome von seiten des Nervensystems sind eine Epilepsie vom Temporallappen-Typ, obstruktive respiratorische Erscheinungen und eine Dysphagie. Die Diagnose kann man schnell an Hand der frühzeitigen Heiserkeit, der perlschnurartig angeordneten Papeln an den Augenlidern und der Bewegungseinschränkung der Zunge stellen. Differentialdiagnostisch muß man an die Amyloidose und an die erythropoetische Protoporphyrie denken.

Zentrofaziale Papeln

Morbus Pringle (tuberöse Sklerose). Das Adenoma sebaceum, mit zentrofazialem Sitz (an der Nase, um die Nasolabialfalten, am Kinn und an der Stirn) ist zwar ein pathognomonisches, jedoch kein frühzeitiges Zeichen des Morbus Pringle. Es erscheint im Alter von 4–10 Jahren und ist bei den über 5jährigen zu 90 % vorhanden. Die Bezeichnung „Adenoma

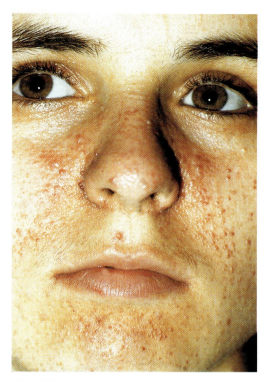

Abb. 112. *Zahlreiche, halbkugelige Papeln in der Nasolabialfalte beiderseits und am Kinn bei Morbus Pringle*

sebaceum" ist in Wirklichkeit unrichtig, weil es sich dabei nicht um eine Vermehrung der Talgdrüsen, sondern histologisch um Angiofibrome und entwicklungsgeschichtlich um Hamartome handelt.

Die 1–4 mm großen, rosafarbenen, blaßroten, halbkugeligen Papeln mit glatter Oberfläche erscheinen zuerst symmetrisch in den Nasolabialfalten. Später werden die Papeln größer, zahlreicher und von zarten Teleangiektasien umgeben. Da das Adenoma sebaceum bis zum Ende des ersten Lebensjahres nur bei 13 % der Patienten nachweisbar ist, sucht man bei frühzeitigen epileptischen Anfällen nicht diese Papeln, sondern die hypopigmentierten Flecke. Die anderen innerorganischen Manifestationen wurden bereits auf S. 63 beschrieben (Abb. 112).

Streckseiten

IgM-Speicherpapeln (kutane Makroglobulinämie). Diese Papeln erscheinen relativ frühzeitig und sind typisch für die Makroglobulinämie Waldenström. Elektronenmikroskopisch sieht man eine feine granuläre Struktur der Papeln, die chemisch einer Ablagerung von IgM entspricht [39]. Die Erscheinungen sind auf der Streckseite der Extremitäten und auf dem Rücken lokalisiert. Typisch ist ihre große Zahl am Ellbogen und um die Knien. Die Hautläsionen bestehen aus 1–6 mm Durchmesser großen, rosafarbenen bis blaßrot-braunen (gelegentlich mit hämorrhagischer Note), halbkugelig erhabenen (perlartigen) Papeln mit glatter Oberfläche. Die Papeln wirken durchscheinend und sind so häufig bläschenähnlich. Die Speicher-Papeln haben nur eine diagnostische Bedeutung, da sie mit dem klinischen und labortechnischen Verlauf keine Parallele aufweisen.

Lumbosakralregion

Bindegewebsnaevus (shagreen patch). Dieses Bindegewebshamartom lokalisiert sich auf dem Stamm, ist jedoch häufiger in der Lumbosakralregion zu finden. Die hautfarbenen, später gelblich-braunen oder blaßrosafarbenen, flach aus dem Hautniveau erhabenen Papeln treten in der Regel gruppiert nach der Pubertät in Erscheinung. Später können die Papeln zu mehrere cm großen Herden konfluieren und gestalten so die Hautoberfläche uneben, pflastersteinartig. Im Bereich der Läsionen sind die Follikelöffnungen eingezogen, wodurch die Hautoberfläche auch „orangenschalenartig" wird. Der Bindegewebsnaevus kommt auch bei sonst Gesunden vor, begleitet jedoch bei 70–80 % der Patienten solitär oder multipel die tuberöse Sklerose, seltener auch das Buschke-Ollendorf-Syndrom.

Hände und Füße

Koenen-Tumoren. Diese periungualen oder subungualen Fibrome sind kennzeichnend für den Morbus Pringle. Sie erscheinen um die Pubertät herum. Da sie relativ spät in Erscheinung treten, ist ihre diagnostische Bedeutung nicht allzu groß. Klinisch handelt es sich um 1–10 mm große, feste, rosafarbene, seltener auch bräunlich-rote Papeln mit glatter Oberfläche, die hauptsächlich an den Zehen lokalisiert sind.

Gottron-Papeln. Die für die Dermatomyositis typischen lividen, lichenifizierten Papeln wurden auf S. 99 beschrieben

Literatur

1. Boyd AS, Neldner KH (1991) Lichen planus. J Am Acad Dermatol 25: 593-619
2. Gianotti F (1979) Papular acrodermatitis of childhood and other papulo-vesicular acro-located syndromes. Br J Dermatol 100: 49–59
3. Török L, Darozy J, Korom I (1987) Lichen myxoedematosus. Aktuel Dermatol 13: 174–176
4. Fritsch P, et al (1981) Das Multiple-Hamartome-Syndrom. Hautarzt 32: 285–291
5. Greither A (1980) Pruritus und Prurigo. Hautarzt 31: 397–405
6. Török L (1989) Die Beziehungen ekzematöser Dermatosen zu Systemerkrankungen (ungarisch). Börgyogy. Vener Szle 63: 1–4
7. Saurat J-H (1985) Eczema in primary immunedeficiencies. Acta Dermatol Venerol 114: 125–128
8. Ring J, Landthaler M (1989) Hyper-IgE syndromes. In: Fritsch P, Schuler G, Hintner H (Hrsg) Immunodeficiency and skin. (Current problems in dermatology, vol 18). Karger, Basel, S 79–88
9. Vieluf D, et al (1989) Eczematous skin lesions in X-linked immunodeficiency with hyper-IgM. In: Fritsch P, Schuler G, Hintner H (Hrsg) Immunodeficiency and skin. (Current problems in dermatology, vol 18). Karger, Basel, S 60–65
10. Archer E, Chaung T, Hong R (1990) Severe eczema in a patient with Di George's syndrome. Cutis 45: 455–459
11. Goodman D, et al (1987) Prevalence of cutaneous disease in patients with acquired immunodeficiency syndrome (AIDS) or AIDS-related complex. J Am Acad Dermatol 17: 210–220
12. Malek B, et al (1991) Die Histiozytosis X des Erwachsenenalters. Z Hautkrankh 67: 40–46
13. Miller SJ (1989) Nutritional deficiency and the skin. J Am Acad Dermatol 21: 1–30
14. Williams ML (1989) Biotin-responsive multiple carboxylase deficiency and immunodeficiency. In: Fritsch P, Schuler G, Hintner H (Hrsg) Immunodeficiency and skin. (Current problems in dermatology, vol 18). Karger, Basel, S 89–92

15. Plewig G, Kligman AM (1993) Acne and rosacea. Springer, Berlin Heidelberg New York
16. Betti R, et al (1990) Incidence of polycystic ovaries in patients with late-onset or persistent acne: hormonal reports. Dermatologica 181: 109–111
17. Török L, Tápai M, Középessy L (1995) Chronische Niereninsuffizienz mit erworbener perforierender Dermatose. Hautarzt 46: 121–123
18. Rongloletti F, et al (1989) Fibrofolliculomas, tricodiscomas and acrochordons (Birt-Hogg-Dube) associated with intestinal polyposis. Clin Exp Dermatol 14: 72–74
19. Gardner SS, Solomon AR (1991) Cutaneous and cardiac myxomas: an important association. Semin Dermatol 10: 148–151
20. Atherton DJ, et al (1980) A syndrome of various cutaneous pigmented lesions, myxoid neurofibromata and atrial myxoma: the NAME syndrome. Br J Dermatol 103: 411–429
21. Degos R (1979) Malignant atrophic papulosis. Br J Dermatol 100: 1–35
22. Englert HJ, et al (1984) Degos' disease: association with anticardiolipin antibodies and the lupus anticoagulant Br Med J 289: 576
23. Török L, et al (1993) Systemic lupus erythematosus with pigmented skin. Cutis 51: 433–436
24. Grosshans E, Cribier B (1990) Kalzinosen der Haut. Hautarzt (Suppl X) 41: 6–65
25. Parker F (1985) Xanthomas and hyperlipidemias. J Am Acad Dermatol 13: 1–30
26. Braun-Falco O, Eckert F (1991) Macroscopic and microscopic structure of xanthomatous eruptions. In: Vermeer BJ, et al (Hrsg) Metabolic disorders and nutrition correlated with skin. Karger, Basel, S 54–62
27. Vermeer BJ, Leuven JG (1991) New aspects of xanthomatosis and hyperlipoproteinemia. In: Vermeer BJ, et al (Hrsg) Metabolic disorders and nutrition correlated with skin. Karger, Basel, S 63–75
28. Winkelmann RK, Mcevoy MT (1991) Diffuse-plane normolipemic xanthoma with aortic-valve xanthoma. Clin Exp Dermatol 16: 38–40
29. Knobler RM, et al (1990) Xanthoma disseminatum with progressive involvement of the central nervous and hepatobiliary systems. J Am Acad Dermatol 23: 341–346
30. Sepp N, et al (1990) Amyloid elastosis: analysis of the role of amyloid P component. J Am Acad Dermatol 22: 27–34
31. Dalziel KL, et al (1990) Elastic fibre damage induced by low-dose D-penicillamine. Br J Dermatol 123: 305–312
32. Breathnach SM, Balck MM (1979) Systemic amyloidosis and the skin: a review with special emphasis on clinical features and therapy. Clin Exp Dermatol 5: 517–536
33. Ruzicka T, et al (1990) Kutane Amyloidosen. Hautarzt 41: 245–255
34. Yoneda K, et al (1990) Elastolytic cutaneous lesions in myeloma-associated amyloidosis. Arch Dermatol 126: 657–660
35. Nuno K, Mihara M, Shimao S (1990) Linear sebacceous nevus syndrome. Dermatologica 181: 221–223
36. Flach DB, Winkelmann RK (1986) Juvenile xanthogranuloma with central nervous system lesions. J Am Acad Dermatol 14: 405–411
37. Abeck D, et al (1991) Nekrobiotisches Xanthogranulom bei Paraproteinämie. Aktuel Dermatol 17: 315–318
38. Dabski K, Winkelmann RK (1989) Generalized granuloma annulare: clinical and laboratory findings in 100 patients. J Am Acad Dermatol 20: 39–47
39. Mascaro JM, et al (1982) Specific cutaneous manifestations of Waldenström's macroglobulinemia. A report of two cases. Br J Dermatol 106: 217–222

9. Plaqueförmig infiltrierte Dermadrome

Als Plaques werden aus dem Hautniveau flach erhabene, oberflächliche, horizontal gerichtete Infiltrate bezeichnet, die über 1 cm groß sind. Die Vermehrung der Hautbestandteile betrifft sowohl die Epidermis, als auch die Kutis. Eine Plaque kann durch Konfluierung von Papeln, aber auch de novo entstehen. Bei der Untersuchung plaqueförmiger Erscheinungen spielt neben der Inspektion (Farbe, Oberflächenzeichnung, sekundäre Veränderungen) auch der Tastbefund eine wichtige Rolle, wodurch man die Tiefe des Infiltrates, seine Ausdehnung und Konsistenz, sowie seine Druckempfindlichkeit feststellen kann. Bei der Beschreibung plaqueförmiger Hauterscheinungen wird die Farbe der Läsionen zugrundegelegt (Tabelle 22).

Tabelle 22. Plaqueförmige Infiltrate

gelb	rotbraun
lividrot	Facies leontina

Gelbliche und gelblich-rötliche Plaques

Necrobiosis lipoidica (diabeticorum). Es handelt sich hierbei um eine granulomatöse Dermatose unbekannter Genese, die mit einer Degeneration des dermalen Bindegewebes (Kollagen) einhergeht und häufig mit einem Diabetes mellitus assoziiert ist und dessen Dermadrom darstellt [1].

Diese Dermatose kommt bei 0,3 % der Diabetiker vor, betrifft häufiger Kinder als Erwachsene und ist dreimal häufiger bei Frauen als bei Männern. Bei der Necrobiosis lipoidica kann man zu 60 % einen Diabetes mellitus nachweisen. Bei 20 % der Patienten liegen eine verminderte Glucosetoleranz oder eine Zuckerkrankheit in der Familie vor, bei weiteren 20 % ist jedoch der Kohlenhydratstoffwechsel völlig normal. (Ein Diabetes fehlt gewöhnlich bei extracruralen Formen der Necrobiosis lipoidica.) Die Dermatose ist sowohl für den Typ-I-, als auch den Typ-II-Diabetes kennzeichnend. Zwischen der Schwere der Stoffwechselstörung und der Hauterscheinungen besteht keine Parallelität. Aus diesem Grunde bildet sich die Necrobiosis lipoidica auch bei der besten Einstellung des Diabetes nicht zurück.

Die Pathogenese der Necrobiosis lipoidica ist noch nicht bekannt. Es könnten jedoch die diabetische Mikroangiopathie (Ischämie, Extravasation von Plasmaproteinen) und die gesteigerte Antwort des Bindegewebes auf Traumen und Entzündungen als Folge der Schädigung der Kollagenfasern hierbei eine Rolle spielen. Neuerdings werden zur Erklärung auch immunologische Reaktionen herangezogen (Immunkomplex-Vaskulitis).

Die Läsionen finden sich bei 90 % der Patienten an den Unterschenkeln, über der Tibia; die restlichen 10 % können überall (Gesicht, behaarte Kopfhaut, Handrücken) angetroffen werden. Es gibt solitäre und multiple Herde. Die Necrobiosis lipoidica beginnt mit einer gut umschriebenen Papel oder mit einem Knoten und entwickelt sich zu einer ovalen oder bizarr konfigurierten, in der Mitte leicht eingesunkenen, gelblich-braunen, elfenbeinfarbenen Plaque weiter (die gelbliche Farbe rührt von der Ablagerung von Lipiden bzw. vom Karotin her). In der Herdmitte ist die Haut wegen der Atrophie verdünnt, gespannt und leuchtend, wogegen der Herdrand, infolge der Aktivität des Prozesses rötlich-livid und leicht erhaben ist. In den Herden trifft man häufig ausgeprägte ramöse Teleangiektasien größerer Gefäße. Beim Überwiegen einer Fibrose dominiert ein sklerodermiformer Aspekt. Durch Wachstum und Konfluierung einzelner Herde können sich mehrere cm große, unregelmäßig konfigurierte Plaques bilden. Die Necrobiosis lipoidica verursacht keine Beschwerden, kann aber exulzerieren und wird dann sehr therapieresistent (Abb. 113).

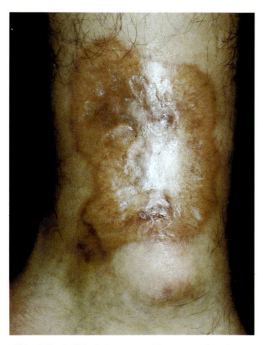

Abb. 113. Gelblich-brauner, sklero-atrophischer Herd bei Necrobiosis lipoidica diabeticorum

Anfänglich erinnern die Herde an ein Granuloma anulare und an eine Sarkoidose. Die voll ausgebildete Dermatose ist dagegen leicht erkennbar. Die Patienten müssen in allen Fällen auf Diabetes mellitus untersucht werden und es empfiehlt sich bei normalen Blutzuckerwerten, diese weiterhin zu kontrollieren.

Die gleichfalls gelbliche Xanthome und xanthomartige Dermatosen wurden im vorigen Abschnitt abgehandelt.

Nekrobiotisches Xanthogranulom. Diese selbständige Entität mit kennzeichnenden klinischen, histologischen und labortechnischen Daten wurde 1980 von Kocsard und Winkelmann beschrieben [2]. Vom Standpunkt der korrelativen Dermatologie her ist das Krankheitsbild insofern von Bedeutung, da es in der Regel mit einer mono- oder polyklonalen Paraproteinämie, seltener mit einem Myeloma multiplex assoziiert ist [2].

Betroffen sind davon in erster Linie ältere Erwachsene. Es kann überall auftreten, bevorzugt jedoch in der periorbitalen Region. Nächsthäufige Lokalisationen sind der Hals, der Nacken und der obere Stamm. Klinisch sieht man gelblich-rote papulo-nodöse und plaqueförmige Läsionen. Die voll ausgebildeten Herde sind mehrere cm große, selten konfluierende, gut umschriebene, in der Mitte abgeflachte, gelblich-rote, feste Plaques. Der Herd ist rot umrandet. Dieser Farbton setzt sich zur gelblich-roten Herdmitte hin mit einem lividen Streifen fort. In fortgeschrittenen Stadien kann der Herd oberflächlich nekrotisch werden und exulzerieren. Histologisch sieht man in der Dermis und Subkutis eine Degeneration des Kollagens mit Nekrose und ausgeprägter Granulombildung sowie Touton'sche Riesenzellen.

Man kann das Krankheitsbild mit der Necrobiosis lipoidica verwechseln, aber die typische Lokalisation, die Paraproteine, die beschleunigte Blutsenkung, das Fehlen einer Kohlenhydratstoffwechselstörung und die histologische Untersuchung sichern die richtige Diagnose.

Erythema elevatum et diutinum. Diese chronische Dermatose beruht auf einer besonderen vaskulitischen Reaktion und wird von akral lokalisierten Papeln, Plaques und Knoten gebildet. In der korrelativen Dermatologie rührt ihre Bedeutung von der möglichen Assoziierung mit einer monoklonalen Gammopathie (IgA), mit Myeloma multiplex und Morbus Crohn her.

Die Dermatose kommt in jedem Lebensalter vor, häufiger jedoch bei Erwachsenen. Die multiplen, zu Beginn roten, lividen, gut abgrenzbaren Papeln sind an den Akren über den Knochen in symmetrischer Anordnung lokalisiert. Man sieht die Läsionen vor allem an den Händen, an den Ellenbögen und Knien, sowie im Gesäßbereich, aber sie können auch die benachbarten Regionen befallen. Die einzelnen Läsionen haben eine runde oder ovale Form und eine glatte Oberfläche. Die Papeln können im weiteren Verlauf zu unregelmäßig konfigurierten, gelblich-roten, erhabenen Plaques („elevatum") oder Knoten konfluieren, die dann lange bestehen bleiben (diutinus =

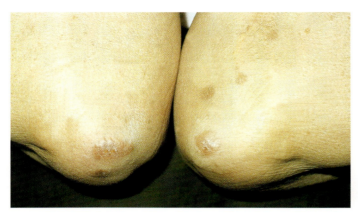

Abb. 114. Erythema elevatum et diutinum am Ellenbogen

langzeitig bestehend). Die bei Betastung fest wirkenden Papeln erhalten ihre gelbliche Farbe vom eingelagerten Cholesterin. Ihre Oberfläche kann sekundäre Veränderungen aufweisen. Histologisch sieht man ein sehr ausgeprägtes Infiltrat aus neutrophilen Leukozyten mit einer leukozytären Vaskulitis (Abb. 114).

Krankheitsbilder mit einem ausgeprägten Infiltrat aus Neutrophilen in der Epidermis und Dermis (subkorneale pustulöse Dermatose, akute, febrile, neutrophile Dermatose, Erythema elevatum et diutinum, Pyoderma gangraenosum) werden unter der Bezeichnung „neutrophile Dermatosen" zusammengefaßt. Die Gemeinsamkeit besteht in ihrer häufigen Assoziierung mit Systemerkrankungen, wie die myeloproliferativen Krankheitsbilder, die monoklonalen Gammopathien (IgG, IgA) und entzündliche Erkrankungen [3].

Lividrote Plaques

Lupus erythematodes discoides (DLE). Dies ist die typische Manifestation eines kutanen, chronischen Lupus erythematodes. Es sei allerdings vermerkt, daß etwa 15 % der Patienten mit SLE zu Beginn diskoide Läsionen aufweisen können, und daß im Verlauf eines SLE bei 25 % auch diskoide Läsionen der Haut angetroffen werden können. Wenn man also bei einem Patienten Läsionen eines Lupus erythematodes discoides sieht, kann man nur an Hand einer ausführlichen Anamnese und nach physikalischen, immunhistologischen und labortechnischen Daten entscheiden, wo sich die Erscheinungen im Spektrum der Erkrankung situiert sind [4].

Die diskoiden Läsionen können lokalisiert (Kopf, Hals) oder disseminiert (Stamm und Extremitäten) sein. Zunächst erscheint eine bräunlich-rote, später eine kennzeichnend livide,

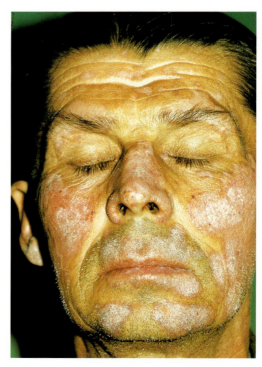

Abb. 115. Multiple Herde eines diskoiden Lupus erythematodes im Gesicht

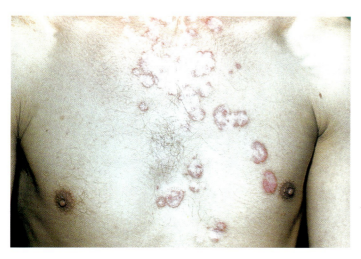

Abb. 116. Anuläre, in der Mitte vernarbende Herde beim disseminierten, diskoiden Lupus erythematodes

scharf begrenzte, flach erhabene Papel, die zu einer mehrere cm großen, runden, scheibenförmigen (diskoiden) Plaque auswächst. Aktive Läsionen haben einen erythematösen, nicht selten auch hyperpigmentierten Rand. Die Follikelöffnungen sind erweitert, hyperkeratotisch und gestalten, zusammen mit einer festhaftenden kleinlamellösen Schuppung und den Teleangiektasien das typische Erscheinungsbild des DLE. Später wird die Herdmitte narbig und/oder atrophisch und nicht selten depigmentiert (die Atrophie und die Vernarbung unterscheiden diese Form vom subakuten Lupus erythematodes). Es kommt vor, daß man nur auf den Ohren und auf der behaarten Kopfhaut atrophische, schuppende, mit Pigmentstörung einhergehende Läsionen antrifft, die die Diagnose entscheiden (Abb. 115, 116).

Der diskoide Lupus erythematodes muß von der polymorphen Lichtdermatose (keine follikuläre Hyperkeratose oder Dyschromie, Atrophie und Narbenbildung), von der Psoriasis (keine Atrophie), von lymphozytären Infiltraten der Haut (keine Hyperkeratose oder Narbenbildung), vom Lichen ruber planus (Einzelheiten des klinischen Bildes) und von der Sarkoidose (Histologie) abgetrennt werden.

Der Krankheitsverlauf: in 95 % der Fälle bleibt der DLE auf die Haut beschränkt, in etwa 5 % ist mit einem Übergang in einen SLE zu rechnen. So gesehen hat der lokalisierte DLE eine bessere Prognose, weil bei der disseminierten Form der Übergang in einen SLE häufiger ist. (Aus diesem Grunde ist die Unterscheidung zwischen lokalisierten und disseminierten Formen von prognostischer Bedeutung.) Ein aus dem DLE entwickelter SLE (Untertyp DLE-SLE) hat allerdings eine bessere Prognose, weil es dabei zu keiner Nierenbeteiligung kommt und der Verlauf in der Regel günstiger ist.

Hinweise auf einen Übergang von DLE in SLE sind klinische Zeichen, wie Schwächegefühl, rezidivierende subfebrile Temperaturen, Gelenksbeschwerden, Effluvium oder Alopezie, Raynaud-Symptome und Lymphknotenschwellung. Labortechnisch sprechen ungeklärte Anämien, Leukopenie, Hypergammaglobulinämie, höhere ANA-Titer und die Immunablagerungen in der klinisch unauffälligen Haut für einen Übergang [5].

Disseminiertes Kaposi-Sarkom. Diese neoplastische Erkrankung geht von den Endothelzellen (Lymphe?) aus und weist in seiner epidemischen und disseminierten Form in der Regel auf einen Immundefekt hin. Am bekanntesten ist das Kaposi-Sarkom in Verbindung mit AIDS, welches gleichzeitig auch als diagnostisches Kriterium für AIDS gilt. Es ist interessant, daß AIDS-Kranke mit Kaposi-Sarkom einen besseren Immunstatus haben, als Patienten mit opportunistischen Infektionen. Dadurch verläuft

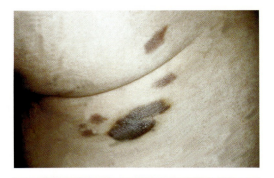

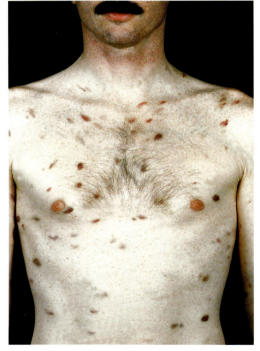

Abb. 117–118. Bräunlich-rote Plaques beim Kaposi-Sarkom

auch ihre Erkrankung langsamer. Das Kaposi-Sarkom kann jedoch auch bei Immunmangelerkrankungen anderer Genese in Erscheinung treten (iatrogener Immundefekt).

Das Kaposi-Sarkom bei AIDS betrifft fast ausschließlich homosexuelle Männer; sein Anteil bei AIDS-Kranken ist etwa 20 %.

Das disseminierte Kaposi-Sarkom kann an der Haut und an den Schleimhäuten überall in Erscheinung treten, die ersten Herde sieht man

jedoch am Kopf, am Hals und am oberen Stamm. Die initialen Veränderungen sind längliche, streifenförmige, häufig in den Spaltlinien der Haut lokalisierte, flache Flecke, dann Papeln. Später nehmen diese Läsionen eine livide oder bräunliche Farbe an und werden leicht erhaben. Im fortgeschrittenen Stadium erscheinen disseminiert am gesamten Integument streifenförmige, infiltrierte Herde als Plaques oder später als Noduli und größere Knoten [6] (Abb. 117–119).

Die Diagnose der voll ausgebildeten Erkrankung bereitet keine besonderen Schwierigkeiten. Im Falle initialer Veränderungen bei jungen Männern in Form streifenförmiger, makulöser oder lividroter, infiltrierter Herde muß die Histologie die Diagnose bestätigen. Differentialdiagnostisch müssen bei solitär beginnenden Herden Angiome, der Glomustumor und später, wenn bereits mehrere Herde vorliegen, die bazilläre Angiomatose, die Sarkoidose und die kutanen Lymphome in Betracht gezogen werden [7].

Sarkoidose. Der Anteil spezifischer Läsionen bei der Sarkoidose ist etwa 10–35 %. Die Diagnose stellt man in der Regel nur histologisch, obwohl es bestimmte Hautmanifestationen gibt, bei denen man an Sarkoidose denken kann. Diese sind die flachen, gut abgrenzbaren Papeln in der Periorbitalregion, die früher erwähnten anulären, infiltrierten Herde und die nachfolgend zu beschreibenden plaqueförmigen Varianten.

Die Plaques bei der Sarkoidose sind lividrot, leicht durchscheinend, gut abgrenzbar und sind an ihrer Oberfläche häufig durch Teleangiektasien durchzogen. Besonders typisch sind die Plaques auf der Nase, an den Ohren, an den Händen und an den Füßen, die man auch als Lupus pernio bezeichnet (Sarkoidose nach Art von Erfrierungsknoten). An den Sarkoidose-Plaques kann man bei Glasspateldruck gelblich-braune Flecke nachweisen (Speicherung von Lipofuszin in den Epitheloidzellen). Diagnostisch verwertbar ist auch die Tatsache, daß die Papeln und Plaques bevorzugt in Operationsnarben in Erscheinung treten [8] (Abb. 120).

Der Lupus pernio liefert Hinweise auf die fibrotische Sarkoidose und zeigt gleichzeitig

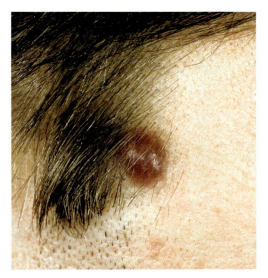

Abb. 119. Knotiges Kaposi-Sarkom bei AIDS

häufiger eine persistierende und progressive Sarkoidose der Luftwege (pulmonale Sarkoidose) an. Diese Variante signalisiert auch eine Beteiligung der Knochen und der inneren Organe (Milz, Leber, Nieren).

Klinisch muß man die Hauterscheinungen vom Granulome anulare, vom Lupus erythematodes, vom Lupus vulgaris und von Pilzinfektionen abgrenzen.

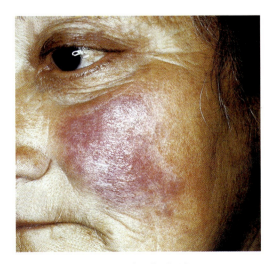

Abb. 120. Lupus pernio bei Sarkoidose

Rote, rötlich-braune Plaques

Akute febrile neutrophile Dermatose (Sweet-Syndrom). Diese akut beginnende, infektallergische, rezidivierende Dermatose geht mit Plaques bildenden entzündlichen Papeln, Fieber, Arthralgie und peripherer Leukozytose einher. Die Pathogenese von diesem myelokutanen, synovialen Syndrom ist nicht bekannt. Als auslösende Faktoren werden leukotaktische Faktoren genannt. Ihre Bedeutung besteht darin, daß in etwa 10–20 % der Fälle hämatologische Erkrankungen und innerorganische Tumoren im Hintergrund der Dermatose stehen [9].

Das Syndrom betrifft überwiegend Frauen im mittleren Alter. Lieblingslokalisationen sind das Gesicht, der Hals, die oberen Extremitäten, seltener auch die Unterschenkel und die Füße. Die typischen Hauterscheinungen sind lebhaft rote, bräunliche, seltener auch lividrote Papeln, die zur Konfluierung neigen und so unregelmäßige, abgrenzbare Plaques bilden. Durch die unvollständige Konfluierung der Papeln wird die Hautoberfläche reliefartig gestaltet. Die eher weichen Infiltrate sind ausgesprochen druckempfindlich. Ist das Ödem in den Läsionen bedeutender, so erscheinen die Papeln durchscheinend, „bläschenartig", bleiben jedoch weiterhin fest. Es kommt zwar auch ein solitärer Herd vor, häufiger jedoch sind es multiple Herde, im allgemeinen in asymmetrischer Anordnung. In den ödematösen, scheibenförmigen Herden beobachtet man nicht selten auch Pusteln, die auch für sich allein stehen können. Die Erscheinungen neigen zu Rezidiven, heilen jedoch ohne Hinterlassung von Narben ab. Häufiger geht ein Fieber den Hauterscheinungen vor. Das Infiltrat aus neutrophilen Leukozyten kann sich außer der Haut auch in den inneren Organen (Nieren, Lunge) manifestieren (Abb. 121, 122).

Im letzten Jahrzehnt wurde häufiger das gemeinsame Vorkommen von Sweet-Syndrom und myeloischer Leukämie beobachtet. Aus diesem Grunde betrachten es einzelne Autoren auch als das kutane Dermadrom der myeloischen Leukämie. Bei der Mehrheit der mitgeteilten Fälle gingen die Hauterscheinungen Monate der Leukämie voraus. Deshalb ist

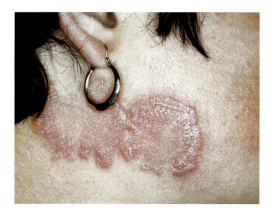

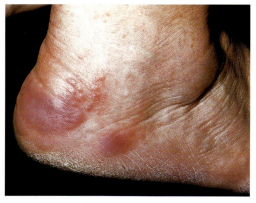

Abb. 121–122. Anuläre, isoliert stehende oder konfluierende, erythemato-papulöse Herde beim Sweet-Syndrom

es empfehlenswert, die Patienten hämatologisch zu kontrollieren. Neuerdings wurden neben den myeloproliferativen Erkrankungen auch assoziierte lymphoproliferative Krankheitsbilder, myelodysplastische Syndrome und viszerale Karzinome beschrieben.

Die mit dem Sweet-Syndrom assoziierten Karzinome betreffen Männer und Frauen in einem Verhältnis von 1:1. In diesen Fällen ist die Manifestation des Sweet-Syndroms häufiger atypisch [10, 11].

Das Syndrom muß in erster Linie vom Erythema exsudativum multiforme, vom Erythema nodosum und vom Erythema elevatum et diutinum differenziert werden, wozu das typische histologische Bild mit einem massiven neutrophilen Infiltrat in der oberen und mittleren Dermis behilflich ist.

Lymphomatoide Granulomatose. Es handelt sich hierbei um eine Systemerkrankung mit Vermischung entzündlicher und neoplastischer Elemente. In den meisten Fällen entspricht das Krankheitsbild einer besonderen Form eines malignen Lymphoms. Am häufigsten betroffene Organe sind die Augen, die Lunge, die Haut, das Zentralnervensystem und die Nieren. (Von diesem Gesichtspunkt aus kann das Krankheitsbild mit der Wegener'schen Granulomatose verglichen werden.) Das Leiden wird hier erwähnt, da in 45 % der Fälle die Hauterscheinungen die ersten Manifestationen bilden [12].

Das Krankheitsbild erscheint im 3.–6. Lebensjahrzehnt mit lividroten, bräunlichroten Papeln im Gesicht, am Stamm, im Gesäßbereich und an den oberen Extremitäten. Die Papeln konfluieren zu einigen bis mehreren cm großen, runden oder ovalen Plaques. Typisch ist eine Rückbildung der Plaques in der Mitte, wodurch kleinere bis größere anuläre Herde entstehen. Kennzeichnend ist auch der Befall der Ohren, die sich diffus lividrot verfärben und sich vergrößern. Die Diagnose wird histologisch gestellt.

Facies leontina

Ein typisch im Gesicht lokalisiertes plaqueförmiges Infiltrat stellt die sog. Facies leontina (Löwengesicht) dar. Verschiedene infiltrative Erkrankungen lokalisieren sich nämlich mit Vorliebe auf die erhabenen, vorspringenden Partien des Gesichtes (hauptsächlich auf Augenlider, Stirn, Nase, Kinn und Ohren). Folglich verschwinden die feinen Gesichtsfalten und die Gesichtszüge werden akromegaloid vergröbert. Durch das massive Infiltrat entstehen an der Stirn und an den Augenlidern tiefe Einziehungen und Erhabenheiten.

Das Gesicht wird breiter, einzelne Partien hängen wegen des Infiltrates ab, die Lippen wölben sich nach außen und die Ohren stehen ab. Eine Facies leontina wird bei folgenden Krankheitsbildern beobachtet (Tabelle 23):

Tabelle 23. Facies leontina

Leukämien
Sézary-Syndrom
Mycosis fungoides
Lepra

Leukämien. Man begegnet einer Facies leontina in erster Linie bei der chronisch-lymphatischen Leukämie. Die bläulichen, lividroten, flachen plaqueförmigen Infiltrate entsprechen histologisch einer Leukaemia cutis. Gelegentlich können auch die spezifischen Infiltrate einer myeloischen Leukämie eine Facies leontina verursachen [13].

Mycosis fungoides. Im zweiten und dritten Stadium der Erkrankung bilden die stark ödematösen Infiltrate und tumorösen Herde im Gesicht auch eine Facies leontina. Im Gegensatz zur Facies leontina bei Leukämie, bei der die Hautoberfläche frei von sekundären Veränderungen ist, sind bei der Mycosis fungoides häufiger eine Schuppung sowie erosive und wegen des quälenden Juckreizes auch exkoriierte Areale zu sehen (Abb. 123).

Sézary-Syndrom. Die leukämische Variante der Mycosis fungoides kann auch mit einer Facies leontina assoziiert sein. Man wird auf die Erkrankung durch die generalisierte exfoliative Dermatitis, das Ektropion, die Alopezie und Nageldystrophie, sowie durch die palmoplantare Hyperkeratose, die Lymphknotenschwellung, die Leukozytose und die Anwesenheit pathologischer monozytoider Zellen im Blut aufmerksam. Die Diagnose kann durch den elektronenmikroskopischen Nachweis der Sézary-Zellen mit ihrem zerebriformen Kern bestätigt werden.

Lepra. Die flache oder anschwellende Infiltration der Augenbrauengegend, der Nase, sowie der Ausfall der Augenbrauen und Wimpern sind typische Symptome der lepromatösen Lepra. Die Infiltrate sind gut abgegrenzt und haben eine rote oder lividrote Farbe. Die Plaques und die Knoten müssen von der Mycosis fungoides abgegrenzt werden.

Schließlich sei erwähnt, daß der Facies leontina ähnliche Veränderungen auch bei der

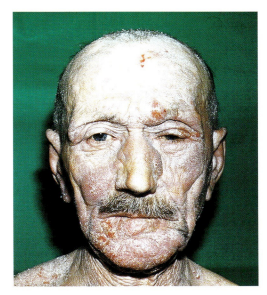

Abb. 123. *Facies leontina bei Mycosis fungoides*

systemischen *Amyloidose* (gelbliche Plaques mit hämorrhagischer Note) und beim *Skleromyxödem* (konfluierende erythematöse und gelbliche Papeln mit ausgeprägtem Ödem der Haut) beobachtet werden können. Differentialdiagnostisch muß man an die persistierende Lichtreaktion und an das aktinische Retikuloid denken, bei denen allerdings Symptome von seiten innerer Organe fehlen.

Literatur

1. Huntley AC (1988) Cutaneous manifestation in diabetes: general considerations: In: Jelenik IE (Hrsg) The skin in diabetes. Lea & Febiger, Philadelphia, S 24–30
2. Kossard S, Winkelmann RK (1980) Necrobiotic xanthogranuloma with paraproteinemia. J Am Acad Dermatol 3: 257–261
3. Yiannias JA, et al (1992) Erythema elevatum et diutinum. J Am Acad Dermatol 26: 38–44
4. Estes D, Christian C (1971) The natural history of systemic lupus erythematosus studied by prospective analysis. Medicine (Baltimore) 50: 85
5. Callen JP (1982) Chronic cutaneous LE. Arch Dermatol 118: 412–416

6. Bratzke B, et al (1987) Disseminiertes mukokutanes Kaposi-Sarkom bei AIDS. Hautarzt 38: 286–294
7. Török L, et al (1994) Bacillary angiomatosis in a patient with lymphocytic leukaemia. Br J Dermatol 130: 665–668
8. Sönnichsen N, Audring H (1987) Hautsarkoidose (M. Besnier-Boeck-Schaumann). In: Braun-Falco O, Schill W-B (Hrsg) Fortschritte der praktischen Dermatologie und Venerologie. Springer, Berlin Heidelberg New York, S 208–214
9. Török L, Seres K (1988) Akute febrile Neutrophile-Dermatose (Sweet-Syndrom) Z Hautkrankh 63: 63–65
10. Moricka N, et al (1990) Neutrophilic dermatosis with myelodysplastic syndrome. J Am Acad Dermatol 23: 247–249
11. Uchida H, et al (1990) A case of Sweet's syndrome wih early gastric cancer. Dermatologica 181: 224–227
12. Camisa C (1989) Lymphomatoid granulomatosis: two cases with skin involvement. J Am Acad Dermatol 20: 571–578
13. Daniel WP, Buechner SA (1984) Clinicopathologic correlations in leukemia cutis. J Am Acad Dermatol 11: 121–128

10. Knotige Dermadrome

Als Knoten werden feste Läsionen bezeichnet, die größer sind als eine Papel (>1 cm) und teilweise oder gänzlich unter der Haut liegen. Für die Knoten ist es kennzeichnend, daß die Epidermis, der subepidermale Anteil der Dermis oder auch die ganze Haut darüber verschieblich sind. (Für kleinere kutan-subkutane Läsionen wird der Ausdruck Nodulus = Knötchen verwendet.) Je nach Verteilung des Infiltrates kann der Knoten unterschiedliche Formen annehmen: kuppelartig, hügelförmig, flach erhaben. Häufig kann man es eher tasten als sehen. Der Tastbefund ist eminent wichtig, weil man dadurch die Ausdehnung, Konsistenz, Druckempfindlichkeit und eventuelle Einschmelzung (Fluktuation) der Läsionen feststellen kann. Makroskopisch kann die Haut darüber unverändert, entzündlich gerötet oder wegen der Einschmelzung auch ulzeriert sein. Das Durchbrechen tieferer Knoten kann zur Fistelbildung führen. Histologische Substrate der Knotenbildung sind am häufigsten Entzündungen, Ablagerung von Fremdstoffen, Neoplasie oder Gewebehyperplasie.

Die nodösen Dermadrome werden nach Form der Läsionen, Farbe, Schmerzhaftigkeit,

sekundären Veränderungen (Einschmelzung, Vernarbung) und einigen typischen Lokalisationen abgehandelt (Tabelle 24).

Flache, großknotige Formen (nodöse Erytheme)

Pannikulitiden

Die entzündlichen Reaktionen unterschiedlicher Genese im Fettgewebe werden als Pannikulitis bezeichnet. Klinisch sind die meisten Pannikulitiden gleichaussehend und treten als schmerzhafte, feste, anfänglich rosafarbene, später eher lividrote, tiefe Knoten in Erscheinung. Vom Standpunkt der korrelativen Dermatologie sind es wichtige Läsionen, weil sie häufig die erste Manifestation einer systemischen oder einer anderen innerorganischen Erkrankung sein können [1].

Aus dem makromorphologischen Erscheinungsbild der nodösen Erytheme kann der Kliniker zwar wichtige Schlüsse ziehen, für die einwandfreie Diagnose jedoch ist eine tiefe Biopsie erforderlich. Histologisch kann man nämlich feststellen, welche Anteile des Fettgewebes in den infiltrativen Prozeß einbezogen sind. (Septale Pannikulitis – wenn die Bindegewebssepten zwischen den Fettgewebslappen betroffen sind; lobuläre Pannikulitis – wenn sich die Entzündung in den Fettgewebslappen selbst abspielt.) Je nach Vorhandensein oder Fehlen einer Vaskulitis kann eine weitere Unterteilung erfolgen. Steht die histologische Klassifizierung der Pannikulitis, so muß man mit Hilfe der übrigen klinischen Daten versuchen, die Ätiopathogenese zu klären, die häufig mit innerorganischen Erkrankungen in Zusammenhang steht. Auf Grund der klinischen und histologischen Untersuchung haben die nachfolgenden Pannikulitiden eine allgemeine diagnostische Bedeutung [2] (Tabelle 25).

Tabelle 24. Knotige Dermadrome

schmerzhafte, rote, flach erhabene größere Knoten (nodöse Erytheme)
kleinknotige Formen
komprimierbare bläulich rote Knoten
einschmelzende Knoten
    kalte Abszesse
Lokalisationsmuster
    juxtaartikuläre Knoten, umbilikale Knoten

Tabelle 25. Formen der Pannikulitis

Erythema nodosum
Lupus-Pannikulitis
Morbus Pfeifer-Weber-Christian
Panarteriitis nodosa cutanea
zytophage Pannikulitis
leukämische Pannikulitis
pankreatogene Pannikulitis
kalzifizierende Pannikulitis
an α_1-Antitrypsinmangel assoziierte Pannikulitis

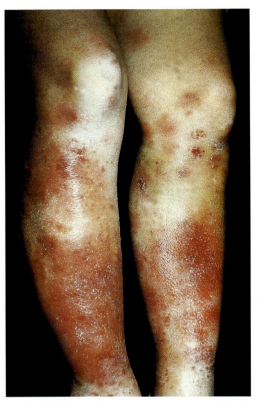

Abb. 124. Teils isoliert stehende, teils konfluierende nodöse Erytheme

Erythema nodosum

Es ist die klassische Form der nodösen Erytheme. Es lokalisiert sich auf die Streckseite der Unterschenkel. Pathologisch stellt es eine septale Pannikulitis ohne Vaskulitis dar. Der Pathomechanismus ist wahrscheinlich eine durch Immunkomplexe vermittelte hyperergische Hautreaktion. Es ist mit zahlreichen inneren Prozessen assoziiert, die systematisch gesucht werden müssen.

Die Erkrankung beginnt plötzlich und betrifft in erster Linie junge Erwachsene, wobei Frauen häufiger befallen werden, als Männer. Die 1–6 cm großen, schmerzhaften, sich warm anfühlenden, ödematösen, festen Knoten sind an der Streckseite und an den seitlichen Anteilen der Unterschenkel lokalisiert. Die Läsionen sind in der Regel symmetrisch verteilt und können gelegentlich auch an den Oberschenkeln, den oberen Extremitäten und im Gesäßbereich in Erscheinung treten. Die Herde können auch konfluieren und erinnern dann an ein Erysipel. Klinisch wichtig ist die Tatsache, daß die Knoten nie ulzerieren und sich in 3–6 Wochen über eine bläulichgrünliche Verfärbung (Erythema contusiforme) und mit Randschuppung abheilen. Die Erkrankung kann von milden Erscheinungen nach Art einer Serumkrankheit begleitet werden (Abb. 124, 125).

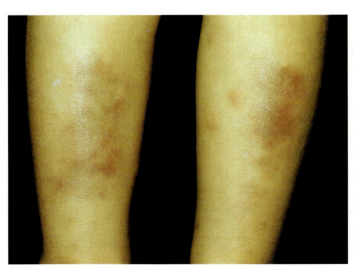

Abb. 125. Erythema contusiforme

Das Erythema nodosum entspricht heute einem polyätiologischen Reaktionstyp mit unterschiedlichen infektiösen, entzündlichen Magen-Darm-Erkrankungen, systemischen Krankheitsbildern und Tumoren im Hintergrund (Tabelle 26).

Tabelle 26. Erythema nodosum

Infektionen
Tuberkulose, Lepra, tiefe Mykosen
β-hämolysierende Streptokokken
Chlamydien
Parasitosen
Systemerkrankungen
Sarkoidose
Morbus Behçet
Entzündliche Darmerkrankungen
Colitis ulcerosa
Morbus Crohn
Darm-Bypass
Divertikulitis
Tumoren
Leukämie
Morbus Hodgkin
Röntgenbestrahlung von Tumoren
Medikamente

Bei den Infektionen haben heute die β-hämolysierenden Streptokokken die Rolle der klassischen Tuberkelbakterien (primäre Infektion) abgelöst. In zahlreichen Fällen kann man zirkulierende Immunkomplexe nachweisen (Morbus Behçet, entzündliche Darmerkrankungen, Darm-Bypass-Syndrom). Von den Systemerkrankungen soll besonders die Sarkoidose Erwähnung finden, bei der das Erythema nodosum das erste Zeichen einer pulmonalen Sarkoidose (Löfgren-Syndrom: Erythema nodosum mit Begleitsymptomen einer Serumkrankheit und beidseitige Hilus-Lymphknotenschwellung) sein kann. Man muß aber auch daran denken, daß das Erythema nodosum und die Schwellung der Hilus-Lymphknoten auch eine andere Ursache haben können, wie Lymphome, Tuberkulose, Coccidioidomykose oder Histoplasmose (Biopsie aus einem Lymphknoten am M. scalenus!). Von den entzündlichen Darmerkrankungen mit Erythema nodosum soll in erster Linie die Colitis ulcerosa herausgestellt werden, bei der neben der Arthritis auch die Hauterscheinungen die Aktivität der Erkrankung signalisieren.

Morbus Pfeifer-Weber-Christian (systematisierte noduläre Pannikulitis). Es handelt sich um eine schwere, nicht selten letal endende knotige, lobuläre Pannikulitis im Fettgewebe der Haut und der inneren Organe mit rezidivierenden Fieberschüben und Arthropathie. Die Ursache ist unbekannt.

Die Erkrankung tritt im Alter von 30–60 Jahren auf und ist bei Frauen häufiger. Es beginnt in der Regel akut, mit hohem Fieber, Hinfälligkeit und mit schwerer Arthropathie. Am unteren Stamm, in der Gesäßregion, an den proximalen Anteilen der Extremitäten, seltener auch im Gesicht und an den distalen Anteilen der Extremitäten erscheinen in symmetrischer Verteilung mehrere cm bis handtellergroße, schmerzhafte, von einer lebhaft roten und ödematösen Haut bedeckte, subkutane, hügelförmig erhabene Knoten und tiefe Infiltrate. (Es kommen auch kleinere, ca. 1–2 cm große nodöse Entzündungen vor, aber der systemische Befall ist eher bei den ausgedehnten Formen zu erwarten.) Wegen der Fettgewebsnekrose kommt es zu einer Einschmelzung der Knoten, die dann nach außen durchbrechen und eine ölige, gelbliche, weißliche Flüssigkeit entleeren. Die leicht vorgewölbten Infiltrate in der Nierengegend werden häufig für Abszesse gehalten und inzidiert. In solchen Fällen entleert sich kein Eiter, sondern eine molkenartige Flüssigkeit. Nach Wochen nimmt die akute Entzündung ab und die Knoten hinterlassen bräunlich hyperpigmentierte, eingesunkene Areale. Eine richtige Vereiterung ist sehr selten.

Es treten bald auch Allgemeinerscheinungen auf, wie Abmagerung, Hepatosplenomegalie und Lymphknotenschwellung, sowie infolge der viszeralen (mesenterialen, perikardialen) Fettgewebsentzündung auch Schmerzen, Erbrechen und andere Symptome von seiten betroffener Organe. Labortechnisch findet man eine beschleunigte BKS und eine Leukopenie (seltener eine Leukozytose und Anämie). Wegen der Sepsis und der Perforation ist ein letaler Ausgang keine Seltenheit.

Zytophage histiozytäre Pannikulitis (Hämophagozytose-Syndrom). Das klinisch und pathologisch charakteristische Syndrom umfaßt neben einer systematisierten lobulären

Pannikulitis eine multisystemische Proliferation von Histiozyten, die Insuffizienz verschiedener innerer Organe und eine Hämatophagozytose. Es stellt die aggressivere, schwerere, schneller verlaufende Variante der systematisieren lobulären Pannikulitis mit hoher Letalitätsrate dar [4].

Die Krankheit beginnt mit hohem Fieber, Kräfteverfall und mit 5–10–20 cm Durchmesser großen, lividroten subkutan gelegenen Infiltraten, vor allem am Stamm. Selten können die nodösen Erytheme auch im Gesicht und an den Extremitäten in Erscheinung treten. Wegen der Ausbildung einer hämorrhagischen Diathese kommt es zu einer Blutung in die später erscheinenden Knoten, wodurch die Knoten nekrotisch werden und exulzerieren können (führendes Symptom: Pannikulitis und Purpura).

Zu der Pannikulitis gesellen sich auch andere Symptome, wie eine progressive Hepatosplenomegalie, Lymphknotenschwellungen sowie eine Insuffizienz des Knochenmarkes und schwere hämorrhagische Erscheinungen, welche wegen der Blutung in innere Organe in der Regel zum Tode führen. Auf die „fatale Pannikulitis" macht eine Panzytopenie aufmerksam. Diagnostisch für das Krankheitsbild sind phagozytierende Histiozyten in den verschiedenen Organen. (Die sonst „benignen" Histiozyten phagozytieren rote Blutkörperchen und Lymphozyten – eine zytophage Pannikulitis.)

Differentialdiagnostisch kommen die systematisierte lobuläre Pannikulitis (hämorrhagische Erscheinungen fehlen und die Herde sind kleiner) und die maligne Histiozytose (atypische Histiozyten, häufige Mitosen) in Frage.

Pankreatogene Pannikulitis. Diese lobuläre Pannikulitis-Variante ist an Pankreaserkrankungen (Pankreatitis, Pankreaskarzinom) assoziiert und betrifft größtenteils alkoholabhängige Männer. (Die Assoziierung wurde erstmalig vom österreichischen Gynäkologen Chiari beschrieben.) Im Falle eines Pankreaskarzinoms sind die Patienten älter und das Verhältnis von Männern zu Frauen beträgt 5:1. Die Patienten mit Pankreatitis sind jünger, das Verhältnis von Männern zu Frauen beträgt 3:1 und 65 % der Patienten sind Alkoholiker [5].

In erster Linie entwickelt sich eine auf einen Pankreastumor typische Symptomenkombination. Diese umfaßt Pannikulitis, Arthritis (hauptsächlich der kleinen Gelenke, meist der Knöchel), Polyserositis und Eosinophilie. (Die Pannikulitis ist meist an einen Acinuszell-Tumor der Bauchspeicheldrüse assoziiert.) Hinter einer paraneoplastischen Pannikulitis können jedoch selten auch Karzinome benachbarter Organe stehen [6].

Die 1–5 mm Durchmesser großen erythematösen Knoten treten typischerweise an den Unterschenkeln, an Händen und Füßen, an den Handgelenken und den Knöcheln auf, kommen jedoch auch anderswo vor. Die lividroten Knoten können einschmelzen, fluktuieren und spontan durchbrechend oder durch einen chirurgischen Eingriff geöffnet eine visköse, sterile, ölige Flüssigkeit entleeren. In ausgeprägteren Fällen können auch Allgemeinerscheinungen, wie Fieber, Bauchschmerzen und Erbrechen hinzutreten. Die Knoten einer Pannikulitis bei Pankreatitis heilen in 2–3 Wochen ohne Narben ab. Die an einen Pankreastumor assoziierten Pankreatitiden dagegen persistieren, sind sehr schmerzhaft, schmelzen ein und heilen narbig ab (Abb. 126).

Das histologische Bild der pankreatogenen Pannikulitis ist pathognomonisch. An Stellen von Fettgewebsnekrosen sieht man nämlich kernlose, geschrumpfte, deutlich erkennbare Zellwände (sog. Schattenzellen). In der Pathogenese der pankreatogenen Pannikulitis spielen enzymatische Vorgänge eine Rolle. Durch Erkrankung der Bauchspeicheldrüse werden Lipase und Amylase sowie andere proteolytische Enzyme frei und verursachen im Fettgewebe nekrotische Läsionen. (Eine vorübergehende Erhöhung des Serumtiters dieser Enzyme ist auch nachweisbar.) Neuerdings stellt man die zelltoxische und entzündungsfördernde Wirkung der gebildeten freien Fettsäuren in den Vordergrund.

Die Erkennung einer pankreatogenen Pannikulitis ist von großer Bedeutung, da sie als Hinweis auf eine Pankreaserkrankung, insbesondere auch auf einen Pankreastumor gelten kann. Aus diesem Grunde muß man bei nodösen Erythemen an den Unterschenkeln immer auch an die Möglichkeit einer pankreatogenen Genese denken.

Differentialdiagnostisch kommen der Morbus Pfeifer-Weber-Christian und die Panarteriitis nodosa in Frage.

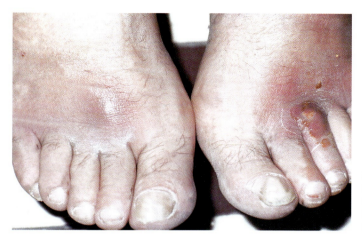

Abb. 126. *Pannikulitis-Knoten am linken Fußrücken mit Einschmelzung und Durchbruch nach außen bei hämorrhagischer Pankreatitis*

Panniculitis calcificans. Diese besondere Pannikulitis des subkutanen Fettgewebes mit Kalziumablagerung ist auf eine Kalziphylaxie zurückzuführen. Sensibilisierende Faktoren der Kalziphylaxie sind die chronische Niereninsuffizienz und die daraus resultierende Hyperparathyreose [7].

Diese Pannikulitis betrifft eher adipöse Patienten und ist in erster Linie im Fettgewebe des unteren Bauches und der Vorderseite der Oberschenkel lokalisiert. Die erythematösen Knoten werden später nekrotisch und hinterlassen torpide Ulzera.

Eine Ablagerung von Kalzium ist sowohl in den Lappen, als auch in den Septen des Fettgewebes nachweisbar. Bei dieser metastatischen Kalzinose kann man auch in anderen Organen Kalziumniederschläge finden.

Lupus-Panniculitis (Lupus erythematodes profundus Kaposi-Irgang). Diese Variante des Lupus erythematodes ist selten, betrifft das subkutane Fettgewebe und stellt meist eine Manifestationsform des Lupus erythematodes discoides dar. Das Krankheitsbild wird in erster Linie bei Frauen im mittleren Alter (40–60 Jahre) beobachtet. Typische Lokalisationen der multiplen, indolenten, von 0,5 bis mehrere cm großen, hautfarbenen oder lividroten Knoten sind die Stirn, das Gesicht, die Oberarme und der Rücken. Die Knoten können lange bestehenbleiben, exulzerieren und hinterlassen nach

der Rückbildung eingezogene, schüsselförmige Narben. Die Diagnose kann mittels direkter Immunfluoreszenz gestellt werden. Gleichzeitige systemische Manifestationen des Leidens sind selten. Eine Nierenbeteiligung kommt nur gelegentlich vor und hat dann einen sehr milden Verlauf. Außer den Hauterscheinungen können auch eine Serositis und eine Arthritis beobachtet werden.

An α_1-Antitrypsinmangel assoziierte Pannikulitis. Eine Pannikulitis im jugendlichen Alter kann frühzeitig einen α_1-Antitrypsinmangel anzeigen. Es handelt sich hierbei um eine Erbkrankheit, mit Emphysem, Leberzirrhose und Pankreasfibrose als Hauptsymptome (Das Antitrypsin hemmt nicht nur das Trypsin, sondern auch das Chymotrypsin, das Kallikrein, das Catepsin und die Elastase).

Die Erkrankung betrifft in erster Linie Kinder und Jugendliche, kommt aber auch bei Erwachsenen vor. Die schmerzhaften, indurierten, subkutan disseminierten Knoten treten häufig posttraumatisch an den Extremitäten und am Stamm auf. In der Regel exulzerieren die Knoten spontan und entleeren eine ölige, serosanguinöse Flüssigkeit. Die entstandenen tiefen Ulzera sind in der Regel indolent. Histologisch typisch ist eine einschmelzende Fettnekrose. Die Diagnose kann man durch die Bestimmung des Serumtiters von α_1-Antitrypsin bestätigen [8].

Kleinknotige nodöse Erytheme

Panarteriitis nodosa. Die klassische, pathognomonische Hautmanifestation dieser Erkrankung ist eine mit Vaskulitis einhergehende septale Pannikulitis.

Die Vaskulitis wird wahrscheinlich durch Immunkomplexe hervorgerufen. Die schmerzhaften, 0,5–1 cm großen subkutanen Knoten sitzen in der Regel am Fußrücken und an den Unterschenkeln (nur selten am Stamm) und folgen häufig dem Verlauf einer oberflächlich gelegenen Arterie. Die Knoten sind druckempfindlich und rot bis lividrot.

Die Knoten können wochen- bis monatelang persistieren und infolge der nekrotisierenden Vaskulitis exulzerieren. Von Fall zu Fall können die Knoten auch pulsieren (Aneurysma-Bildung). Häufig sind durch Risse in der Gefäßwand auch Blutungen in die Knoten oder in ihre Umgebung. Neben den palpablen purpurischen Knoten manifestiert sich die Erkrankung auf der Haut auch in Form einer Livedo racemosa und mit Nekrosen (Abb. 127).

Die Diagnose einer Panarteriitis stellt man an Hand der linear angeordneten subkutanen Knoten, der multisystemischen Organveränderungen, der Dilatation mittelgroßer Arterien und durch die histologische Untersuchung der kleinen Arterien der Muskulatur. Das Krankheitsbild muß differentialdiagnostisch von der benignen, kutanen Variante abgegrenzt werden, die nur die Haut befällt. Hierbei folgen die Knoten nur selten dem Verlauf von Arterien und zeigen eher eine rosettenartige Anordnung. Als Begleiterscheinungen können höchstens Arthralgien, Myalgien und Fieber hinzukommen, jedoch keine schwereren innerorganischen Erscheinungen.

Oberflächliche migratorische Thrombophlebitis (Thrombophlebitis migrans, seu saltans). Es handelt sich hierbei um eine Thrombophlebitis der oberflächlichen Venen, die häufig von einer septalen Pannikulitis begleitet wird. Den Hintergrund kann eine maligne Erkrankung bilden. Auf diesen Zusammenhang hat der legendäre französische Kliniker *Armand Trousseau* bereits 1862 hingewiesen (Trousseau'sches Zeichen). Klassisch ist der Zusammenhang mit Bronchial-

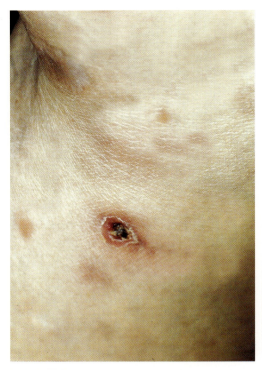

Abb. 127. Fingerbeerengroße rote Knoten und exulzerierte Läsionen bei Panarteriitis nodosa cutanea benigna

und Pankreastumoren, sowie mit dem Morbus Bürger. Die Assoziierung kann die Folge einer tumorbedingten Hyperkoagulabilität sein. Seltener kommen auch Morbus Behçet, Morbus Hodgkin und Myeloma multiplex vor.

Klinisch sieht man am häufigsten an den Unterschenkeln, an den Armen und auf dem Bauch multiple, schmerzhafte, linear angeordnete Knoten. An einen innerorganischen Tumor muß man bei rezidivierenden, ihren Sitz häufig wechselnden Formen denken.

Lividrote Knoten

Leukämische Pannikulitis. Die Pannikulitis entsteht hierbei durch ein leukämisches Infiltrat in den Fettgewebslappen. Charakteristisch ist diese Nebenwirkung für die myelo-monozytäre und monozytäre Leukämie, wo die monotonen Hautläsionen die ersten Sympto-

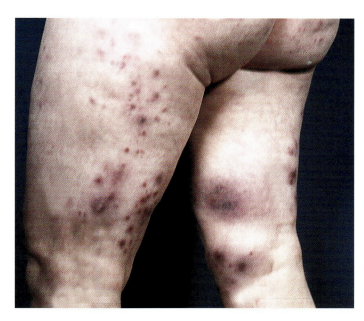

Abb. 128. Zwetschgenblaue, unterschiedlich große Pannikulitis-Knoten bei Monozytenleukämie

me der Erkrankung sein können [9]. Da histologisch ein Infiltrat aus mononukleären Zellen der Grundkrankheit nachweisbar ist, gilt diese Hauterscheinung als echte kutane Leukämie.

Die einige mm bis einige cm großen Knoten fallen in erster Linie durch ihre typische bläulich-livide, zwetschgenblaue Farbe auf. Die Knoten sitzen im Gesicht, auf den Extremitäten und seltener auf dem Stamm und sind unregelmäßig verteilt. Der Tastbefund ist gummiartig. Typisch für die Knoten ist, daß sie niemals exulzerieren. Klinisch kann eine hyperplastische, infiltrierte Gingiva die Aufmerksamkeit auf die obengenannte Leukämie lenken. Die Diagnose kann dann durch eine histologische Untersuchung der Knoten und durch eine Knochenmarkpunktion sichergestellt werden (Abb. 128).

Komprimierbare bläuliche, bläulich-rote Knoten

Die subkutanen kavernösen Hämangiome haben eine typische bläuliche Farbe, sind unscharf begrenzt und tumorartig flach erhaben. Sie haben eine unterschiedliche Form und Gestalt, sind gut komprimierbar, nehmen jedoch nach Druckentlastung ebenso leicht

ihre ursprüngliche Gestalt an. Eigentlich sind es vaskuläre Fehlbildungen, Hamartome und kommen häufig in den verschiedenen Organen vor. Aus diesem Grunde muß man bei ausgedehnten kavernösen Hämangiomen der Haut auch an solche in den inneren Organen denken [10] (Tabelle 27).

Tabelle 27. Syndrome mit Hämangiomen

Blue-rubber-bleb-Naevus-Syndrom
Maffucci-Syndrom
Kasabach-Merrit-Syndrom
Diffuse neonatale Hämangiomatose
Sturge-Weber-Syndrom
Klippel-Trénaunay-Weber-Syndrom

Blue-rubber-bleb-Naevus-Syndrom. So bezeichnet wird eine kavernöse Hämangiomatose der Haut und des Magen-Darm-Traktes. Die vaskulären Veränderungen sind entweder bereits bei der Geburt vorhanden oder sie erscheinen in der frühen Kindheit. Es sind auch familiäre Fälle mit autosomal dominantem Erbgang bekannt, die hauptsächlich Knaben betreffen.

Die halbkugeligen oder mamillenförmigen, bläulich-roten, gummiballartig komprimierbaren Knoten sieht man hauptsächlich auf dem Stamm und den oberen Extremitäten. Die bläulichen, zyanotischen, druckempfindlichen kutan-subkutan gelegenen Hämangiome können eine Größe von 0,1–5 cm erreichen. Die gastrointestinalen Hämangiome findet man am häufigsten am Dünndarm oder am Dickdarm, aber auch an allen übrigen Stelle des Gastrointestinaltraktes. Eine häufige Nebenwirkung stellen Blutungen mit konsekutiver Anämie dar. Es sei vermerkt, daß nicht nur die gummiballartigen Hämangiome im Gastrointestinaltrakt lokalisiert sein können, sondern auch die einfachen kavernösen Hämangiome.

Maffucci-Syndrom (Chondrodysplasie-Hämangiom-Syndrom). Das Syndrom umfaßt vaskuläre Hamartome (Hämangiome, Phlebektasien), Dyschondroplasie und Knochenabnormitäten. Die Dyschondroplasie ist an den Fingern und Zehen, aber auch an allen anderen Anteilen der Extremitäten als fester Knoten tastbar. Als Folgen der Knochenveränderungen können pathologische Knochenbrüche auftreten. Die Veränderungen an Knochen und Gefäßen betreffen nicht immer die gleiche Extremität. Bei 1/3 der Patienten können Chondrosarkome oder Angiosarkome auftreten, weswegen eine regelmäßige Kontrolle erforderlich ist.

Kasabach-Merrit-Syndrom. In den großen kavernösen Hämangiomen können Thrombozyten sequestriert werden, wodurch eine schwere Thrombozytopenie entsteht, die ihrerseits eine hämorrhagische Diathese zur Folge hat. Diese Nebenwirkung wird in der Regel bei einige Monate alten Säuglingen beobachtet und kann eine Letalitätsrate bis zu 25 % erreichen. Daher ist zu empfehlen, bei großen kavernösen Hämangiomen die Zahl der Thrombozyten zu kontrollieren, auf eine hämorrhagische Diathese zu achten und gegebenenfalls die Säuglinge sofort stationär einzuweisen.

Diffuse neonatale Hämangiomatose. Es werden hierbei multiple Hämangiome an der Haut und an den viszeralen Organen (Gastrointestinum, Leber, Zentralnervensystem, Lunge) beobachtet. Bei der Geburt oder kurz danach erscheinen auf der Haut der kleinen Patienten Hunderte von 0,5–1 cm Durchmesser große bläulich-schwarze, papulöse kutane Hämangiome. Die Säuglinge versterben frühzeitig wegen den Folgen des überlasteten Kreislaufes (AV-Shunt bei einem Hämangiom der Leber) an Herzinsuffizienz, Leberkomplikationen, gastrointestinale Blutungen, Verschluß der Atemwege, sowie Blutungen und Komplikationen von seiten des Nervensystems. Die Erkennung der Hauterscheinungen hilft, die Herzinsuffizienz richtig zu deuten und nicht mit einer kongenitalen Herzerkrankung zu verwechseln.

Eruptive Angiome und maligne Tumoren. In Zusammenhang mit den Gefäßhamartomen sei erwähnt, daß hinter dem in Wochen oder Monaten auftretenden multiplen Angiomen bei Erwachsenen maligne Erkrankungen stehen können (Morbus Hodgkin, chronisch-lymphatische Leukämie, Myeloma multiplex). Bei den mitgeteilten Fällen wurden kapilläre und kavernöse Hämangiome beschrieben, deren Zahl Hundert und mehr erreichte.

Es wird angenommen, daß die malignen Tumoren einen „angiogenen" Faktor sezernieren, der dann die Gefäßproliferation induziert. In Kenntnis dieser Tatsache ist es sinnvoll, beim Erscheinen multipler Angiome – auch von teleangiektatischen Granulomen – den Patienten gründlich auf einen malignen Tumor zu untersuchen [11]. In solchen Fällen muß man heute auch an die bazilläre Angiomatose denken (Abb. 129).

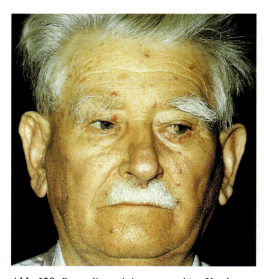

Abb. 129. Rote, disseminierte, papulöse Herde einer bazillären Angiomatose bei einem Patienten mit lymphatischer Leukämie

Einschmelzende Knoten

Eine nicht unbedeutende Zahl von Prozessen mit in erster Linie infektiöser, entzündlicher Knotenbildung ist durch Einschmelzung charakterisiert. Als Folge der Einschmelzung können die Knoten nach außen durchbrechen, jedoch zumindest diejenigen, die in der korrelativen Dermatologie eine Bedeutung haben, schließen sich die Öffnungen wieder spontan und auch bei Rezidiven exulzerieren diese Knoten nicht. Brechen tiefere Knoten durch, so entstehen schlecht heilende Fisteln. Bei den infektiösen, entzündlichen Prozessen muß man immer dann an eine innerorganische Erkrankung denken, wenn das Krankheitsbild schwer und anhaltend ist oder rezidiviert. So sind Furunkulosen, kutan-subkutane Abszesse und Karbunkeln gut bekannte Zeichen dafür, daß die Abwehrkraft des Organismus geringer geworden ist (Diabetes mellitus, Adipositas, Funktionsstörung neutrophiler Leukozyten, Immunglobulinmangel u. a.).

Nachfolgend werden solche einschmelzende Dermadrome beschrieben, die des öfteren frühzeitig auf eine innerorganische Erkrankung im Hintergrund hinweisen.

Perianale (genitale) oder die Bauchwand betreffende abszedierende, fistulierende Läsionen. Umschriebene fistulierende Abszesse mit oder ohne ödematöser Schwellung in der Anogenitalregion und in der Bauchwand (häufig an Orten einer Kolostomie oder Ileostomie) sind wichtige Symptome des *Morbus Crohn.* Ihre Häufigkeit wird auf etwa 15–50 % geschätzt. (Indolente Analfisteln kommen bei Morbus Crohn bei 50–60 % der Patienten vor.) Die Fisteln stellen nicht selten die ersten Symptome der Erkrankung dar und sind auch dann vorhanden, wenn die Darmerscheinungen nur gering ausgeprägt sind. Die fistulierenden Abszesse können der entzündlichen Darmerkrankung Jahre vorausgehen.

Die Hauterscheinungen beginnen mit einem umschriebenen entzündlichen Ödem, auf dem 0,5–2 cm große, schmerzhafte, flach oder halbkugelig erhabene Knoten entstehen. In einem fortgeschrittenen Stadium werden auch die analen Krypten zu rötlich-braunen, entzündlichen Knoten. Diese brechen später durch und hinterlassen sezernierende Fistelöffnungen, gelegentlich auch Ulzera mit sauberem Grund. Vom Dünndarm ausgehend können die Fisteln in die Bauchwand, in die Vagina oder in das Rektum vordringen. Die Bauchwandfisteln und Granulome lokalisieren sich vor allem in die Narben früherer Laparotomien. Von Zeit zu Zeit sieht man ähnliche Läsionen („metastatische" Herde) auch anderswo am Stamm (submammär, an der Peniswurzel) (Abb. 130).

Die klinische Diagnose kann mittels histologischer Untersuchung bestätigt werden (granulomatöse Entzündungsreaktion).

Bei den geschilderten anogenitalen Läsionen muß man immer an einen Morbus Crohn denken, auch dann, wenn Darmerscheinungen fehlen oder sehr gering ausgeprägt sind. Daher ist es empfehlenswert, die Patienten gastroenterologisch zu untersuchen und einige Jahre lang zu beobachten [12].

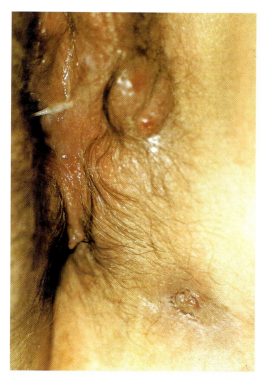

Abb. 130. *Abszedierende bzw. fistulierende Herde perianal und perivulvär bei Morbus Crohn*

„Kalte" Abszesse

Der Ausdruck „kalter" Abszeß wird in Verbindung mit der Tuberkulose verwendet und will zum Ausdruck bringen, daß die durch eine Infektion tieferliegender Gewebsanteile (Knochen, Sehnen usw.) entstehende Einschmelzung und Abszedierung praktisch ohne eine entzündliche Reaktion zustandekommt.

So fließt z.B. nach Durchbruch aus den Läsionen kein Eiter, sondern eine dünnflüssige, gelbliche Absonderung. Die Bildung eines kalten Abszesses sieht man bei folgenden Krankheitsbildern [13]:

Chronische granulomatöse Erkrankung. Diese rezidivierende Granulomatose wird X-chromosomal vererbt und betrifft 1–2 Jahre alte Kinder männlichen Geschlechts. An der Erkrankung nehmen die Haut, die Lymphknoten und innere Organe (Lunge, Magen-Darm-Trakt) teil. Im wesentlichen handelt es sich dabei um einen Mangel an bakterizider Wirksamkeit der Leukozyten (Oxydase-Defekt von NADH und ṄADPH).

Die Erkrankung ist durch impetiginisierte Ekzeme und oberflächliche Pyodermien, sowie durch rezidivierende Furunkulose und staphylokokkenbedingte, chronische, fistulierende „kalte" Abszesse der regionalen Lymphknoten charakterisiert. In den chronischen, infektiösen Herden kann man histologisch – entsprechend der Krankheitsbezeichnung – Granulome aus pigmentbeladenen Histiozyten nachweisen. Bakteriologisch werden apathogene oder ungewöhnliche, seltene Keime gezüchtet, die allein bereits an diese Diagnose denken lassen können. Den Funktionsdefekt der Leukozyten kann man mit der Nitroblau-Tetrazolium-Färbung beweisen (NTB-Test). Differentialdiagnostisch muß die ebenfalls mit einer chronischen granulomatösen Reaktion einhergehende mukokutane Candidose (Candida-Granulome) abgegrenzt werden [14].

Job- und Buckley-Syndrom. Ähnlich den chronisch granulomatösen Erkrankungen beruht dieses Krankheitsbild ebenfalls auf einer Funktionsstörung der Leukozyten, jedoch ohne granulomatöser Reaktion (s. das Hypergammaglobulin-E-Syndrom). Die Trias des Syndroms bilden ähnliche Hauterscheinungen, wie beim atopischen Ekzem, rezidivierende Infektionen der Haut und der inneren Organe und erhöhte IgE-Werte.

Als Hautinfekte werden am häufigsten oberflächliche Pyodermien sowie Abszesse durch Staphylokokken in der Subkutis und in den Lymphknoten beobachtet. Die Abszesse sind denen bei der Tuberkulose vorkommenden kalten Abszesse ähnlich, weil eine entzündliche Reaktion fehlt oder völlig im Hintergrund bleibt.

Lokalisationsmuster

Es gibt solche kutane und subkutane Knoten (Nodi und Noduli), die sich bevorzugt an bestimmten Körperpartien manifestieren. Die auf den ersten Blick monoton erscheinende noduläre Reaktion kann durch eine gründlichere Analyse der Erscheinungen und des klinischen Bildes eine diagnostische und nicht selten auch eine prognostische Orientierung ermöglichen. Es folgen nun zwei typische Lokalisationsmuster: juxtaartikuläre und umbilikale Knoten.

Juxtaartikuläre Knoten

Die unterschiedlich gefärbten knotigen Läsionen sind in der Regel multipel und um die Gelenke, an den Akren lokalisiert. Es sind entzündliche, degenerative und tumoröse Prozesse, sowie Stoffwechselstörungen, die die Knotenbildung veranlassen. Nachfolgend werden die charakteristischsten Typen dieser juxtaartikulären Knoten beschrieben [15, 16] (Tabelle 28).

Tabelle 28. Juxtaartikuläre Knoten

Rheumaknoten
Kalzinose
Gicht-Tophi
Morbus Farber (Lipogranulomatose)
Xanthome
Granuloma anulare
multizentrische Retikulohistiozytose
Maffucci-Syndrom

Rheumaknoten. Diese stellen den Prototyp juxtaartikulärer Knoten dar. Die 0,5–1–2 cm großen Knötchen sind indolent, meist verschieblich und liegen kutan-subkutan an Traumen ausgesetzten Orten über die knöchernen Anteile. So sind in erster Linie die kleinen Fingergelenke, der Ellbogen und die ulnare Region, sowie die Füße und das Knie davon betroffen. Die Noduli sind meist halbkugelig. Die Hautoberfläche über den Knötchen ist rötlichbraun verfärbt, kann aber bei tiefer gelegenen Knötchen auch hautfarben sein. Die Läsionen entwickeln sich langsam, persistieren für lange Zeit und können sich auch spontan zurückbilden. Das histologische Bild ist durch einen Drei-Zonen-Aufbau gekennzeichnet: zentrale fibrinoide Nekrose, mittelständig palisadenartig angeordnete Histiozyten und an der Peripherie eine stark vaskularisierte granulomatöse Zone. In der Pathogenese soll eine durch Immunkomplexe vermittelte nekrotisierende Gefäßreaktion eine Rolle spielen (Abb. 131).

Rheumaknoten kommen bei der rheumatoiden Arthritis in 20–25 % der Fälle vor und bilden die wichtigste extraartikuläre Manifestation der Erkrankung. Meist treten die Knoten erst dann in Erscheinung, wenn die Gelenksbeschwerden bereits seit einiger Zeit vorhanden sind. In manchen Fälle können aber die Knoten der Arthritis auch vorausgehen. Sehr selten wurden die Knoten auch ohne Veränderungen an den inneren Organen und an den Gelenken beobachtet. Die Knoten haben einen prognostischen Wert, weil sie einen schweren Verlauf mit hohem Rheumafaktor-Titer signalisieren. Darüber hinaus zeigen sie auch das häufigere Auftreten vaskulitischer Komplikationen an.

Eine weitere Bedeutung der Rheumaknoten besteht darin, daß manchmal auch in den inneren Organen, z. B. in der Lunge und im Herzen (Mitralklappe, Myokard und Aorta) ähnliche Knoten auftreten und so Tumoren, infektiöse Granulome oder eine Klappeninsuffizienz nachahmen können [17].

Beim rheumatischen Fieber treten die Rheumaknoten bei einem Viertel der Patienten auf. Hierbei liegen die Knoten paraartikulär und an den Sehnen und sind kleiner, als bei der rheumatoiden Arthritis. Sie sind 0,3–1 cm groß, entstehen relativ schnell, bilden sich dafür auch schneller zurück. Sie stellen ein wichtiges „kardiopathisches Stigma" dar und gehören zu den Kardinalsymptomen des rheumatischen Fiebers.

Rheumaknoten können gelegentlich auch bei der Still'schen Erkrankung, beim SLE, bei der progressiven systemischen Sklerose und in den späteren Stadien der Lyme-Borreliose (Acrodermatitis chronica atrophicans) beobachtet werden.

Gicht-Tophi. Sie entstehen im Rahmen einer Stoffwechselstörung der Harnsäure durch Ablagerung von Harnsäurekristallen in der Haut und im periartikulären Gewebe (Tophus

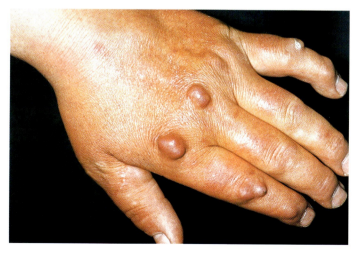

Abb. 131. Noduli rheumatici

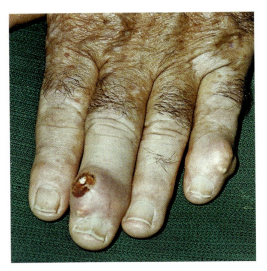

Abb. 132. *Gicht-Tophi*

= Tuffstein, Knoten mit rauher Oberfläche). Die Tophi sind von 1 mm bis zu mehreren cm große, gelblich-weiße, feste, indolente Noduli, welche durch Verdünnung der Haut darüber nach außen durchbrechen und ein kreideartiges Material entleeren (Abb. 132). (Durch Aspiration des Inhalts oder Untersuchung des entleerten Materials kann man mittels Polarisationsmikroskop leicht die nadelförmigen Harnsäurekristalle nachweisen.)

Die Kristallablagerung erfolgt nach wiederholten arthritischen Attacken und wird auf dem Olecranon, in der parapatellären Bursa, an den Fingersehnen, am Handgelenk, an den Knöcheln, am Helix und Anthelix sichtbar. Manchmal erfolgt eine Anhäufung von Harnsäurekristallen auch in den inneren Organen (Knochen, Herz). Die Gicht-Tophi gehören zu den Spätsymptomen der Erkrankung.

Xanthome. Auch tuberöse und tendinöse Xanthome lokalisieren sich mit Vorliebe in die juxtaartikulären Regionen. Tuberöse Xanthome entstehen durch die Ablagerung von Lipoproteinen in der Kutis und Subkutis, haben eine gelbliche Farbe und sind weicher.(Die tuberösen Xanthome sind gegenüber den oft hautfarbenen Sehnenxanthomen intensiver gelb.) Am häufigsten werden sie über den Ellenbogen und dem Knie beobachtet und können eine Größe von einigen mm bis zu 5 cm erreichen. Typisch für tuberöse Xanthome ist im Gegensatz zu den Sehnenxanthomen ihre Verkleinerung bei Absenkung der Serumlipidwerte. Die Serumglyzeride sind in der Regel erhöht.

Die Sehnenxanthome entstehen durch Lipidablagerung in den Strecksehnen. Da sie tiefer liegen, fehlt denen in der Regel die gelbliche Farbe der tuberösen Xanthome. Sie kommen am häufigsten an den Händen und über der Achilles-Sehne vor und gehen im allgemeinen mit einer Hypercholesterinämie einher.

Multizentrische Retikulohistiozytose. Es liegt hierbei eine systematisierte granulomatöse Erkrankung mit Proliferation der Histiozyten vor, die die Haut, die Schleimhäute, die Synovia, die Knochen und die inneren Organe (Herz, Lunge) befällt. Die am meisten kennzeichnenden Symptome sind paraartikuläre Knoten und eine destruktive Arthritis (mutilierende Osteoarthritis). Auch ein innerorganisches Malignom ist häufig assoziiert [18]. (Die Manifestationen an den inneren Organen kann man mit Hilfe einer Gallium-Szintigraphie nachweisen.)

Die typischen Hauterscheinungen sind gelblich-rote oder gelblich-braune, feste Knoten auf den Fingern und den Handrücken. Die Knoten beginnen am Nagelwall und breiten sich von hier aus auf die dorsalen und seitlichen Fingerpartien. Ähnliche Knoten erscheinen später in den mittleren Gesichtspartien, an den Ohren und auf der Mundschleimhaut.

Die Morphologie und die Lokalisation der kutanen Knoten sowie die typischen Gelenkserscheinungen können bereits frühzeitig die Aufmerksamkeit auf diese Diagnose lenken. Der klinische Verdacht kann dann histologisch bestätigt werden (großkörnige, mehrkernige Histiozyten mit einem „mattglasigen" Zytoplasma).

Calcinosis cutis. Periartikuläre Kalziumniederschläge bei normalen Serumtitern für Kalzium und Phosphor (metabolische Kalzinose) können gelegentlich auf Systemerkrankungen hinweisen. Die kalzinösen Herde sind 0,5–2 cm groß, gelblich-weiß oder gelblich-braun und sehr fest. Häufige Lokalisationen sind die Hände, Füße, der Ellenbogen und das Knie. Sie erscheinen in der Regel spät an den von der Erkrankung betroffenen Arealen. Um die Niederschläge herum kommt es zu einer entzündlichen Reaktion. Auch eine Entleerung des Kalziumdepots kann man beobachten, wonach immer Narben zurückbleiben. Das mit Kalzinose einhergehende CREST-Syndrom wurde bereits vorher beschrieben (s. S. 33).

Bei Dermatomyositis und Polymyositis kommen ausgedehnte verkalkte Herde disseminiert auf dem Stamm vor und exulzerieren häufig. Bei diesen Erkrankungen gehört die Kalzinose zu den Frühsymptomen.

Morbus Farber (disseminierte Lipidgranulomatose). Diese seltene, autosomal rezessiv vererbte, letal endende Erkrankung beruht auf einer Störung des Ceramidstoffwechsels durch Ceramidase-Mangel.

Die typischen gelblichen oder gelblich-roten Knoten in der Subkutis liegen massiert an den Knöcheln und den Handgelenken sowie perioral und periorbital. Gleichzeitig entwickeln sich bereits in den ersten Monaten auch schwere Arthralgien und Arthritiden. Das Syndrom umfaßt des weiteren auch Heiserkeit, Hepatosplenomegalie und zentralnervöse Störungen Histologisch sieht man eine granulomatöse Reaktion mit Proliferation von Histiozyten. Elektronenmikroskopisch kann man Farber-Körperchen nachweisen.

Knoten im Nabel

Sister Joseph's Knoten (metastatische Nabelknoten). Auf die umbilikalen metastatischen Knoten viszeraler Karzinome hat erstmalig die Oberschwester *Mary Joseph* hingewiesen. Beim größeren Teil der mitgeteilten Fälle ging der umbilikale Knoten der Diagnose des inneren Karzinoms voraus. Am häufigsten metastasieren Karzinome des Magens, der Gallenblase, der Bauchspeicheldrüse und des Dickdarms in den Nabel. Gelegentlich wurde auch die Nabelmetastase eines extraabdominalen Karzinoms (Mammakarzinom) beobachtet. Die Metastasen entwickeln sich z. T. lymphogen, auch hämatogen oder entlang der Reste des Ductus omphalomesentericus. Die Nabelmetastase hat eine schlechte Prognose, da zu diesem Zeitpunkt der Bauchtumor in der Regel bereits inoperabel ist [19].

Klinisch sieht man im Nabelbereich einen 0,5–1 cm großen, bräunlich-roten, festen Knoten (und nur selten ein Infiltrat). Die Haut darüber ist entweder unverändert oder erosiv und nässend. Differentialdiagnostisch muß man umbilikale Granulome, Fremdkörperreaktionen, Inklusionszysten und Endometriose (bläuliche Farbe, Aufflammen bei Menstruation) in Betracht ziehen. Knoten im Nabel müssen immer histologisch untersucht werden, weil sie häufig Metastasen von Adenokarzinomen darstellen.

Morbus Crohn. Bei der regionalen Enteritis sieht man z. T. „metastatische", z. T. nässende Knoten um entzündliche Fistelöffnungen, die mit dem Darm kommunizieren. Der granulomatöse Knoten ist zunächst mit einer unveränderten Haut bedeckt; erst nach Durchbruch des Knotens entstehen die fistulierenden Knoten.

Schließlich sei hier erwähnt, daß auch die charakteristischen Angiokeratome des Morbus Fabry zuerst im Nabel oder periumbilikal in Erscheinung treten. Aus diesem Grunde muß bei Familienuntersuchungen immer auch die Nabelgegend gründlich untersucht werden, um Frühformen erfassen zu können.

Knoten an verschiedenen Körperpartien

Hautmetastasen innerorganischer Karzinome. Nach großen Statistiken metastasieren innerorganische Karzinome zu 0,7–9,0 % in die Haut. Bei etwa 1 % der Patienten werden zuerst die kutanen Metastasen diagnostiziert. Die Tumoren können per continuitatem direkt in die Haut einwachsen oder von nah und fern in die Haut metastasieren. Am häufigsten sind die Hautmetastasen der Mamma- und Bronchialkarzinome sowie der Karzinome aus dem Gastrointestinaltrakt [20].

Die Metastasen sind meist multipel, aber selten, hauptsächlich beim Bronchialkarzinom kommen auch solitäre Metastasen vor. Mamma-, Bronchial- und Urogenitalkarzinome metastasieren bevorzugt in die behaarte Kopfhaut, Mamma- und Bronchialkarzinome auch in die Bauchhaut, vor allem in die Periumbilikalregion (s. S. 147), Urogenitalkarzinome auch in die Unterbauchhaut. Die metastatischen Knoten liegen kutan oder subkutan und sind meistens steinhart. Ihre Farbe wechselt von rosafarben über rotbraun bis bräunlich-schwarz. Die Knoten exulzerieren nur selten.

Schließlich seien zwei neuere metastatische Läsionen erwähnt: Die „Clown"-Nase in Form einer runden, bläulich-roten Vergrößerung der Nasenspitze (Metastasen von Bronchial- und Mammakarzinomen) sowie die akrale, phalangeale Knotenbildung (isolierter Trommelschlegelfinger) als Metastase eines Nierenkarzinoms.

Bei atypischen, in keine Dermatose einzuordnenden Knoten unbekannter Genese muß man an die Möglichkeit einer Metastase innerorganischer Karzinome denken und eine histologische Untersuchung veranlassen.

Literatur

1. Hornstein OP (1989) Pannikulitis als Symptom innerer Krankheiten. In: Braun-Falco O, Ring J (Hrsg) Fortschritte der praktischen Dermatologie und Venerologie. Springer, Berlin Heidelberg New York, S 167–177
2. Phelps RG (1988) Panniculitis. In: Lebwohl M (Hrsg) Difficult diagnoses in dermatology. Churchill Livingstone, New York, S 389–403
3. Aronson IK, et al (1985) Fatal panniculitis. J Am Acad Dermatol 12: 535–551
4. Alegre VA, Winkelmann RK (1989) Histiocytic cytophagic panniculitis. J Am Acad Dermatol 20: 177–185
5. Braun-Falco O, et al (1989) Pankreatogene Pannikulitis. Hautarzt 40: 778–781
6. Krahl D (1991) Pankreatogene Pannikulitis mittelbar paraneoplastischer Genese. Aktuel Dermatol 17: 281–293
7. Richens G, et al (1982) Calcifying panniculitis associated with renal failure. J Am Acad Dermatol 6: 537–539
8. Edmons BK, et al (1991) Alpha$_1$-antitrypsin deficiency-associated panniculitis: case report and review of the literature. Pediatr Dermatol 8: 269–299
9. Daniel WP, Buechner SA (1985) Clinicopathologic correlations in leukemia cutis. J Am Acad Dermatol 11: 121–128
10. Hurlitz S (1985) The skin and systemic disease in children. Year Book Medical Publishers, Chicago
11. Pembroke AC, et al (1978) Eruptive angiomata in malignant disease. Clin Exp Dermatol 3: 147–155
12. Gregory B, Ho VC (1992) Cutaneous manifestations of gastrointestinal disorders, part II. J Am Acad Dermatol 26: 371–378
13. Fritsch P, Schuler G, Hintner H; Hrsg (1989) Immunodeficiency and skin. Karger, Basel
14. Czarnetzki BM, Happle R, Belcher RW (1984) Klinik und Pathomechanismen der chronischen Granulomatose. Hautarzt 35: 175–181
15. Holzmann H, et al; Hrsg (1987) Dermatologie und Rheuma. Springer, Berlin Heidelberg New York
16. Hornstein OP (1989) Dermatologische Aspekte „rheumatoider" Krankheiten. Eular, Basel
17. Vidmar DA (1982) Extensive rheumatoid nodules. J Assoc Milit Dermatol 2: 63–64
18. Yee KC, et al (1993) Cardiac and systemic complications in multicentric reticulohistiocytosis. Clin Exp Dermatol 18: 555–558
19. Pawell FC, et al (1984) Sister Mary Joseph's nodule: a clinical and histologic study. J Am Acad Dermatol 10: 610–615
20. Lookingbill DP, et al (1990) Skin involvement as the presenting sign of internal carcinoma. J Am Acad Dermatol 22: 19–26

11. Vesikulo-bullöse Dermadrome

Ein mit Gewebeflüssigkeit gefüllter Hohlraum bis 0,5 cm zwischen den verschiedenen Hautschichten wird als Vesicula (Bläschen) bezeichnet. Größere entsprechende Hohlräume heißen im klinischen Alltag Blasen (Bullae). Je nach Sitz der Gewebsspaltung unterscheidet man intraepidermale (zwischen den Schichten der Epidermis) und subepidermale (zwischen Epidermis und Dermis) vesikulo-bullöse Läsionen. Die Wand intraepidermaler Bläschen ist dünner, reißt deswegen leichter ein und wird häufig durch Eintrocknung des Inhaltes mit einer Kruste bedeckt. Die Wand subepidermaler Blasen ist dicker, somit widerstandsfähiger und durch den tiefen Sitz häufiger hämorrhagisch (Abb. 133).

Bei der klinischen Untersuchung vesikulobullöser Läsionen muß man die Lokalisation (umschrieben oder disseminiert), die Verteilung (gruppiert oder einzelstehend), die Größe, die Form, die Wandbeschaffenheit und den Inhalt des Hohlraumes, sowie den Zustand der umgebenden Haut (entzündlich oder unverändert) beachten (Tabelle 29).

Tabelle 29. Die Einteilung vesikulo-bullöser Dermadrome

vesikulöse Dermadrome
    umschrieben, gruppiert,
        auf entzündlicher Haut
    disseminiert, gruppiert,
        auf entzündlicher Haut
bullöse Dermadrome
    auf gesunder Haut
    auf krankhaft veränderter Haut

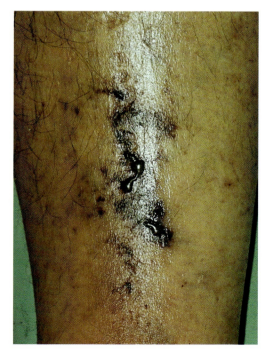

Abb. 133. Hämorrhagische Bläschen und Suffusionen bei Phlegmasia coerulea dolens

Vesikulöse Dermadrome

Umschriebene, gruppierte vesikulöse Dermadrome

Herpes simplex. Verursacht durch das Herpes-simplex-Virus, die Infektion betrifft die Haut und die Schleimhäute. Der Verlauf ist unterschiedlich; Rezidive sind ausgesprochen häufig.

Die klassische Erscheinungsform lokalisiert sich periorifiziell und zeigt auf entzündlichem Grund schnell aufschießende, gruppierte, 2–4 mm große Bläschen. Die Herde weisen somit einen polyzyklisch konfigurierten Rand auf. In den meisten Fällen heilen die Herde durch Eintrocknung des Inhaltes und Krustenbildung spontan ab. In bestimmten Fällen lassen die Eruptionen auch allgemeine Schlußfolgerungen zu. Diese werden nachfolgend beschrieben.

Eine schwere Form an Haut und Schleimhäuten im Kindesalter wird als Gingivostoma-

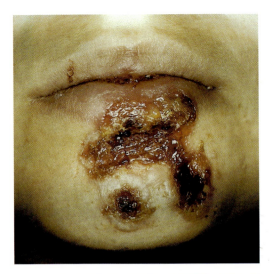

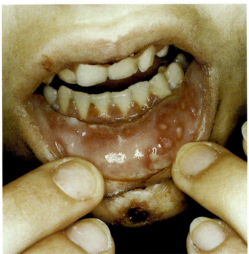

Abb. 134–135. Teilweise ulzerierter, primärer Herpes simplex in der anergischen Phase der Virusinfektion

lung usw.) einhergehende Form ist das Aphthoid Pospischill-Feyrter. In solchen Fällen sind die perioralen, herpetiformen Bläschen massiv impetiginisiert und führen auf der Haut und den Schleimhäuten zu schwer heilenden Erosionen und Ulzera (Abb. 134, 135).

Im Erwachsenenalter weisen protrahiert verlaufende, schwere, konfluierende, progressive, ulzerierende Formen auf einen Immundefekt hin (persistierender und ulzerierender Herpes). Dieser Verdacht besteht besonders bei perioral und perianal lokalisierten, polyzyklisch konfigurierten Ulzera. Neuerdings wurde darauf hingewiesen, daß an den o. g. Lokalisationen auch ohne vorheriger Bläschenbildung meist indolente Ulzera entstehen können. Die initialen Veränderungen bilden in solchen Fällen ödematöse Erytheme, welche schnell exulzerieren. Aus diesem Grunde soll man immer an eine progrediente Herpes-simplex-Infektion denken, wenn bei Immundefizienz in kurzer Zeit Ulzera, besonders solche mit polyzyklischer Konfiguration, entstehen [1] (Tabelle 30).

Tabelle 30. Auf HIV-Infektion hinweisende Daten (Braun-Falco-Trias)

Wenn unterschiedliche mukokutane Infektionen
im atypischen Alter
in atypischer klinischer Erscheinungsform
mit atypischem Verlauf
einhergehen.

Als Grunderkrankung kommt heute in erster Linie eine HIV-Infektion (anogenitale Region) in Frage. Daneben muß man auch an Leukämien und Lymphome sowie an eine iatrogene Immunsuppression denken. Differentialdiagnostisch muß man perioral und auf den Schleimhäuten eine Candidose und eine iatrogene Leukopenie in Betracht ziehen.

Herpes zoster. Die Erkrankung entsteht durch Reaktivierung des Varicella-Zoster-Virus. Schwere und atypisch verlaufende Formen können gleichfalls auf Störungen im Immunsystem hinweisen. Der hämorrhagische, schnell nekrotisierende, ulzerierende und meist disseminiert verteilte Herpes zoster (Zoster gangrea-

titis herpetica bezeichnet und gilt als Hinweis auf eine noch fehlende primäre Immunität oder auf einen vorübergehenden Immundefekt aus unterschiedlichen Gründen (mit Komplikationen einhergehende Viruserkrankungen im Kindesalter). Schwerste, mit Allgemeinerscheinungen (Fieber, Lymphknotenschwel-

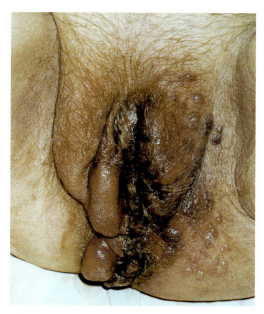

Abb. 136. Hämorrhagischer und nekrotisierender Herpes zoster bei lymphatischer Leukämie

nosus) zeigt eine schlechte Prognose an. Auch hierbei sind als Grunderkrankungen die Leukämien, die Lymphome, lymphoproliferative Erkrankungen, ein schwerer Diabetes und bei jüngeren Erwachsenen die HIV-Infektion zu nennen (Abb. 136).

Acrodermatitis enteropathica. Wie bereits im 8. Kapitel erwähnt, kann sich das Krankheitsbild auch in Form vesikulo-bullöser Läsionen auf entzündlich veränderter Haut manifestieren. Klassisch ist die Trias aus Dermatitis, Diarrhoe und Alopezie, die als Folge eines Zinkmangels zum Zeitpunkt des Überganges von Muttermilch auf Kuhmilch in Erscheinung tritt. Die Hauterscheinungen beginnen periorifiziell, an den Akren, an den Streckseiten großer Gelenke und am Gesäß mit nässenden erythematösen Flecken. Die dann hier aufschießenden dünnwandigen intraepidermalen Bläschen fallen schnell zusammen und bilden anschließend squamokrustöse, evtl. erosive, erythematöse Areale.

Disseminierte, gruppierte vesikulöse Dermadrome

Herpes zoster generalisatus. Bei einem schwereren Immunmangel manifestiert sich ein Herpes zoster nicht nur segmental, sondern auch disseminiert und bildet vesikulöse (vesikulo-pustulöse) Herde in verschiedenen Stadien, mit geringer Gruppierungstendenz. Das Krankheitsbild geht mit mehr oder weniger schweren Allgemeinerscheinungen einher und wird wegen der Ähnlichkeit mit Varizellen auch als varizelliformer Herpes zoster bezeichnet. Es sei hier erwähnt, daß einzelne verstreute Bläschen auch beim segmentalen Herpes zoster vorkommen können. Bei etwa 10 % der Patienten mit Herpes zoster generalisatus werden fatale viszerale Komplikationen (Lunge, Leber, Gehirn) beobachtet. Am häufigsten entwickeln sich die Komplikationen bei Patienten mit Morbus Hodgkin und lymphatischer Leukämie – besonders nach einer immunsuppressiven Therapie. Ein Herpes zoster generalisatus in irgendeinem Stadium einer HIV-Infektion gilt als sehr schlechtes prognostisches Zeichen. Die Streuung des Herpes-zoster-Virus ist in erster Linie auf eine geringere zelluläre Immunantwort und eine verminderte Interferon-Bildung zurückzuführen [2].

Herpes simplex generalisatus. Auch ein disseminierter Herpes simplex weist auf einen Immundefekt durch eine Grunderkrankung oder durch deren Behandlung hin. Man denkt an das schwere, letale Krankheitsbild, wenn disseminiert zahlreiche gedellte Bläschen auftreten, erosiv werden und oberflächlich ulzerieren. Eine häufige Komplikation einer Herpes-Sepsis stellt die herpetische Enzephalitis dar. Den Verdacht kann man durch den Nachweis von Tzank-Zellen (mehrkernige Riesenzellen) im Material vom Bläschengrund sowie durch immunfloreszenztechnische und elektronenmikroskopische Untersuchungen bekräftigen [3].

Glucagonom-Syndrom. Das typische, migrierende, nekrolytische Erythem wurde bereits im 2. Kapitel besprochen. Hier wird es deshalb erneut erwähnt, weil bei bestimmten Formen der Erkrankung vorübergehend auch vesikulo-bullöse Läsionen vorkommen können.

Bevorzugte Lokalisationen dieses paraneoplastischen Dermadroms sind die periorale Region, der Unterbauch, die anogenitale Region, die Inguinae, die Oberschenkel und das Gesäß. Der Ausschlag beginnt mit figurierten erythematösen Herden. Im Randbereich sieht man infolge der oberflächlichen Nekrose der Epidermis sehr dünnwandige, schlaffe Bläschen. Da die Läsionen sehr oberflächlich liegen, platzen die Bläschen sehr schnell und hinterlassen erosiv-krustöse Areale oder entlang des aktiven Randes, eine halskrausenartige Schuppung. Die einzelnen Läsionen folgen in 10- bis 14tägigen Zyklen einander, so daß in solchen Fällen die Erscheinungen aller Stadien (Erythem, „Bläschen", Erosion, oberflächliche Nekrose, Krustenbildung, Schuppung, Hyperpigmentierung) gut erkennbar sind.

Die Erkennung dieser paraneoplastischen Dermatose ist eine wichtige Aufgabe des Dermatologen. Differentialdiagnostisch kommen die verschiedenen Formen der Acrodermatitis enteropathica, die Acrodermatitis acidaemica, die Psoriasis pustulosa, die subkorneale Pustulose, der Pemphigus und das Lyell-Syndrom in Betracht.

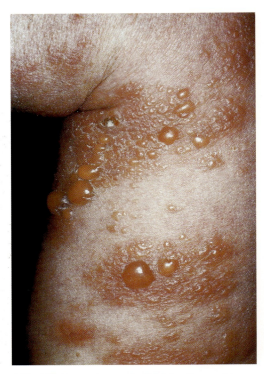

Abb. 137. *Das polymorphe Bild der Dermatitis herpetiformis Duhring*

Dermatitis herpetiformis Duhring. Diese Dermatose juckt stark und zeigt einen chronischen, rezidivierenden Verlauf. Es handelt sich dabei um eine Autoimmunerkrankung mit typisch lokalisierten Bläschen (Blasen). Eine Therapie mit Sulfonen oder mit Sulfapyridin bringt eine prompte Besserung. In den letzten 20 Jahren wurden eine pathognomonische Ablagerung von IgA in der Haut, eine Assoziierung an eine glutensensitive Enteropathie und eine Besserung durch eine glutenfreie Ernährung bekannt. So sucht man heute die Ursache der Dermatose in Darmveränderungen.

Das Krankheitsbild betrifft vor allem Erwachsene zwischen 30–50 Jahren, gut bekannt sind aber auch Manifestationen im Kindesalter. Die Hauterscheinungen zeichnen sich durch einen sehr starken Juckreiz und durch Polymorphie aus. Die Läsionen sind zu Beginn erythematös, urtikariell, dann papulo-

vesikulös (selten bullös). Am häufigsten sind die behaarte Kopfhaut, symmetrisch die Streckseiten und das Gesäß betroffen. Die festen, 3–4 mm großen, gruppierten Bläschen haben einen klaren Inhalt. Wegen des starken Juckreizes sieht man häufig punktförmige oder lineäre Erosionen sowie hyperpigmentierte Residuen (Abb. 137).

Dermatitis herpetiformis und glutensensitive Enteropathie. Bei annähernd 80 % der Patienten mit Dermatitis herpetiformis kann man mittels Dünndarmbiopsie eine subtotale oder partielle Atrophie der Darmzotten nachweisen, obwohl nur weniger als 10 % der Patienten Symptome einer Malabsorption (Abmagerung, Bauchkrämpfe, Blähungen, Steatorrhoe, Xerose, Alopezie) aufweisen. Symptome der Malabsorption zeigen HLA-B8, DR3-positive Patienten. Im übrigen ist dieser HLA-Typ häufig mit atrophischer Gastritis, Subacidität und Intrinsic-Faktor-Mangel assoziiert. In diesen Fällen ist die glutensensitive Enteropathie sehr ausgeprägt (hochgradige Atrophie der Darmzotten), wobei die klinischen und pathologischen Erscheinungen denen bei der Zöliakie entsprechen. Das Ausmaß der Zottenatrophie korreliert mit der täglich zugeführten Menge von Gluten. Durch eine glutenfreie Diät bessert sich der Grad der Atrophie. Dadurch können sich auch die Hautveränderungen zurückbilden oder man kann die zur Symptomfreiheit notwendige Sulfondosis bedeutend senken. Erforderlich ist eine Diät über 6–9 Monate. Eine Sulfontherapie bessert schnell die Hauterscheinungen, beeinflußt jedoch nicht die Atrophie der Darmzotten) [4].

Die Beziehungen zwischen der glutensensitiven Enteropathie und der Dermatitis herpetiformis sind allerdings noch nicht restlos geklärt. In der Immunpathogenese muß man hauptsächlich die Rolle des Glutens hervorheben (Ablagerung von Antigluten-Antikörper oder von Immunkomplexen in der Haut). Dementsprechend kann die IgA-Ablagerung in der Haut als glutenabhängig betrachtet werden. Nach einer anderen Vorstellung schädigt Gluten „nur" die Darmzotten und durch die beschädigte Barriere können andere resorbierte Eiweißstoffe eine IgA-Antwort auslösen.

Andere assoziierte Erkrankungen. Daß Schilddrüsenerkrankungen (Hyper- oder Hypothyreose bzw. Struma) bei Patienten mit Morbus Duhring häufiger sind, steht wahrscheinlich mit dem HLA-Typ in Zusammenhang. Dies wird auch dadurch unterstützt, daß bei Frauen in 40 % mikrosomale Thyreoid-Antikörper nachweisbar sind. Neuerdings wurde auf dem Boden einer glutensensitiven Enteropathie auch an die Assoziierung mit einem Non-Hodgkin-Lymphom aufmerksam gemacht (enteropathy associated T-cell lymphoma) [5, 6].

Im Falle einer Dermatitis herpetiformis muß der Kliniker nach den klinischen und labortechnischen Zeichen einer schwereren Malabsorption fahnden, aber auch an die Komplikation durch Schilddrüsenerkrankungen und an ein eventuelles gastrointestinales Lymphom oder Karzinom denken.

Bullöse Dermadrome

Blasen auf unveränderter Haut

Porphyria cutanea tarda. Diese Dermatose ist durch einen Defekt der Uroporphyrinogen-Dekarboxylase bedingt. Es geht mit einer aktinisch-traumatisch induzierten Blasenbildung einher. Die typischen Hauterscheinungen liefern einen deutlichen Hinweis auf die Störung des Porphyrin-Stoffwechsels. Infolge des Enzymdefektes steigt die Menge der Uroporphyrine an und wird in erhöhtem Maße mit dem Urin ausgeschieden. Früher betraf die Erkrankung alkoholabhängige Männer mittleren bis höheren Alters. Neuerdings beobachtet man eine Zunahme auch bei den Frauen (Ovulationshemmer, Alkohol). Im allgemeinen bereitet die Diagnose durch die pathognomonischen Hauterscheinungen keine Schwierigkeiten. Die Patienten berichten über eine hochgradige Verletzlichkeit ihrer Haut und später geben auch an, daß die Blasenbildung durch Sonnenlicht provoziert wird. Es entstehen an lichtexponierten Stellen, hauptsächlich auf den Handrücken (bei Frauen seltener auch auf den Unterschenkeln und auf den Fußrücken) 0,5–2–3 cm große, seröse oder hämorrhagische Blasen. Später sitzen die Blasen infolge der Ausbildung einer Hyperpigmentierung auf einer bräunlich verfärbten Haut. Die Blasen platzen leicht und werden durch hämorrhagische Krusten ersetzt. Die Läsionen hinterlassen häufig Milien (1–3 mm große, zystische Bildungen in der Epidermis) und Narben, wodurch auch ohne frischen Veränderungen der Verdacht auf eine Porphyria cutanea tarda gelenkt wird. An lichtexponierten Stellen, hauptsächlich im Gesicht und am Hals bildet sich eine Hypertrichose aus, die vor allem die Frauen schnell zum Arzt führt (Abb. 138). (Das gemeinsame Auftreten von Hypertrichose und Hyperpigmentierung an lichtexponierten Stellen ist für die Porphyria cutanea tarda sehr typisch.)

Die Blasenbildung kann auf die phototoxische Eigenschaft der Porphyrine zurückgeführt werden. Das Porphyrinmolekül absorbiert nämlich Licht, wird dadurch aktiviert, zerfällt in Anwesenheit von Sauerstoff und

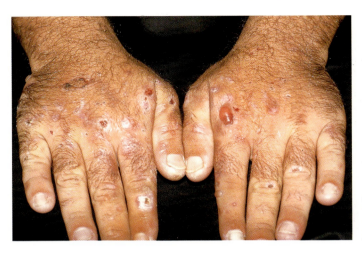

Abb. 138. Blasen mit fester
Wand, eingetrocknete Blasen-
reste und Krusten bei der Porphyria cutanea tarda

setzt Wasserstoffperoxid sowie Lipid-Peroxidase frei. Die Peroxide sind dann für die zytotoxische Wirkung verantwortlich.

Die Porphyria cutanea tarda zeigt in der Regel eine Lebererkrankung an (alkoholbedingte oder virale Hepatitis B und C sowie Leberzirrhose). Die Erscheinungen können jedoch im Sinne einer Paraneoplasie auch auf verschiedene benigne, maligne oder metastatische Lebertumoren hinweisen [7,8]. Man hat aber in diesem Zusammenhang nicht nur Lebertumoren, sondern auch Neoplasien der Gallenblase, sowie andere abdominale und extraabdominale Tumoren beobachtet. Der Verdacht auf eine neoplastische Genese der Erkrankung besteht vor allem bei einer Manifestation im ungewöhnlichen Alter, bei Frauen und bei einem niedrigen Eisenspiegel. (Die Porphyria cutanea tarda geht nämlich mit einer Hypersiderinämie einher.) Neuerdings hat man festgestellt, daß eine Porphyria cutanea tarda auch durch eine HIV-Infektion ausgelöst werden kann. Es erscheint somit sinnvoll, bei jungen Patienten eine HIV-Serologie zu veranlassen (Rolle der HIV-assoziierten, unterschiedlichen Virusinfektionen) [9]. Die Differentialdiagnose umfaßt die Pellagra (Blasen auf erythemato-ödematösem Grund), die Porphyria variegata (gastrointestinale sowie neurologische und psychiatrische Symptome), die Hydroa estivalis, die Pseudoporphyrie und andere großblasige Dermatosen.

Pseudoporphyrie. Ähnliche Erscheinungen, wie bei der Porphyria cutanea tarda wurden auch bei Patienten mit terminaler Niereninsuffizienz und im Verlauf einer Hämodialyse beschrieben. Dies trifft insbesondere auf Patienten zu, die mit bestimmten photosensibilisierenden Medikamenten, wie Tetrazykline, Furosemid und Nevigramon behandelt wurden. Bei den arzneiinduzierten Formen konnte keine Störung des Porphyrin-Stoffwechsels nachgewiesen werden. Während bei dialysierten und an Niereninsuffizienz leidenden Patienten früher keine erhöhte Porphyrinausscheidung beobachtet wurde, konnten neuerdings mit feineren Methoden bei einem Teil der Patienten erhöhte Porphyrinwerte nachgewiesen werden. Das Muster der Porphyrin-Stoffwechselstörung weicht von dem bei der Porphyria cutanea tarda ab. Aus diesem Grunde wird es als Porphyria cutanea uraemica genannt und als beinahe obligates Symptom der chronischen Niereninsuffizienz betrachtet. Der Verdacht auf eine Pseudoporphyrie wird durch das Fehlen der Hypertrichose und der Milien bestärkt [10].

Füße und Unterschenkel

Bullosis diabeticorum. Es handelt sich hierbei um eine rezidivierende, bullöse Erkrankung bei Patienten mit Diabetes mellitus, deren Entität noch nicht völlig gesichert ist.

Bei 75 % der Erkrankten kann man in der Regel bereits multiple, vaskuläre und neurologische Komplikationen nachweisen. Somit zeigt die Bullose ein fortgeschrittenes Stadium des Diabetes an. In der Pathogenese spielen die diabetische Kollagendegeneration, die Verminderung der Anchoring-Fasern und die Mikroangiopathie eine Rolle [11, 12].

Die diabetische Bullose wird in erster Linie bei älteren Patienten beobachtet. Am häufigsten erscheinen die Blasen auf unveränderter Haut auf den Fußrücken und auf den Unterschenkeln, seltener auch an den übrigen Partien der Extremitäten. Sie sind 1–3 cm groß, besitzen eine feste Wand und haben einen serösen Inhalt. Die Blasen heilen entweder ohne Residuen oder unter Hinterlassung einer feinen Narbe und einer Atrophie ab. Typisch ist die große Rezidivneigung der Erscheinungen. Nach heutiger Kenntnis sitzen die Blasen überwiegend intraepidermal (und heilen ohne Narben ab) und nur zu einem kleineren Teil subepidermal (heilen narbig und mit Atrophie ab). Die subepidermalen Blasen weisen häufig eine hämorrhagische Note auf. Differentialdiagnostisch muß man an die Porphyria cutanea tarda, an die Epidermolysis bullosa und an das lokalisierte bullöse Pemphigoid denken (Abb. 139).

Druckblasen bei Koma durch Barbiturate und Tranquilizer. Bei Vergiftungen mit Barbituraten und Tranquilizer können auf sonst unveränderter Haut mehrere cm große, seröse Blasen auftreten („coma blisters").

Die teils gespannten, teils schlaffen Blasen finden sich am Gesäß und an anderen Druckstellen. In ihrer Entstehung spielen wahrscheinlich die druckbedingte Ischämie und die toxische Wirkung der Medikamente eine Rolle.

Generalisierte bullöse Erscheinungen auf unveränderter Haut

Pemphigus vulgaris. Die schlaffen, serösen Pemphigusblasen erscheinen generalisiert auf einer unveränderten Haut. Die dünnwandigen (intraepidermalen) Blasen platzen leicht und hinterlassen große, nässende erosive Areale. Die Erkrankung beginnt häufig in der Mundschleimhaut.

Diese klassische, mit akantholytischen Blasen einhergehende Autoimmundermatose wird hier kurz erwähnt, weil sie manchmal mit Erkrankungen innerer Organe in Beziehung steht. Bei atypischen, schweren (schmerzhafte Schleimhauterosionen) und therapieresistenten Formen kann im Hintergrund ein Thymom, Leukämie oder eine Myasthenia gravis stehen (paraneoplastischer Pemphigus). Gut bekannt ist auch der arzneiinduzierte Pemphigus, dessen Prototyp bei den durch Penicillamin behandelten Autoimmunerkrankungen beobachtet werden kann. Neuerdings wurden auch durch das Antihypertonikum Captopril induzierte Pemphigusfälle beschrieben.

Bullöses Pemphigoid. Diese Dermatose geht mit subepidermalen, festen Bläschen und Blasen einher, die meist auf einer entzündlich ver-

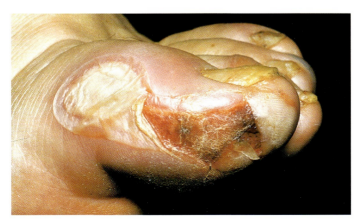

Abb. 139. Teils feste, teils schlaffe Blasen und postbullöse Erosionen auf sonst unveränderter Haut (Bullosis diabeticorum)

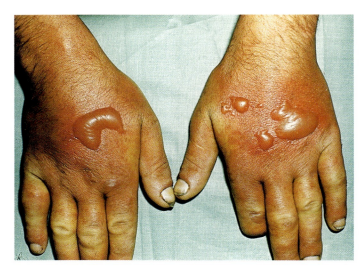

Abb. 140. *Bläschen und Blasen auf erythemato-ödematösem Grund bei Pellagra*

änderten Haut auftreten. Immunhistologisch weist man eine Ablagerung von Anti-Basal-membran-Antikörper vom IgG-Typ und von Komplement nach.

In mehreren Studien wird über das gemeinsame Vorkommen von bullösem Pemphigoid und von viszeralen Tumoren berichtet, es gelang aber nicht, die paraneoplastische Natur der Dermatose eindeutig zu bestätigen. Wahrscheinlich ist die Koinzidenz akzidentell, da beide Erkrankungen hauptsächlich ältere Menschen betreffen. Dagegen ist es anzunehmen, daß die Autoimmunerkrankungen (Lupus erythematodes, perniziöse Anämie, Thyreoiditis, rheumatoide Arthritis und bullöses Pemphigoid) durch die gemeinsame Autoimmunpathogenese miteinander enger in Verbindung stehen [13].

Das Erscheinen hämorrhagischer Blasen signalisiert in der Regel eine schwere, lokale oder systemische Blutungsneigung (DIC, Marcumar-Nekrose). Diese werden bei den Hautblutungen beschrieben.

Blasen auf krankhaft veränderter Haut

Blasen auf entzündlich veränderter Haut

Pellagra. Zu Beginn sieht man hierbei nach der ersten Sonnenexposition, im Frühling an den lichtexponierten Stellen, in symmetrischer Verteilung, im Gesicht, an den Handrücken, an den Unterarmen und an den Fußrücken scharf begrenzte, ödematöse Erytheme (s. Kapitel 2). Bei einem Teil der Patienten können in der Mitte der erythematösen Areale bis zu mehrere cm große, seröse Blasen in Erscheinung treten. Die typischen, trockenen, hyperpigmentierten und atrophischen Herde entwickeln sich erst im III. Stadium der Erkrankung (Abb. 140).

Wie bereits auf S. 25 erwähnt, begegnet man in unseren Breiten heute durch eine alkoholbedingte innere Karenz einer Pellagra. Seltener ist eine begleitende Pellagra beim Karzinoid-Syndrom, beim Morbus Hartung und bei der Niazin-Stoffwechselstörung durch eine Langzeitbehandlung mit INH zu sehen.

Literatur

1. Braun-Falco, O, et al (1988) Dermato-venerologische Erkrankungen als Indikatoren für Diagnose und Prognose der HIV-Infektion. MMW 130: 331–336
2. Gilson IH, et al (1989) Disseminated ecthymatous herpes varicella-zoster virus infection in patients with acquired immunodeficiency syndrome. J Am Acad Dermatol 20: 637–642
3. Flowers FP, Krusinski PA (1986) Vesiculobullous disease. In: Krusinski PA, Flowers FP (Hrsg) Life threatening dermatoses. Year Book Medical Publishers, Chicago
4. Reunda T (1991) The role of diet in dermatitis herpetiformis. In: Vermeer BJ, et al (Hrsg) Metabolic disorders and nutrition correlated with skin. Karger, Basel, S 168–175
5. Cunningham MJ, Zone JJ (1985) Thyroid abnormalities in dermatitis herpetiformis. Ann Intern Med 102: 194–196
6. Leonhard JN, et al (1983) Increased incidence of malignancy in dermatitis herpetiformis. Br J Med 286: 16–18
7. Keczkes K, Barker DJ (1976) Malignant hepatoma associated with acquired hepatic cutaneous porphyria. Arch Dermatol 112: 78–82
8. Török L (1976) Innere Tumore (Porphyria cutanea tarda). Z Hautkrankh 51: 397–403
9. Hogan D, et al (1989) Human immunodeficiency virus infection and porphyria cutanea tarda. J Am Acad Dermatol 20: 17–20
10. Senger E, et al (1991) Porphyria cutanea uraemica: eine obligate Systemerkrankung bei chronischer Niereninsuffizienz? Hautarzt 42: 764–769
11. Couterman LH, Sibrack LA (1980) Cutaneous manifestations of diabetes. Cutis 25: 45–53
12. Dobozy A, et al (1972) Bullosus dermatosis associated with latent diabetes. Dermatologica 144: 283–296
13. Callen JP, et al (1988) Dermatological signs of internal disease. Saunders, Philadelphia London Toronto

12. Pustulöse Dermadrome

Einen, mit Granulozyten (pus) gefüllten intra-epidermalen oder intrafollikulären Hohlraum bezeichnet man als Pustel. (Abszeß ist eine Eiteransammlung in der Dermis, in der Sub-kutis oder in tieferliegenden Geweben.) Der Inhalt kann steril sein (sterile Pustel) oder es enthält pathogene Keime. Die Pustel kann primär, de novo oder sekundär durch Superin-fektion eines vorher sterilen Bläschens zustan-dekommen. In diesem Kapitel werden in erster Linie die mit primären Pusteln einherge-henden Hauterscheinungen besprochen.

Eine Pustel ist 3–5 mm groß, rund oder oval, in der Regel halbkugelig oder flach erha-ben, gelblich-braun oder gelblich-grünlich und im allgemeinen von einem entzündlichen Hof umgeben. Die follikulären Pusteln sind kegelförmig. Die Pusteln bleiben nicht lange bestehen, sondern platzen und ihr Inhalt trock-net zu einer gelblichen, gelblich-braunen Kru-ste ein. Nach Entfernung der Krusten bleiben nässende Erosionen zurück.

Man unterscheidet verschiedene Typen pustulöser Erkrankungen. Wie bereits er-wähnt, kennt man Pusteln, die sich aus Bläs-chen entwickeln. Es gibt Erkrankungen, bei denen nur die Pusteln das klinische Bild prä-gen. Bei anderen Krankheitsbildern sind die Pusteln mit typischen Gelenksbeschwerden assoziiert und gehören zu den Symptomen schwerer Erkrankungen (in diesem Kapitel werden diese Formen beschrieben). In einem weiteren Teil der Fälle schließlich entwickeln sich die Pusteln zu ulzerösen oder vegetieren-den Läsionen weiter, wie z.B. das Pyoderma ulcerosum. (Diese werden zusammen mit den Erscheinungen beschrieben, die mit Nekrose und Ulzeration einhergehen.)

Ein bedeutender Teil pustulöser Dermato-sen zählt zu den rein dermatologischen Erkrankungen (z.B. die Pyodermien, chroni-sche Infektionen, Dermatosen durch Irritation, sekundäre Impetiginisieungen, andere Kom-plikationen von Dermatosen, wie z.B. die Psoriasis pustulosa). Im allgemeinen zeichnen

sich diese Formen durch oberflächliche, kon-fluierende Pusteln aus. Der Verdacht auf eine Erkrankung innerer Organe besteht im allge-meinen dann, wenn die Pustulose langwierig, atypisch verläuft und mit einer hochgradigen Impetiginisierung einhergeht. An einen primären, systemischen Prozeß denkt man immer dann, wenn die Pustulose um die Gelenke lokalisiert ist und mit Arthralgien ein-hergeht [1] (Tabelle 31).

Tabelle 31. Pustulöse Dermadrome

Lokalisierte Pustulosen
Disseminierte Pustulosen
mit deutlicher Schuppung
und Krustenbildung

Lokalisierte Pustulosen

Beugen

Candidose. Prädilektionsstellen einer Candi-da-Infektion sind die intertriginösen Räume anogenital, axillär, submammär und periumbi-likal. Die Hauterscheinungen beginnen mit näs-senden erythematösen Herden in der Tiefe der Beugen. Sie sind jedoch hauptsächlich dadurch charakterisiert, daß um die oben erwähnten Herde, von unveränderter Haut getrennt, 3–5 mm Durchmesser große Pusteln oder vesikulo-pustulöse Erscheinungen (Satelliten) auf-schießen, in denen mittels mykologischer Un-tersuchung saprophytäre Candida-Arten nach-gewiesen werden können. Die Pusteldecke wird relativ schnell abgeschilfert und es ent-stehen so linsengroße erythematöse Flecke mit einer halskrausenartiger Schuppung. Die satel-litären Pusteln erlauben eine gute Unterschei-dung gegenüber anderen Mykosen und der Pso-riasis inversa (Abb. 141).

Hinter der opportunistischen kutanen Can-dida-Infektion verbirgt sich in der Regel eine Verminderung der Abwehrkraft des Organis-mus. Aus diesem Grunde muß man bei persi-

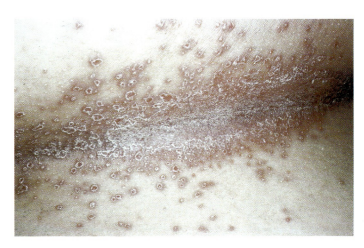

Abb. 141. *Candida-Intertrigo mit typischen Satellitenläsionen*

stierenden, rezidivierenden Candidosen nach spezifischen Dispositionsfaktoren suchen, wie Diabetes mellitus, Korpulenz, schwere Allgemeinerkrankungen, immunologische Störungen (eine HIV-Infektion hauptsächlich bei mukokutanen Prozessen), Tumoren und iatrogene Faktoren.

Hände und Füße

Disseminierter Gonokokken-Infekt. Das Syndrom umfaßt im Anschluß an eine subklinische Gonorrhoe und als deren Komplikation septisches Fieber, Arthralgie, Arthritis, Tendosynovitis und vesikulo-pustulöse Hauterscheinungen [2].

Es betrifft überwiegend junge Frauen im sexuell aktiven Alter und beginnt in erster Linie während einer Schwangerschaft, nach der Entbindung oder nach der Menstruation. Auffällig ist, trotz des intermittierenden Fiebers, das gute Allgemeinbefinden der Erkrankten. Die Polyarthralgie wandert und betrifft hauptsächlich die Knöchel und die Handgelenke.

Die Hauterscheinungen sind in der Regel diskret, ihre Zahl ist nicht sehr hoch (5–10) und sie sind vor allem an den Akren, um die Gelenke herum anzutreffen (Finger, Zehen, Ferse). Man sieht zuerst 0,2–1 cm große erythematöse Herde, worauf später hämorrhagische Bläschen oder Pusteln erscheinen. Es kommt auch vor, daß die roten Flecke zentral papulös werden. Bei ausgeprägten hämorrhagischen Erscheinungen können metallfarbene Residuen übrig-

bleiben. Durch den schubweisen Verlauf sieht man nebeneinander Effloreszenzen in unterschiedlichen Stadien (hämorrhagische Papeln, hämorrhagische Bläschen und hämorrhagische Pusteln). In den Hauterscheinungen findet man nur in der Hälfte der Fälle Neisseria gonorrhoe (septische Embolien), während bei der anderen Hälfte, den „sterilen" Formen, eine Immunkomplex-Vaskulitis für die Erscheinungen verantwortlich ist.

Durch die typische Symptomentrias ist die Diagnosestellung leicht und kann durch eine mikroskopische und kulturelle Untersuchung des genitalen und urethralen Ausflusses sowie des Pustelinhaltes erhärtet werden.

Ähnliche Erscheinungen verursacht auch die Gonokokken-Meningitis, bei der jedoch das klinische Bild von den meningealen Symptomen beherrscht wird.

Bei Fieber, Gelenksbeschwerden und hämorrhagischen Pusteln muß man auch an die *subakute bakterielle Endokarditis* denken, die man jedoch durch die assoziierten Herzbeschwerden, mittels Blutkultur und durch andere ergänzende Untersuchungen diagnostizieren kann.

Hand-Fuß-Mund-Krankheit. Auch sie geht mit Bläschen und Pusteln einher. Diese Coxsackie-Virus-Infektion betrifft in der Regel Kinder und wird von leichten Allgemeinerscheinungen begleitet. In der Diagnose behilflich sind die epidemiologischen Daten und das klinische Bild.

Bowel associated dermatitis-arthritis syndrome.
Bei verschiedenen entzündlichen Erkrankungen
(Morbus Crohn, Colitis ulcerosa, nach Darm-
Bypass) können ebenfalls pustulöse Veränderungen
mit Fieber, Arthralgien und Synovitiden in Erscheinung treten. Das klinische Bild ist hierbei von
serumkrankheitähnlichen Symptomen beherrscht,
während auf der Haut der Extremitäten z. T. gruppiert stehende Pusteln mit einem erythematösen
Hof beobachtet werden [3].

Pustulosis palmoplantaris. Es handelt sich
hierbei um eine sterile Pustulose palmoplantar, die subakut beginnt und chronisch verläuft. Es ist typisch, daß die flachen, eher im
Hautniveau liegenden Pusteln mit einem einige mm großen erythematösen Hof die mittleren Anteile der Handflächen und Fußsohlen
einnehmen und nur selten sich auf die benachbarten Areale ausbreiten. Die Pusteln wandeln
sich in gelblich-braune, im Hautniveau liegende, scharf begrenzte, eingetrocknete Herde
um, die später über eine Schuppung abheilen.
Wegen den fortlaufend erscheinenden neuen
Läsionen zeigt das klinische Bild nebeneinander frische, eingetrocknete und schuppende
Herde (Abb. 142).

Früher fand man die Pustulose nur dermatologisch interessant. Nach neueren Beobachtungen jedoch kommen in etwa der Hälfte der
Fälle auch Schilddrüsenerkrankungen (Struma, Anti-Thyreoid-Antikörper, niedrigere
Thyreoidhormonspiegel) vor. In den untersuchten Fällen weisen die klinischen und

labortechnischen Daten auf die Möglichkeit
einer Autoimmun-Thyreoiditis hin [4]. In
einer anderen Beobachtung wurden bei der
palmoplantaren Pustulose auch Symptome
einer Osteoarthritis gesehen (pustulöse Osteoarthritis). In solchen Fällen sind die sternalen,
klavikulären und sternokostalen Gelenke
betroffen (Knochenszintigraphie!) [5].

Aus diesem Grunde ist es immer sinnvoll,
bei der palmoplantaren Pustulose nach Schilddrüsenerkrankungen zu fahnden bzw. diese
auszuschließen sowie an Gelenkskomplikatio-
nen zu denken. Das Krankheitsbild (dessen
Entität nicht von allen akzeptiert ist) muß von
der Psoriasis pustulosa (andere Hinweise auf
Psoriasis), von der superinfizierten Tinea und
von anderen pustulösen Mykosen abgegrenzt
werden.

Disseminierte Pustulosen

Bei disseminierten Pusteln ohne besonderer
Prädilektion muß man an die nachfolgenden
Krankheitsbilder denken.

Septikämien. Disseminierte Pusteln können
eine Septikämie durch pyogene Keime (Staphylokokken, Pseudomonas), Candida-Arten
und andere Keime (Mucor, Cryptococcus) signalisieren. Die Pusteln sind 1–2 mm Durchmesser groß und haben in der Regel einen
breiten erythematösen Hof. Die Pusteln ent-

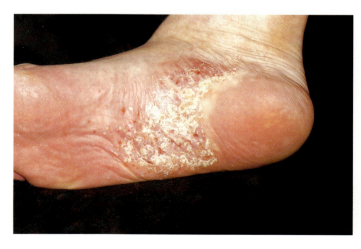

*Abb. 142. Pustulöses sowie teils
krustöses, teils schuppendes
Hautareal bei Pustulosis palmoplantaris*

sprechen septischen bakteriellen Embolien. Bei einer Candida-Sepsis in Verbindung mit einer schweren Immunstörung wird der Pustelgrund nekrotisch und kann exulzerieren. Bei Thrombozytopenie können die Pusteln auch hämorrhagisch werden („purulente Purpura"). Aus den Läsionen kann man Gram-positive bzw. Gram-negative Keime nachweisen, die inmitten polymorphkerniger, neutrophiler Leukozyten liegen. Zur ätiologischen Diagnose ist eine Blutkultur unerläßlich [6].

Morbus Behçet. Diese Erkrankung stellt eine chronische und progrediente, polyorganotrope, systematisierte Immunvaskulitis dar. Führende klinische Symptome finden sich im Mund, an den Augen und genital. Neben den orogenitalen Aphthen werden am häufigsten eine seronegative Arthritis sowie neurologi-

sche und kardiovaskuläre Erscheinungen beobachtet. (Die Erstbeschreibung erfolgte 1937 durch den türkischen Dermatologen Hulusi Behçet, der übrigens auch kurze Zeit in Budapest gearbeitet hat.)

Die papulo-pustulösen bzw. pustulösen Effloreszenzen sind auf der gesamten Haut verstreut. In der Pathogenese spielt wahrscheinlich eine gesteigerte Chemotaxis der polymorphkernigen, neutrophilen Leukozyten eine Rolle. Die Pusteln haben immer einen sterilen Inhalt. Für die Erkrankung typisch ist auch, daß nach Stich oder intrakutaner Injektion von physiologischer Kochsalzlösung innerhalb von 24 Std ein papulo-pustulöser oder nekrotischer Herd entsteht (kutane Pathergie). Dieses Symptom steht wahrscheinlich mit der Aktivität der Erkrankung in Zusammenhang [7] (Abb. 143, 144).

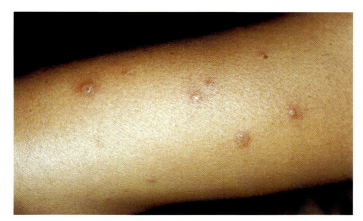

Abb. 143. Vesikulo-pustulöse Eruption bei Morbus Behçet

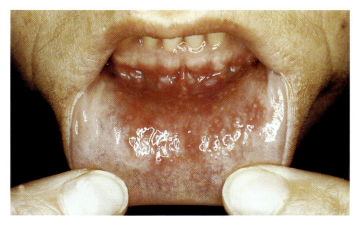

Abb. 144. Aphthen vom Cook-Typ bei Morbus Behçet

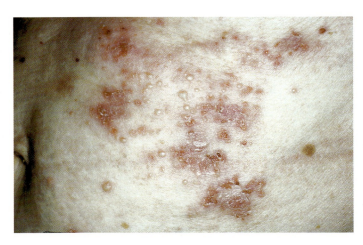

Abb. 145. *Gruppierte Pusteln und erosiv-krustöse Läsionen bei der Pustulosis subcornealis*

Der Verdacht auf einen Morbus Behçet entsteht, wenn sich Aphthen mit einer seronegativen Polyarthritis assoziieren. Bekräftigt wird der Verdacht mit Hilfe der kutanen Pathergie sowie anhand der sog. Major- und Minor-Kriterien.

Sweet-Syndrom. Neben den papulösen, plaqueförmigen Erscheinungen der akuten neutrophilen Dermatose kann man in schwereren Fällen, vor allem auf dem Stamm disseminiert und ohne Prädilektion eine große Zahl von Pusteln beobachten. Diese Form kann als maximale Variante der Erkrankung gelten, bei deren Genese unterschiedliche chemotaktische Faktoren, wie z. B. der kolonienstimulierende Faktor, eine Rolle spielen können [8].

Disseminierte Pustulosen mit deutlicher Schuppung und Krustenbildung

Subkorneale pustulöse Dermatose. Diese neutrophile Dermatose hat einen chronischen Verlauf, betrifft ältere Jahrgänge und zeigt histologisch eine subkorneale Pustelbildung.

Die sterilen, 0,2–1,0 cm großen, schlaffen Pusteln auf erythematösem Grund sitzen gruppiert vor allem am Stamm, in der Nähe der großen Beugen. Die Pusteln konfluieren zu

anulären, halbkreisförmigen und gyrierten Herden und neigen zur Hypopyonbildung. (Die Leukozyten in den Pusteln sinken zu Boden.) Nach einigen Tagen trocknen die Pusteln ein, hinterlassen krustöse Auflagerungen und heilen schuppend ab. Typisch sind die kontinuierliche Neubildung von Pusteln am Rand und eine Rückbildung in der Herdmitte. Das klinische Bild und die Immunhistologie sind in der Abgrenzung des Krankheitsbildes von der Impetigo vulgaris und der Dermatitis herpetiformis, sowie vom Pemphigus, dem Glucagonom-Syndrom und von der Psoriasis pustulosa behilflich (Abb. 145).

Früher wurde das Krankheitsbild für ein rein dermatologisches Leiden gehalten. Neuerdings wurde jedoch immer häufiger über eine assoziierte Paraproteinämie (IgA) und seltener auch über ein gemeinsames Vorkommen mit Myeloma multiplex, Colitis ulcerosa und Morbus Crohn berichtet [9–11].

Literatur

1. Lockman DS (1986) Life-threatening pustular dermatoses. In: Krusinski PA, Flowers FP (Hrsg) Life-threatening dermatoses. Year Book Medical Publishers, Chicago
2. Eisenstein BJ, Masi AI (1981) Disseminated gonococcal infection and gonococcal arthritis. Semin Arthritis 10: 155–172

3. Jorizzo JL, et al (1984) Bowel associated dermatosis – arthritis syndrome. Arch Intern Med 144: 738–740

4. Agner T, et al (1989) Thyroid disease in pustulosis palmoplantaris. Br J Dermatol 121: 487–491

5. Holzmann H, Thiers, C (1983) Dermatosen mit Arthropathien. In: Braun-Falco O, Burg G (Hrsg) Fortschritte der praktischen Dermatologie und Venerologie. Springer, Berlin Heidelberg New York, S 36–43

6. Fitzpatrick TB, et al (1993) Dermatology in general medicine. McGraw-Hill, New York

7. Török L, Egyedi K (1983) Behandlung von Morbus Behçet mit Kolchizin. Hautarzt 34: 87–88

8. Török L, Seres K (1988) Akute febrile Neutrophile-Dermatose (Sweet-Syndrom). Z Hautkrankh 63: 63–65

9. Kasha EE, Epinette WW (1988) Subcorneal pustular dermatosis (Sneddon-Wilkinson disease) in association with a monoclonal IgA gammopathy: a report and review of the literature. J Am Acad Dermatol 19: 854–858

10. Vignon-Pennamen M-D, Wallach D (1991) Cutaneous manifestations of neutrophilic disease. Dermatologica 183: 255–264

11. Delaporte E, et al (1992) Subcorneal pustular dermatosis in a patient with Crohn's disease. Acta Dermatol Venerol 72: 307–302

13. Zystische Dermadrome

Echte Zysten sind Hohlräume mit einer epithelialen Wand und einem flüssigen, breiigen, gelartigen Inhalt. Sie gehen aus der verhornenden Epidermis oder aus den akzessorischen Drüsen hervor. Ihrer Natur nach beruhen sie auf Retention, Entwicklungsstörung oder genetischer Disposition. Die Pseudozysten sehen identisch aus, haben jedoch keine epitheliale Wand.

Wegen des Inhaltes (meist Flüssigkeit) sind die Zysten meist kugelförmig, prall-elastisch und fluktuierend [1].

Von den mit Zysten einhergehenden Erkrankungen wird nachfolgend das Gardner-Syndrom geschildert, worauf die typische Zystenbildung frühzeitig aufmerksam machen kann.

Gardner-Syndrom. Das autosomal dominant vererbte Syndrom umfaßt eine zur Malignität neigende intestinale Polypose, Epidermis- und Talgzysten der Haut, sowie Osteome und Hyperostosen. Das Syndrom wurde von dem Genetiker aus den Vereinigten Staaten beschrieben und stellt eine wichtige Paraneoplasie dar. Am meisten kennzeichnen das Syndrom die sichtbaren Zysten im Gesicht und auf der behaarten Kopfhaut [2]. Die Zysten haben eine prämonitorische Bedeutung, weil sie den Karzinomen aus Polypen Jahre vorausgehen können.

Das früheste Symptom bilden entstellende Zysten, die bereits bei der Geburt vorhanden sind oder sich im Kindesalter, aber spätestens in der Pubertät ausbilden. Sie können überall vorkommen, am häufigsten jedoch im Gesicht, am Hals und auf der behaarten Kopfhaut (Abb. 146).

Die Knochenveränderungen betreffen hauptsächlich den Schädel- und die flachen Knochen des Gesichtes (Osteomatosis cranii). Diese bilden sich in den ersten Lebensjahrzehnten aus und bleiben immer benigne. (Für das Syndrom typisch sind auch Zahnanomalien.) Es sei hier erwähnt, daß ein gemeinsames Vorkommen von Osteomen und Zysten auf dem Kopf nur beim Gardner-Syndrom beobachtet wird.

Das wichtigste Teilsymptom des Gardner-Syndroms bilden die kolorektalen, häufig jedoch auch den gesamten Darmtrakt einnehmenden, diffusen, präkanzerösen, adenomatösen Polypen. Sie können bereits im ersten Lebensjahrzehnt in Erscheinung treten, vermehren sich jedoch stürmisch ab dem 2. Lebensjahrzehnt. Die hervorstechende Bedeutung der Polypen besteht in ihrer fast 100%igen malignen Entartung. Die karzinomatöse Entartung ist vor dem 10. Lebensjahr selten. Nach dem 40. Lebensjahr dagegen findet man in 60 % der Fälle bereits Karzinome. Man muß auch wissen, daß beim Gardner-Syndrom auch mehrere andere viszerale Karzinome vorkommen. In einer eigenen Beobachtung wurden bis jetzt

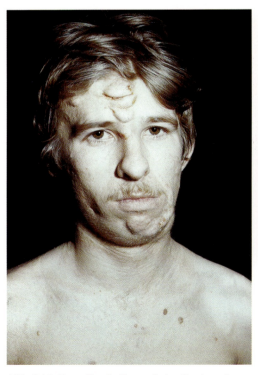

Abb. 146. *Entstellende Zysten beim Gardner-Syndrom*

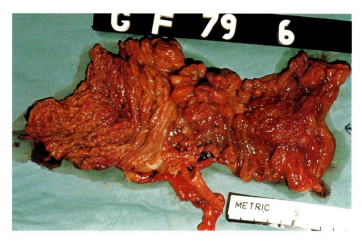

Abb. 147. *Entfernter Dickdarm-anteil mit Polypen (Gardner-Syndrom)*

nicht bekannte Erscheinungen, wie z. B. die po-lyzystische Lunge, beschrieben, die in Analogie zu den zystischen Entartungen der Haut aufge-faßt werden können (Abb. 147).

Durch das gemeinsame Vorkommen von Zysten und Osteomen ist die Diagnose nicht schwer. Man kann jedoch nicht genug die Wichtigkeit einer sorgfältigen Beobachtung des Patienten und seiner Familienmitglieder sowie einer prophylaktischen Hemikolekto-mie betonen [3].

Neuerdings wird die Entität des Gardner-Syndroms immer mehr in Zweifel gezogen. Es scheint wahrscheinlich zu sein, daß es mit der familiären Polyposis coli nahe verwandt ist. Es setzt sich immer mehr die Meinung durch, daß das Gardner-Syndrom die maximale und die familiäre Kolonpolypose die minimale, monosymptomatische Variante des gleichen Krankheitsbildes darstellt. Zwischen den bei-den Varianten liegt das *Oldfield-Syndrom,* bei dem die Kolonpolypose mit einer Sebozysto-matose assoziiert ist.

Die Tabelle 32 faßt die Erkrankungen zu-sammen, die mit einer gastrointestinalen Poly-pose einhergehen [4].

Tabelle 32. Syndrome mit gastrointestinaler Polypose

familiäre adenomatöse Polypose
Gardner-Syndrom
Cronkhite-Canada-Syndrom
Peutz-Jeghers-Syndrom
multiple Hamartome-Syndrom (Cowden-Syndrom)
Muir-Torre-Syndrom
Neurofibromatose
Ruwalcaba-Myhre-Smith-Syndrom

Literatur

1. Plewig G, Bode U (1980) Klassifikation folli-kulärer Zysten: Epidermalzysten einschliesslich Sebocystomatosis Günther, Steatocystoma mul-tiplex und Trichilemmalzysten. Hautarzt 31: 1–9
2. Gardner EJ (1951) A genetic and clinical study of intestinal polyposis, a predisposing factor for carcinoma of the colon and rectum. Am J Hum Genet 3: 167
3. Török L, et al (1990) Gardner-Syndrom. Haut-arzt 41: 83–86
4. Gregory B, Ho VC (1992) Cutaneous manifesta-tions of gastrointestinal disorders. J Am Acad Dermatol 26: 153–166

14. Erythemato-papulosquamöse Dermadrome

Die erythemato-papulosquamösen Erscheinungen sind dadurch gekennzeichnet, daß dem infiltrierten Erythem bald eine Schuppung folgt. In der Ausbildung des Symptommusters spielen beide Grunderscheinungen eine Rolle (entgegen von Schuppungen, die später, nach Abklingen entzündlicher Prozesse in Erscheinung treten). Die erythemato-squamöse Läsionen können erythemato-makulosquamös sein, wo die Schuppung nur mit dem Erythem in Verbindung steht (z. B. beim Erythema gyratum repens). Diese Erscheinungen wurden im Kapitel über Erytheme besprochen. Einen anderen Typ stellen die erythemato-papulosquamösen Erscheinungen dar, bei denen neben dem Erythem auch ein Infiltrat (Knötchen) besteht.

Entsprechend der Thematik dieses Buches werden von den erythemato-papulosquamösen Erscheinungen die psoriasiformen Dermadrome und der Lupus erythematodes dargestellt (Tabelle 33).

Tabelle 33. Erythemato-papulosquamöse Dermadrome

psoriasiform
erythrodermatisch

Psoriasiforme Dermadrome

Die wichtigsten makromorphologischen Kennzeichen der Psoriasis sind die Lokalisation der Veränderungen und die Schuppung auf dem Boden eines leicht infiltrierten Erythems. Die psoriasiforme Schuppung ist durch miteinander und untereinander festhaftenden, brüchigen, leicht durchscheinenden, silberweiß-glänzenden Hornlamellen gekennzeichnet Eine Ausnahme bildet die Psoriasis in den intertriginösen Räumen, wo die Schuppung fehlt. Bei der klassischen Psoriasis sieht man an den Streckseiten der Extremitäten und im Bereich der behaarten Kopfhaut disseminierte erythemato-papulosquamöse Herde.

Von den psoriasiformen Erscheinungen haben die Psoriasis arthropathica, der Morbus Reiter und das Bazex-Syndrom eine allgemeine diagnostische Bedeutung.

Psoriasis arthropathica. Zur Diagnose dieser häufigsten extrakutanen Manifestation des Leidens, die etwa 5–8 % der Psoriatiker betrifft, sind die psoriasiformen Hauterscheinungen behilflich. Die Diagnose stellt man neben den Hauterscheinungen per exclusionem mit Hilfe labortechnischer Daten (negative Rheumaserologie, kennzeichnender HLA-Typ) sowie durch den klinischen, radiologischen und szintigraphischen Befund an den Gelenken, obwohl isoliert gesehen kein Befund für die Psoriasis spezifisch ist.

Hauptmanifestationsalter der Psoriasis arthropathica ist das 3–4. Lebensjahrzehnt. Die Psoriasis auf der Haut geht in einem höheren Prozentsatz den Gelenkveränderungen voraus, seltener erscheint sie synchron mit der Arthropathie und nur ganz selten folgt sie den Gelenkveränderungen. Entgegen früherer Meinungen gibt es keinen besonderen Typ der Psoriasis, der für die arthropathische Variante typisch wäre. In der Regel sieht man häufiger eine Arthritis bei schweren, ausgedehnten, komplizierten (Psoriasis pustulosa palmoplantaris) Formen der Psoriasis. Man darf aber auch nicht vernachlässigen die Fälle, bei denen die Psoriasis nur sehr diskret ausgeprägt ist. Aus diesem Grunde ist es wichtig, bei der Durchuntersuchung von Patienten mit chronischen Gelenksbeschwerden immer auch nach einer Psoriasis zu fahnden. Hierzu sucht man neben den bekannten klinischen Manifestationen auch nach weniger auffälligen, verborgenen Hauterscheinungen. Es lohnt sich dabei, die behaarte Kopfhaut, den Nabel, die Handflächen und Fußsohlen, die Genitalien und auch die Beugen (inverse Lokalisation) gründlich zu untersuchen. In den Beugen sieht man scharf begrenzte, u. U. auch leicht mazerierte, schuppenfreie, infiltrierte Erytheme. Bei nicht eindeutig einzuordnenden Fällen ist auch eine histologische Untersuchung empfehlenswert.

Besonders hervorzuheben sind die Nagelveränderungen, weil diese nicht selten allein die Psoriasis repräsentieren und mit den Gelenksveränderungen enger zusammenhängen, als die übrigen Hautmanifestationen. 85 % der Patienten mit Psoriasis arthropathica weisen Nageldystrophien auf. Auf Psoriasis typisch sind dabei die Onycholyse, die Tüpfelung der Nagelplatten und der Ölfleck (umschriebene, gelbliche Verfärbung der Nagelplatte). Die Nagelveränderungen sind häufig auf den von Arthropathie betroffenen Fingern lokalisiert (Abb. 148).

Auf eine Psoriasis arthropathica sind folgende Gelenkveränderungen typisch: häufiger Befall der distalen Interphalangealgelenke, die „axiale" Arthritis (Arthritis der gleichen Finger- oder Zehengelenke und dementsprechend die Ausbildung von „Wurstfingern"), die asymmetrische, oligoartikuläre Manifestation und später, wegen den akroosteolytischen Veränderungen, eine Arthritis mutilans. In 1/3 der Fälle werden auch Spondylitis und Sakroileitis beobachtet. Die wichtigste Differentialdiagnose stellt sich mit der rheumatoiden Arthritis, dem Morbus Reiter und der Osteoarthritis [1].

Psoriasis und kardiovaskuläre Komplikationen. Es ist bereits länger bekannt, daß die Psoriasis als „Stoffwechselkrankheit" mit Diabetes mellitus, sowie mit Hyperlipoproteinämie und Hyperurikämie zusammen vorkommen kann. Neuere klinische Beobachtungen und Untersuchungen weisen darauf hin, daß nicht selten – vor allem bei der Psoriasis pustulosa und arthropathica – auch Koronarerkrankungen und Thromboembolien vorkommen und Risikofaktoren für die anderen, an Psoriasis assoziierten chronischen Stoffwechselstörungen darstellen [2].

Morbus Reiter. Die erythemato-squamösen Hauterscheinungen ähneln hierbei denen bei der Psoriasis. Diese lokalisieren sich auf die distalen Anteile der Extremitäten (Hände, Füße), auf die Streckseiten (Ellenbogen, Knie), auf die behaarte Kopfhaut und seltener in disseminierter Anordnung auf den Stamm. Die Differentialdiagnose zur Psoriasis arthropathica und zur Psoriasis vulgaris (s. S. 166ff u. S. 178).

Acrodermatitis paraneoplastica (Bazex-Syndrom). Es handelt sich hierbei um eine primär akrolokalisierte, symmetrisch verteilte, entzündliche Hyperkeratose. Es ist das klassische, obligate paraneoplastische Syndrom der oberen Luftwege.

Die Erkrankung manifestiert sich ausschließlich bei Männern über 40. Die Hauterscheinungen sind symmetrisch verteilt und betreffen die Akren, so das Gesicht (hauptsächlich an den Ohren und an der Nase), sowie die Finger und Zehen. Später können auch der Ellenbogen, das Knie und die zentralen

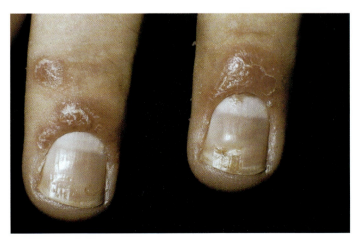

Abb. 148. *Tüpfelnägel und erythemato-squamöse Herde am Nagelfalz bei der Psoriasis arthropathica*

Stammpartien einbezogen werden. Bei oberflächlicher Betrachtung erinnert das klinische Bild an eine Psoriasis, unterscheidet sich jedoch durch die typische bläulich-livide Farbe der Läsionen. Eine zweite, ständige Komponente der klinischen Symptome neben dem fliederfarbenen Erythem ist die Schuppung, deren Typ pityriasiform festhaftend (erythematodesartig) oder gräulich-weiß und großlamellös sein kann. Die Dermatose durchläuft drei Abschnitte:

1. Akrolokalisiertes, livides Erythem mit wenig haftenden pityriasiformen Schuppen an den Fingerbeeren, an der Nasenspitze und auf dem Ohrrand. Sehr früh kommt es auch zu Nagelveränderungen. Diese sind: Paronychie, subunguale Hyperkeratose, Aufrauung der Oberfläche der Nagelplatte, sowie deren Auflockerung und Auffaserung. Häufig sieht man auch eine Onycholyse. Die Neoplasie wird in diesem Stadium meist nicht diagnostiziert.

2. Die Hauterscheinungen breiten sich auf die benachbarten Hautareale aus, so vom Nagelfalz auf Finger, Handrücken und Fußrücken, von der Nasenspitze auf die gesamte Nase und auf die umliegenden Hautpartien und auf das ganze Ohr. Anstelle der Schuppung entwickeln sich massive, schwer ablösbare hyperkeratotische Auflagerungen. Die Hyperkeratose breitet sich auf die Beugeseite der Finger und Zehen sowie auf die Handflächen und Fußsohlen aus, wo die Hautoberflächenstruktur honigwabenartig wird. Die Nagelplatten verdicken sich massiv. In diesem Stadium meldet sich bereits der Tumor mit lokalen bzw. systemischen Erscheinungen.

3. Wenn die Grunderkrankung nicht behandelt wird, breiten sich die Hauterscheinungen auf die gesamte Extremität und sogar auf den Stamm aus (Periode der Disseminierung).

Die Tumoren sind in erster Linie Karzinome. In 50 % der Fälle sind es Karzinome der Zunge, der Tonsillen, des Kehlkopfes und des Ösophagus und nur selten sind es Bronchialkarzinome. Beim Tumor kann sich auch um eine Metastase handeln. Nach Entfernung des Tumors bildet sich die Akrokeratose zurück, tritt jedoch bei Rezidiven erneut in Erschei-

nung. Da die Hauterscheinungen dem Tumor vorausgehen, ist bei diesen Hauterscheinungen eine Tumorsuche sinnvoll, zumal die Lokalisation des Tumors feststeht [3].

Differentialdiagnostisch muß man an eine Psoriasis (scharf begrenzter Rand, andere Lokalisation), an einen Lupus erythematodes (Lokalisation) und an ein chronisches Ekzem (Juckreiz) denken.

Subacute cutaneous lupus erythematodes (SCLE). Neben den anulären, schuppenden, erythematösen Läsionen kann der SCLE auch in Form papulo-squamöser Hauterscheinungen auftreten. Die Kranken weisen in der Regel nur eine Variante der Hauterscheinungen auf, in 10 % der Fälle jedoch sind beide Varianten gemeinsam vertreten.

Das klinische Bild setzt sich aus zunächst isoliert stehenden, später netzartig konfluierenden, erythematösen, schuppenden Papeln und Plaques zusammen. Das makromorphologische Bild erinnert häufig an eine Psoriasis und wird aus diesem Grunde des öfteren damit verwechselt. „Psoriatiker" mit Verschlechterung des Leidens im Sommer erweisen sich bei einer Nachuntersuchung teilweise als SCLE. Typische Lokalisationen der Hauterscheinungen sind der obere Rücken, die Schultern, das Decolleté und vor allem die Streckseiten der Extremitäten. Eine Lichtempfindlichkeit ist nicht immer vordergründig. Auch für die papulo-squamöse Variante des SCLE ist eine narbige Abheilung ohne Atrophie kennzeichnend (Abb. 149).

Der papulo-squamöse SCLE betrifft in erster Linie die Haut; die inneren Organe sind nur wenig betroffen. (Symptome von seiten der Nieren und des Zentralnervensystems fehlen und es stehen eher muskulo-skelettale Erscheinungen im Vordergrund.) Neben dem klinischen Bild ermöglicht in 60 % der Fälle der Nachweis von SSA/Ro-Antikörper die Diagnose. Die wichtigste Differentialdiagnose stellt die Psoriasis dar, wobei die Autoantikörper, die Histologie und die direkte Immunhistologie diagnoseentscheidend sein können [4].

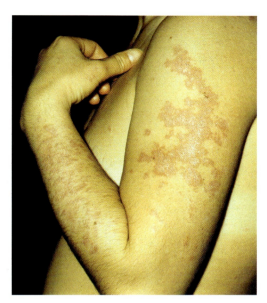

Abb. 149. *Psoriasiforme, schuppende, infiltrierte Läsionen beim subakuten, kutanen Lupus erythematodes*

Erythrodermie

Man spricht von einer Erythrodermie, wenn eine Dermatose mehr als 80 % der Hautoberfläche einnimmt, seit mehr als einer Woche besteht und mit Erythem, Schuppung und Infiltrat einhergeht (exfoliative Dermatitis). Es handelt sich dabei um eine maximale Variante der Hautreaktionen, wobei die normale Hautfunktion vollständig zusammenbricht (chronische kutane Insuffizienz in Analogie zu einer chronischen, renalen Insuffizienz).

Wegen der universellen Entzündungsreaktion ist die Haut rot (später bräunlich-rot), fühlt sich warm an und schuppt am gesamten Integument klein- oder großlamellös. Die unteren Extremitäten sind häufig ödematös, die Beugen nässend, die Behaarung schütter und es treten häufig Nagelveränderungen auf.

Internisten und Pädiater müssen wissen, daß in solchen Fällen die Hauterkrankung selbst mit zahlreichen Folgen an inneren Organen einhergeht, was man bei der Versorgung des Patienten unbedingt berücksichtigen muß. Zur Erythrodermie gehören die generalisierte Lymphknotenschwellung (dermatopa-

thische Lymphadenomegalie) und eine regelmäßige Temperaturerhöhung oder fieberhafte Perioden. Wegen des ständig gesteigerten kardialen output sind Tachykardie, Ödem und Herzinsuffizienz häufig. Im Blutbild dominieren die Anämie und die Eosinophilie Auch eine Verminderung des Albumins (negatives Stickstoff-Gleichgewicht) und ein gesteigerter Wasserverlust (Störung der Barriere-Funktion) werden beobachtet.

Diese monomorphe, kutane Reaktion teilt man je nach ihrer Ätiologie in primäre (nach vorausgehender Erkrankung unbekannter Genese) und sekundäre (nach bekannter Hauterkrankung) Formen ein. Die Unterscheidung dieser zwei Varianten der Erythrodermie hat auch wichtige prognostische und therapeutische Konsequenzen. In der Differentialdiagnose ist am meisten die Anamnese behilflich (bekannte Vorerkrankung der Haut). Stehen nur die klinischen Daten zur Verfügung, fällt eine Entscheidung viel schwieriger. Für eine sekundäre Erythrodermie sprechen bekannte Symptome der Grunderkrankung (z. B. Tüpfelnägel bei Psoriasis, Lichenifikation und Nässen beim Ekzem).

Auch ausgedehnte Kratzspuren sprechen für eine sekundäre Variante. Weitere Informationen können die unverhältnismäßig großen Lymphknoten oder die Hepatosplenomegalie, Hautulzera (Lutzner-Zellen beim Sézary-Syndrom) und die histologische Untersuchung der Hautveränderungen liefern.

Eine neuerdings beschriebene Form, die Papuloerythrodermie, kann man anhand des makromorphologischen Bildes abgrenzen. Diese, von *Ofuji* beschriebene Variante weist klinisch zwei kennzeichnende Symptome auf. Zum einen wird die Erythrodermie aus einem Geflecht flacher, solider, konfluierender Papeln gebildet. Eine weitere Besonderheit besteht darin, daß die Veränderungen die größeren Hautfalten völlig freilassen. Ofuji's Papuloerythrodermie wird für die Manifestation eines nicht epidermotropen, peripheren T-Zell-Lymphoms gehalten [5].

Vom Standpunkt der korrelativen Dermatologie sind natürlich die primären Erythrodermien von Bedeutung, weil hierbei in 10–15 % der Fälle tumoröse Erkrankungen den Hintergrund bilden (18 % der Erythrodermien sind arzneibedingt). Etwa drei Viertel der tumorösen Krankheitsbilder sind lymphoproliferative Erkrankungen. Bei dem restlichen Viertel kann man verschiedene Karzinome nachweisen (paraneoplastische Erythrodermie). Während bei der ersten Gruppe die Hautveränderungen der Grunderkrankung vorausgehen, befinden sich in der zweiten Gruppe die Karzinome in der Regel bereits in einem fortgeschrittenen Stadium. Nachfolgend werden die Malignome besprochen, die in Zusammenhang mit einer Erythrodermie von Bedeutung sind [6, 7] (Tabelle 34).

Tabelle 34. Primäre Erythrodermien

Lymphome
Immundefekt
Leukämien
viszerale Karzinome
Graft-versus-Host-Reaktion
(paraneoplastische Erythrodermie)

Lymphome. Hinter einer primären Erythrodermie steht am häufigsten ein kutanes T-Zell-Lymphom. Die Mycosis fungoides ist ein klassisches Beispiel dafür. Interdisziplinär viel wichtiger ist jedoch das Sézary-Syndrom, welches als die leukämische Variante der Mycosis fungoides aufgefaßt werden kann.

Wesentlicher Bestandteil des Syndroms ist die Wucherung der Sézary-Zellen (kleine bis mittelgroße Lymphozyten mit einem zerebriformen Kern) im peripheren Blut, in der Haut und in den Lymphknoten.

Klinisch dermatologisch manifestiert sich das Syndrom in Form von Erythrodermien unterschiedlicher Intensität, häufig auch mit Ektropion assoziiert. Von Seiten innerer Organe entsteht eine Lymphknotenschwellung. In einem Teil der Fälle kommt eine Hepatosplenomegalie hinzu. Labortechnisch findet man eine Leukozytose und im peripheren Blut atypische Lymphozyten.

Elektronenmikroskopisch kann man die Sézary-Zellen mit einem großen, zerebriformen Kern aus der Haut, dem Blut und den Lymphknoten nachweisen (Lutzner-Jordon-Zellen) (Abb. 150, 151). Nächsthäufig ist der Morbus Hodgkin. Man denkt an Hand des klinischen Bildes immer daran, wenn bei jungen Patienten neben Fieber und Nachtschweiß in

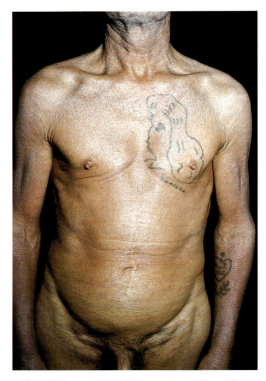

Abb. 150. *Primäre Erythrodermie bei Sézary-Syndrom*

einer Region oder asymmetrisch große Lymphknoten und eine Splenomegalie nachweisbar sind.

Leukämien. Hinter einer Erythrodermie steht größtenteils eine chronische, lymphatische Leukämie und stellt in solchen Fällen ein unspezifisches Symptom der Grunderkrankung dar (Leukämid). In manchen Fällen jedoch verursacht ein spezifisches Infiltrat aus Leukämie-Zellen in der Haut die Erythrodermie (Leucaemia cutis). Die Erythrodermien bei Leukämie sind von Fall zu Fall umschrieben oder diffus durch ein dickes Infiltrat gekennzeichnet.

Graft-versus-Host-Reaktion. Durch die Verbreitung von Transplantationen des Knochenmarkes werden auch Erythrodermien häufiger beobachtet und stellen eine schwere Kompli-

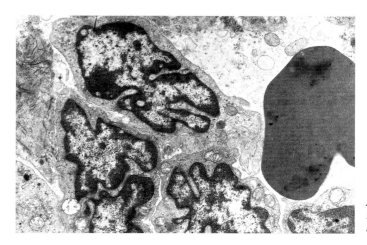

Abb. 151. *Lutzner-Zellen mit zerebriformen Kernen bei Sézary-Syndrom*

kation der Graft-versus-Host-Reaktion auf der Haut dar. Für die Diagnose sprechen eine entsprechende Anamnese, die histologisch nachweisbare lichenoide Reaktion, sowie die Satellitenzellnekrose der Keratinozyten (Einzelzellnekrose der Keratinozyten, von Lymphozyten umgeben).

Immundefekt. Das Omenn-Syndrom umfaßt Erythrodermie, Lymphknotenschwellung, Hepatosplenomegalie, retardiertes Wachstum und purulente Infektionen. Nach neueren Untersuchungen handelt sich um einen Immundefekt, der auf eine gestörte Differenzierung der T-Zellen zurückgeführt werden kann [8].

Paraneoplastische Erythrodermien. Leider gehört die Erythrodermie zu den spät auftretenden paraneoplastischen Symptomen, weil die vorher okkulten Karzinome in solchen Fällen bereits Metastasen gebildet haben. Man beschrieb eine Erythrodermie bei folgenden Karzinomen: Bronchial- und Prostatakarzinom, kolorektales Karzinom, seltener auch Pankreas-, Leber-, Schilddrüsen-, Magen- und Zervixkarzinom. Bei primären Erythrodermien im Erwachsenenalter ist es also richtig, wenn man dabei in erster Linie an Malignome denkt und die Patienten sorgfältig auf Lymphome oder Leukämien durchuntersucht.

Literatur

1. Schilling A (1987) Rheumatologische Befunde bei seronegativen Spondylarthritiden. In: Holzmann H, et al (Hrsg) Dermatologie und Rheuma. Springer, Berlin Heidelberg New York, S 182–201

2. Török L, Toth E, Bruncsak A (1982) Untersuchungen über die Beziehungen zwischen Psoriasis und kardio-vaskulären Erkrankungen. Z Hautkrankh 57: 730–739

3. Bazex A, Griffiths A (1980) Acrokeratosis paraneoplastica – a new cutaneous marker of malignancy. Br J Dermatol 102: 301–306

4. Smolen JS, Zielinski CC (1987) Systemic lupus erythematosus. Springer, Berlin Heidelberg New York

5. Tebbe B, et al (1991) Erythrodermie „en nappes claires" als Marker eines metastasierenden Nierenkarzinoms. Hautarzt 42: 324–327

6. Hasan T, Jansen CT (1983) Erythroderma: a follow-up of fifty cases. J Am Acad Dermatol 8: 836–840

7. Vanderheid E (1988) Chronic generalized erythroderma. In: Lebwohl M (Hrsg) Difficult diagnoses in dermatology. Churchill Livingstone, New York

8. Morren M, et al (1992) A case of Omenn-like immunodeficiency syndrome. Dermatology 185: 302–304

15. Keratotische Dermadrome

Die physiologische Hauptaufgabe der Keratinozyten ist die Produktion von Horn (Keratin). Als Ergebnis komplizierter biochemischer und morphologischer Prozesse entsteht in der obersten Schicht der Epidermis die Hornschicht, wobei sich die Hornzellen (Korneozyten) kontinuierlich ablösen (sog. Desquamatio insensibilis), wodurch sich die Haut laufend erneuert.

Bei einer Form der Keratinisierungsstörungen als Folge der gesteigerten Epidermopoese (z. B. bei entzündlichen Dermatosen) ist die erhöhte Rate der Ablösung klinisch sichtbar, es geschieht in Form unterschiedlich großer Schuppen und wird als Abschuppung (Desquamatio) bezeichnet. In solchen Fällen begleitet die Schuppung andere Dermatosen, die z. T. bereits in den Kapiteln über erythematösen (z. B. bei SCLE und Erythema gyratum repens) und z. T. bei den erythematosquamösen Dermadromen (z. B. bei der paraneoplastischen Akrokeratose) besprochen wurden. Eine Schuppung allein hat in der korrelativen Dermatologie nur selten eine Bedeutung (z. B. beim Kawasaki-Syndrom, wo eine Schuppung von den Fingerbeeren und vom Nagelfalz ausgeht).

Für einen anderen Teil der Keratinisierungsstörungen – und nachfolgend wird über diese berichtet – ist die Verdickung der Hornschicht typisch. Dies kommt entweder durch eine gesteigerte Hornbildung oder durch eine Störung der Ablösung der Hornzellen zustande. Eine verdickte Hornschicht manifestiert sich klinisch in zwei Varianten. Eine Gruppe bilden die Ichthyosen und eine andere die Keratome. Unter Ichthyosis versteht man eine mit Schuppung einhergehende, oberflächliche, heterogene Keratinisierungsstörung. Das Keratom repräsentiert eine umschriebene, kompakte, massivere Hyperkeratose. Palmoplantarkeratosen werden im klinische Alltag als Keratodermien bezeichnet. Schließlich sind auch solche Hyperkeratosen bekannt, die nur die Haarfollikeln betreffen (follikuläre

Keratosen). Entsprechend den einzelnen Mustern (Ichthyosen, Keratome, follikuläre Keratosen) werden die keratotischen Dermadrome in generalisierten (diffusen), disseminierten und umschriebenen Varianten vorgestellt (Tabelle 35).

Tabelle 35. Keratotische Dermadrome

Ichthyosen	Keratosen
Syndrome	disseminiert
erworben	umschrieben
	diffus
	herdförmig
Follikuläre Keratosen	

Diffuse, generalisierte Keratosen

Ichthyosen. Die ichthyotische Haut ist trocken und rauh und mit mehrwinkligen oder schildförmigen, gräulichen Schuppen bedeckt. Die Hornlamellen kleben in der Mitte fest und erheben sich am Rande leicht über das Hautniveau. So wird die Hautoberfläche der Fischhaut ähnlich. Die Hauterscheinungen verteilen sich symmetrisch auf dem ganzen Integument, sind jedoch am deutlichsten an der Streckseite der Extremitäten (Unterschenkel) und am wenigsten auf dem Stamm ausgeprägt. Die palmoplantaren Furchen sind sehr fein und deutlich ausgebildet (hyperlineäre Handflächen) (Abb. 152).

Die als Hautkrankheiten bekannten Ichthyosen haben in zweierlei Hinsicht eine Bedeutung in der korrelativen Dermatologie:

1. Bestimmte kongenitale Ichthyosen bilden nicht selten auch mit Manifestationen an inneren Organen ein Syndrom.

2. Die sog. symptomatischen oder erworbenen Ichthyosen der Erwachsenen weisen fast immer auf irgendwelche systemische oder viszerale Erkrankungen hin.

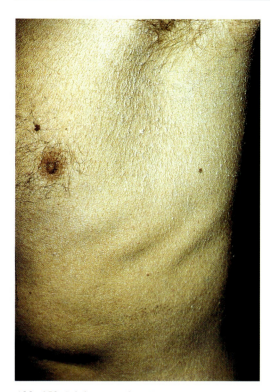

Abb. 152. Ichthyosis vulgaris

Syndrome mit Ichthyosis. Die kongenitalen Ichthyosen bilden zahlreiche neurokutane und neuro-okulo-kutane Syndrome. Es gibt aber auch solche Syndrome, bei denen die Ichthyosis und die viszeralen Manifestationen gemeinsam auf einer Störung des Lipidstoffwechsels beruhen. Nachfolgend werden nur einige bekanntere Syndrome aufgezählt.

Sjögren-Larsson-Syndrom (ichthyotische Idiotie mit spastischer Paraplegie). Das autosomal rezessiv vererbte Syndrom umfaßt eine ichthyosiforme Erythrodermie (aus der sich später eine lamelläre Ichthyose entwickelt), mentale Retardierung, spastische Di- oder Quadriplegie, Epilepsie, Retinitis pigmentosa und Sprachstörungen.

Rud-Syndrom. Hier gesellen sich zur ichthyosiformen Erythrodermie eine palmoplantare Hyperkeratose, Zwergwuchs und Hypogonadismus.

Refsum-Syndrom. Das Syndrom beruht auf einer Störung des Fitansäure-Stoffwechsels und geht mit Ichthyose, progressiver Polyneuropathie, Innenohrschwerhörigkeit und atypischer Retinitis pigmentosa einher.

Shwachman-Syndrom. Das Syndrom umfaßt Ichthyosis, exokrine Pankreasinsuffizienz, Neutropenie und schadhafte neutrophile Chemotaxis (häufige Infektionen in den inneren Organen und auf der Haut) sowie retardiertes Wachstum und Knochendefekte. Die Hauterscheinungen bilden sich in den ersten Lebenswochen in Form gelblich-brauner, lamellärer Schuppen und mit Erythem auf den Extremitäten aus und werden auch von einer spärlichen Behaarung begleitet. Die Entstehung der Ichthyose wird mit dem Mangel an essentiellen Fettsäuren als Folge der exokrinen Pankreasinsuffizienz erklärt [1].

Erworbene Ichthyosen. Diese Varianten sind klinisch und histologisch einer Ichthyosis vulgaris ähnlich, treten jedoch im Erwachsenenalter auf. Sie haben in der korrelativen Dermatologie eine große Bedeutung, weil sie auf sehr schwere Erkrankungen aufmerksam machen können (Tabelle 36).

Tabelle 36. Erworbene Ichthyosen

maligne Lymphome
viszerale Tumoren
Endokrinopathien
    Hypothyreose, Hyperparathyreose
Malabsorption und Malnutrition
Sarkoidose
Infektionen (HIV, Lepra)
immunologische Erkrankungen
    (Dermatomyositis, SLE)
Medikamente (lipidsenkende Mittel, Retinoide)

Maligne Lymphome und viszerale Tumoren. Die erworbene Ichthyose geht am häufigsten mit einem Morbus Hodgkin einher und stellt dort nicht selten das erste Symptom dar. Die Aufmerksamkeit des Klinikers wird in erster Linie durch den Juckreiz auf die „paraneoplastische Ichthyose" gelenkt, da die Ichthyosis vulgaris gewöhnlich keinen Juckreiz verursacht. Also lohnt es sich bei einer erworbenen Ichthyose im Erwachsenenalter immer an einen Morbus Hodgkin zu denken. Befindet sich das Lymphom in Remission, bildet sich in der Regel auch die Ichthyosis zurück.

Die Genese dieser Ichthyose ist nicht bekannt. Einige erklären es mit einer Störung des Vitamin-A-Stoffwechsels in der lymphomatösen Leber.

Eine erworbene Ichthyose wurde außerdem beim Myeloma multiplex sowie bei Bronchial-, Brust- und Zervixkarzinom beschrieben. Die Assoziierung kann mit der Produktion eines Tumorfaktors erklärt werden, der die Differenzierung der Epidermis beeinflußt.

Hypothyreose. An eine verminderte Schilddrüsenfunktion muß man hauptsächlich bei einer erworbenen, trockenen Schuppung der Unterschenkelhaut denken. Darüber hinaus weist auch die, im allgemeinen auf eine Hypothyreose typische, gelbliche Hautverfärbung (Karotinämie) auf die Grunderkrankung hin. Es sei hier erwähnt, daß außer der Ichthyose auch eine palmoplantare Keratodermie eine Hypothyreose begleiten kann.

Hyperparathyreose. Man hat auch bei der primären und sekundären Hyperparathyreose eine Ichthyosis beschrieben, die sich nach dem chirurgischen Eingriff zurückbildete. Es ist anzunehmen, daß neben der Erhöhung von PTH auch andere, bisher unbekannte Produkte der Nebenschilddrüsen die Ichthyosis mitverursachen [2].

Sarkoidose. Die Ichthyose kann auch als erstes Symptom der Sarkoidose in Erscheinung treten. In solchen Fällen kann man nur in den ichthyotisch veränderten Hautarealen histologisch die typischen Sarkoidgranulome nachweisen.

Malabsorption. Auch bei Resorptionsstörungen kann sich eine, der Ichthyosis ähnliche Dermatose entwickeln. Hierbei wird die rissige, schuppende Haut des öfteren ekzematisiert, wodurch die hämorrhagische und hyperpigmentierte Hautoberfläche noch bunter erscheint. (Neuerdings wurde auch bei der Ichthyosis in Verbindung mit Lymphomen eine Atrophie der Darmzotten beobachtet.) Man nimmt an, daß bei der Entstehung der Ichthyose ein Mangel an essentiellen Fettsäuren eine Rolle spielt.

HIV-Infektion. Die erworbene Ichthyose kann auch ein unspezifisches Symptom der HIV-Infektion sein. Aus diesem Grunde muß man bei der Erhebung der Anamnese auch darauf achten und bei Verdacht eine Untersuchung auf HIV veranlassen.

Lokalisierte, diffuse Keratosen

Lokalisierte Ichthyosen

CHILD-Syndrom (kongenitale Hemidysplasie mit ichthyosiformer Erythrodermie und mit Defekten an den Extremitäten). Das Syndrom manifestiert sich bei der Geburt oder kurz danach in Form einer einseitigen ichthyosiformen Erythrodermie mit gleichseitigen Defekten oder Hypoplasien der Extremitäten. Daneben muß man auf der gleichen Seite auch mit Entwicklungsstörungen von Knochen, Nervensystem, Lunge, Herz und Niere rechnen.

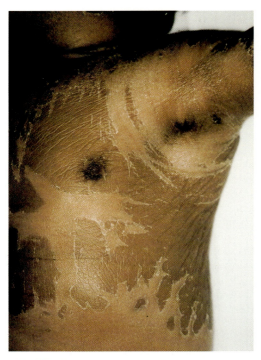

Abb. 153. *Typische, lamellöse Schuppung in den Beugen bei Biotinidasemangel*

Wandernde ichthyosiforme Dermatose mit Störungen des Zentralnervensystems und der großen Arterien. Diese tritt im Säuglingsalter in Erscheinung und manifestiert sich vor allem am Kopf, am Hals und an den Extremitäten mit scharf begrenzten, figurierten, ichthyosiformen (lamellären), langsam wandernden Herden, sowie mit Hyperkeratosen an den Fingern, am Ellbogen und am Knie. Hinzu kommen eine angeborene Transposition großer Gefäße (Fallot'sche Tetralogie), Kolobome, Innenohrschwerhörigkeit, Epilepsie und mentale Retardierung. Das neuerdings beschriebene Syndrom wird autosomal rezessiv vererbt [3].

Biotinidase-Mangel. Das Syndrom wird durch großflächige, lamellär schuppende, schmutzigbraune Herde, schüttere Beharung, Konjunktivitis und Entwicklungsrückstand charakterisiert. Die Diagnose beruht auf dem Nachweis des Biotidinase-Mangels [4] (Abb. 153).

Die seborrhoischen Keratosen können manchmal auch relativ schnell, in disseminierter Anordnung, multipel in Erscheinung treten und Juckreiz verursachen; man hält dies für ein fakultativ neoplastisches Zeichen (Leser-Trélat'sches Zeichen). In einem Teil der Fälle sind die seborrhoischen Keratosen mit einer Acanthosis nigricans assoziiert. Manche halten diese Assoziierung für die Maximalvariante des Krankheitsbildes. Im Hintergrund der von zwei Chirurgen beschriebenen eruptiven seborrhoischen Keratose stehen in erster Linie abdominelle Adenokarzinome. Es ist anzunehmen, daß diese Tumoren einen dem EGF-ähnlichen Faktor (*E*pidermal *G*rowth *F*actor) produzieren, der die epidermale Hyperplasie bedingt. Beim Leser-Trélat'schen Zeichen ist es deshalb sinnvoll, nach abdominellen und urogenitalen Malignomen zu fahnden.

Herdförmige Keratosen

In kleinen Herden disseminierte Keratosen

Eruptive seborrhoische Keratose (Leser-Trélat'sches Zeichen). Die Ätiologie der seborrhoischen Keratosen (seborrhoischen Warzen) ist unbekannt. Es handelt sich um häufige, gutartige, epidermale Tumoren, die bei bestimmten Personen vom späten Erwachsenenalter an langsam an Zahl zunehmen und den ganzen Stamm und das Gesicht bedecken können. Die einzelnen Herde stellen 0,5–2–4 cm große, runde oder ovale, scharf begrenzte, flach erhabene, gelblich-braune, von Fall zu Fall auch schmutzigbraune keratotische Auflagerungen mit verruköser Oberfläche dar. Typisch ist dabei, daß die Oberfläche der Hornmassen fettig wirkt und durch Furchen, kleine Einrisse bzw. tiefe Gräben durchzogen ist. Sowohl makromorphologisch, als auch im Hinblick auf die Lokalisation ist somit die Bezeichnung „seborrhoische Keratose" treffend (Abb. 154).

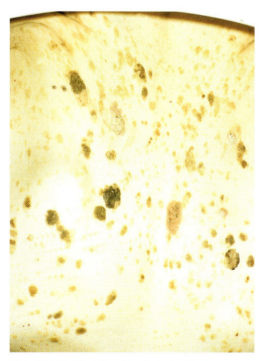

Abb. 154. *Zahlreiche seborrhoische Warzen*

Familiäre aktinische Keratose mit viszeralem Tumor und mit zellulärer UV-Hypersensitivität. Atherton et al. beschrieben erstmalig 1984 dieses Syndrom bei drei weiblichen Mitgliedern einer Familie. Das Syndrom umfaßt Hauterscheinungen und ein Uteruskarzinom [5]. Die Hauterscheinungen entsprechen pigmentierten aktinischen Keratosen, treten auffällig früh (im 3. Lebensjahrzehnt der Kranken) an lichtexponierten Stellen (Gesicht, Hals, Unterarm, Hand, Unterschenkel) auf und nehmen ständig an Zahl zu. Die meisten Herde sind 0,5–1,0 cm groß, scharf begrenzt, gelblich-braun und liegen weitgehend im Hautniveau. Außerdem kommen auch verruköse, pigmentierte, flach erhabene Keratosen (Stukko-Keratosen) und atypisch lokalisierte (Handrücken) seborrhoische Keratosen vor.

Obwohl die Lokalisation der Hauterscheinungen auf einen Zusammenhang mit dem Sonnenlicht hinweist, klagen die Patienten nie über eine Lichtüberempfindlichkeit. Man kann jedoch bei den Fibroblasten eine UVA-Hypersensitivität nachweisen. Die Familienuntersuchungen weisen auf eine dominante Vererbung der aktinischen Hauterscheinungen und der viszeralen Tumoren hin. Die Kenntnis des Syndroms ist bei der Tumorprävention behilflich, weil bei einer entsprechenden Diagnose eine prophylaktische Hysterektomie indiziert ist.

Perforierende Dermatose der Nierenkranken. Diese Dermatose betrifft etwa 5–10 % der diabetischen Nierenkranken und der Dialysierten und manifestiert sich in disseminierter Anordnung (auf den Extremitäten) in Form 0,2–0,8 cm großer Papeln mit einem keratotischen Zapfen. Das Krankheitsbild wurde bereits ausführlich im 8. Kapitel vorgestellt, so daß es hier nur wegen der deutlichen Keratose der Papeln nochmals erwähnt wird.

Umschriebene Keratosen

In Zusammenhang mit Erkrankungen innerer Organe haben von den lokalisierten Keratosen die palmoplantaren Varianten eine Bedeutung. Eine Verknüpfung palmoplantarer Keratosen mit Karzinomen innerer Organe ist seit langem bekannt. Ein klassisches Beispiel hierzu ist die chronische Arsen-Intoxikation mit palmoplantarer Hyperkeratose und Karzinomen innerer Organe (Lunge, Harnblase, Magen). Es ist nicht einfach, von den verschiedenen erworbenen, genetisch determinierten oder an generalisierten Dermatosen assoziierten Keratodermien die Form abzugrenzen, die in der korrelativen Dermatologie von Bedeutung ist. Ganz allgemein kann man nur vermerken, daß die familiären, vererbten Keratodermien einen einige mm breiten erythematösen Rand aufweisen. Bei Keratodermien, die nur dermatologisch von Bedeutung sind, findet man in der Regel auch andere Hauterscheinungen, die die Diagnose entscheiden.

Die Keratodermien können diffus sein und die gesamte Palmoplantarfläche einnehmen oder inselförmig (0,5–2–3 cm große Herde), striär oder punktförmig in Erscheinung treten (Tabelle 37, Abb. 155).

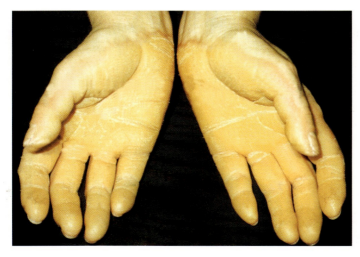

Abb. 155. Keratoderma palmare

Dermadrome mit diffusen Keratodermien

Howel-Evans-Syndrom (Keratodermie mit Ösophaguskarzinom). In der Originalmitteilung wird über zwei englische Familien berichtet, bei denen von 48 Familienmitgliedern 16 an einem Ösophaguskarzinom erkrankten. Die Zahl der Erkrankten nahm im Verlauf von Nachuntersuchungen sogar zu.

Die diffuse Palmoplantarkeratose entwickelt sich hierbei um das 10. Lebensjahr, während das Ösophaguskarzinom im 4.–5. Lebensjahrzehnt auftritt. (Die benignen Tylomatas beginnen früher, sind scharf begrenzt und haben eine gleichförmige Dicke.) Bei erneuten Nachuntersuchungen wurde bei Palmoplantarkeratosen auch das häufigere Vorkommen von Bronchial- und Harnblasenkarzinomen festgestellt. Dieses Syndrom macht darauf aufmerksam, daß es bei isolierten Keratodermien ohne zusätzliche Hauterscheinungen sinnvoll ist, nach Ösophagus-, Bronchial- und Harnblasenkarzinomen zu fahnden [6].

Palmoplantarkeratose mit Periodontopathie (Papillon-Lefèvre-Syndrom). Das Syndrom wird autosomal rezessiv vererbt und führt zu einem frühzeitigen Verlust der Milch- und der bleibenden Zähne.

Die Keratodermie ist meist diskreter, nicht so kompakt (in Schuppen abschilfernd) und erstreckt sich auch auf die Dorsalseite der Finger und Zehen.

Das Lockerwerden von 1–2 Zähnen oder das deutlichere Hervortreten eines Zahnes sowie eine Gingivitis gelten als ungünstige Zeichen. Es ist dann empfehlenswert, einen Zahnarzt zu konsultieren und die gezogenen Zähne histologisch untersuchen zu lassen.

Acanthosis palmaris (tripe palms). Die Veränderungen weisen gleichfalls auf ein Karzinom innerer Organe (teilweise auf ein APUDom) hin. Es handelt sich um eine eigenartige Palmarkeratose, die von einem Patienten treffend als „tripe palms" (tripe = Kutteln) bezeichnet wurde. Die Erscheinungen können als forme fruste der Acanthosis nigricans aufgefaßt werden [7].

Die Handlinienzeichnung ist dabei vergröbert, tritt deutlicher hervor und wird zottig. Die breiten, überschießenden Fingerzeichnungen werden voneinander durch tiefe Furchen getrennt. Die vergröberte Handflächenzeichnung erinnert in solchen Fällen an den Vormagen der Rinder. Histologisch sieht man eine Hyperkeratose und Akanthose.

In den mitgeteilten Fällen waren die „tripe palms" eine Teilerscheinung der Acanthosis nigricans, aber sie kommen auch selbständig vor und sind mit einem Tumor innerer Organe assoziiert (Acanthosis palmaris sine nigricans). Im allgemeinen sind es ungünstige prognostische Zeichen, weil man bei ihrem Erscheinen bereits mit Metastasen der Tumorkrankheit (Lunge, Magen) rechnen muß.

Palmoplantare Keratodermie, Drahtbürstenhaare und endomyokardiale Fibrodysplasie. Das neue kardio-kutane, familiäre Syndrom (wahrscheinlich autosomal rezessiv vererbt) wurde in den 80er Jahren auf der Insel Naxos beschrieben. Folgende Symptome sind charakteristisch: Palmoplantare Keratodermie in den ersten Lebensjahren (häufig mit einem erythematösen Rand), dichtes, borstenartiges, schlecht kämmbares Krauselhaar (Drahtbürstenhaar) und Herzdefekt. Wegen der schweren ventrikulären Tachykardie ist ein unerwarteter Herztod der Patienten häufig. Echokardiographisch kann man eine dilatierte, hypokinetische Herzkammer und an der Herzspitze ein pathologisches echodichtes Areal nachweisen [8].

Inselförmige palmoplantare Keratodermien

Morbus Reiter. Das multisystemische Krankheitsbild wurde vom deutschen Militärarzt *Reiter* beschrieben und umfaßt eine nicht-gonorrhoische Urethritis (Zervizitis), eine seronegative reaktive Arthritis und eine Konjunktivitis. Dermatologisch kennzeichnend sind das Keratoma blenorrhagicum und die Balanitis circinata. Einen anderen Ausgangspunkt der Erkrankung bilden Enteritiden. Die Krankheit entwickelt sich als Ergebnis einer krankhaften Immunantwort auf eine Infektion bei genetisch prädisponierten Personen (HLA-B27).

Das Syndrom betrifft postinfektiös vor allem junge Männer und manifestiert sich mit Allgemeinerscheinungen (Fieber, Hinfälligkeit) sowie mit einer asymmetrischen Oligoarthritis, vor allem an den Extremitätengelenken. Die am meisten typischen Hauterscheinungen werden palmoplantar beobachtet und sind am ehesten denen bei der Psoriasis ähnlich. Zu Beginn sieht man 3–6 mm große, multiple pustulöse und vesikulo-pustulöse Läsionen, in deren Mitte innerhalb von 1–2 Tagen muschelschalenförmig geschichtete Krustenauflagerungen und danach ausgeprägte Hyperkeratosen erscheinen (Abb. 156).

Die mukokutanen Erscheinungen bilden des weiteren psoriasiforme Herde an den Streckseiten und im Bereich der behaarten Kopfhaut, sowie leicht erhabene, bogige, halbkreisförmige, flache, papulöse Läsionen

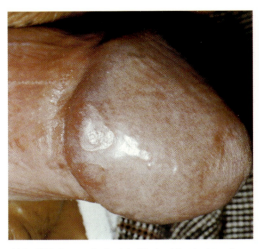

Abb. 157. *Reiter-Balanitis (Balanitis circinata)*

mit einem keratotischen Rand auf der Glans penis (Balanitis circinata) und Erosionen der Mundschleimhaut (Abb. 157).

Differentialdiagnostisch ist es nicht immer einfach, die Veränderungen von einer Psoriasis, besonders bei deren palmoplantarer pustulöser Variante abzugrenzen. Für einen Morbus Reiter sprechen das männliche Geschlecht der Erkrankten, die anamnestische urethrale bzw. enterale Infektion und die Läsionen der Mundschleimhaut. Man denkt vielmehr an eine Psoriasis bei Tüpfelnägeln, bei der Beteiligung distaler Interphalangealgelenke und wenn Fieber und schwere Allgemeinerscheinungen fehlen. Nach eigenen Beobachtungen kommt allerdings vor, daß ein Morbus Reiter später in eine klassische Psoriasis vulgaris übergeht. Der Morbus Reiter und die Psoriasis pustulosa haben vielfach derartig viele gemeinsame Züge, daß man über eine gemeinsame Pathogenese der zwei Krankheitsbilder nachdenken kann (Tabelle 38).

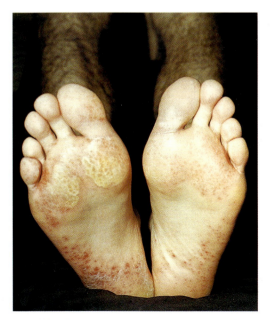

Abb. 156. *Keratoderma blenorrhagicum bei Morbus Reiter*

Tabelle 38. Herdförmige Palmoplantarkeratosen

Morbus Reiter
Syringomyelie
Arsenintoxikation
Tyrosinämie

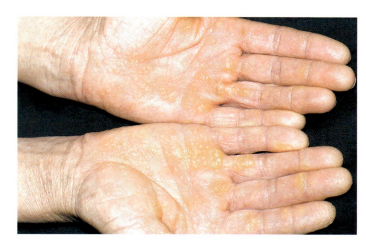

Abb. 158. *Arsenkeratose*

Tyrosinämie II (Richner-Hanhart-Syndrom). Diese okulo-kutane Tyrosinose stellt eine autosomal rezessiv vererbte Stoffwechselstörung dar und geht mit ophthalmologischen, dermatologischen und neurologischen Erscheinungen einher. Die Hauterscheinungen treten nach den Augensymptomen bei Einjährigen in Form von schmerzhaften Blasen bzw. Erosionen am Hypothenar und an den Fingerbeeren auf. Auf den erosiven Flächen erscheinen bald krustöse Auflagerungen, dann ausgeprägte Hyperkeratosen. Den klinischen Verdacht kann man durch den Nachweis eines erhöhten Tyrosintiters im Blut und im Urin bestätigen.

Syringomyelie. Umschriebene hyperkeratotische Herde kann man vor allem an den Fußsohlen auch bei der Syringomyelie nachweisen (Beobachtung von Pastinszky).

Arsenkeratose. 15 bis 20 Jahre nach einer chronischen Arsenintoxikation treten umschriebene Palmoplantarkeratosen mit doppelter Bedeutung in Erscheinung. Sie sind dermatologisch wichtig, weil sie als Präkanzerosen zu spinozellulären Karzinomen entarten können. Vom Gesichtspunkt der korrelativen Dermatologie können die Arsenkeratosen auf ein Malignom innerer Organe (Lunge, Gastrointestinum, Urogenitalsystem) hinweisen. Die 2–10 mm großen, gelblichen, sehr festen, keratotischen Papeln sitzen vor allem an druckexponierten Hautarealen (Thenar, Hypo-

thenar, Ferse, Vorfuß). Die Hyperkeratose kann auch in Form keratotischer Zapfen in Erscheinung treten. Fallen die Zapfen aus, so hinterlassen diese scharf begrenzte, 2–4 mm große, kraterförmige Mulden. Seltener ist eine punktierte, umschriebene Hyperkeratose, die man eher durch Tasten wahrnehmen kann (Abb. 158).

Antisynthetase-Syndrom. Typisches Zeichen des Syndrom auf der Haut ist eine bräunliche, fissurierte, schuppende Hyperkeratose an den Seitenflächen der Finger (mechanic's hands). Dieses Symptom geht mit Antikörper gegen der Histodil tRNA-Synthetase einher. Die hyperkeratotischen Fingerläsionen werden bei solchen Patienten zusammen mit einer Polymyositis beobachtet, wobei die Myositis mit einer interstitiellen Lungenerkrankung, mit symmetrischer Polyarthritis und Raynaud-Symptomatik assoziiert ist (Antisynthetase-Syndrom). Auf der Haut wird das Syndrom durch die „mechanic's hands" gekennzeichnet [9].

Punktierte palmoplantare Keratosen

Diese Veränderungen manifestieren sich als diskrete, blaß-rotbraune, 1–2 mm große, punktförmige Hyperkeratosen. In einem Teil der Fälle sieht man nur kraterförmige, gedellte, leicht eingesunkene

Papeln mit einem keratotischen Randwall. Neben der Arsenintoxikation kann dieses unscheinbare Symptom auch auf andere Krankheitsbilder aufmerksam machen (Tabelle 39).

Tabelle 39. Palmare „Grübchen"

Morbus Darier
Basalzell-Naevus-Syndrom
Cowden-Syndrom
punktierte Keratodermie mit gastrointestinalem Malignom

Cowden-Syndrom (Multiple Hamartome-Syndrom). Mukokutane lichenoide Papeln, Verruca-plana-artige Läsionen auf dem Handrücken und gedellte keratotische Papeln palmoplantar bilden die kennzeichnende Trias des Syndroms. Diese Diagnose verpflichtet zur Tumorsuche, da in der Hälfte der Fälle die Entstehung verschiedener Malignome zu erwarten ist.

Die keratotischen Grübchen darf man nicht mit den kleineren palmaren Einziehungen beim Basalzell-Naevus-Syndrom (Symptome von seiten der Haut, der Knochen, der Augen und des Nervensystems) verwechseln, welche sternförmig sind und keine Hyperkeratose zeigen, sondern im Gegenteil, einem Hornmangel entsprechen.

Schließlich sei erwähnt, daß auch das umschriebene Fehlen der Fingerbeerenzeichnung bei Morbus Darier die 1–2 mm großen Grübchen nachahmen kann.

Punktierte Keratodermie bei gastrointestinalem Malignom. Neuerdings erschienen Mitteilungen auch über solche, nicht durch eine Arsenintoxikation bedingte, familiäre Fälle, wo die, der Arsenkeratose entsprechenden (2–10 mm großen) keratotischen Papeln palmoplantar mit verschiedenen Adenokarzinomen in Verbindung standen. Anhand dieser Beobachtung ist es sinnvoll, nicht nur bei diffusen, sondern auch bei kleinen, inselförmigen Palmoplantarkeratosen an ein gastrointestinales Karzinom zu denken [10].

Follikuläre Keratosen

Hierunter versteht man Hyperkeratosen, die nur auf die Follikelöffnungen beschränkt sind. In der Regel sieht man dort 1–2 mm große, gelblich-braune, eventuell lividrote keratotische Zapfen, die der Haut eine rauhe, reibeisenartige Oberfläche verleihen. Häufigste Lokalisation ist die Streckseite der Extremitäten. Die Haut ist dabei meist trocken. Diese Art von follikulärer Hyperkeratose ist meist konstitutionell; ihre Beziehung zu einem Vitamin-A-Mangel ist heute umstritten und nur unter extremen Bedingungen vorstellbar. In solchen Fällen ist die Trockenheit der Haut noch ausgeprägter (Phrynoderma). Nachfolgend werden einige, ein wenig andersartige follikuläre Keratosen besprochen, die diagnostisch von Bedeutung sind.

Paraneoplastische keratotische Spicula (filiforme Keratose). Bis heute wurde in 7 Fällen über diese wenig bekannte follikuläre, filiforme Keratose berichtet, die mit einem Myeloma multiplex in Verbindung steht. Die

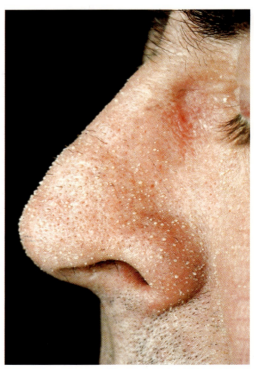

Abb. 159. Follikuläre „Stacheln" bei Myeloma multiplex

Kenntnis der Hauterscheinungen ist insofern wichtig, da diese der Manifestation der Grunderkrankung Monate vorausgehen können. Die Erscheinungen sind im Gesicht, am häufigsten an der Nase, an der Stirn und auf den Wangen, seltener auch am oberen Stamm lokalisiert. An den genannten Lokalisationen sieht man dann zahlreiche, follikulär gebundene, gelblich-weiße, längliche, zylinderförmige Hornbildungen, die man ohne Schwierigkeiten abkratzen oder abreiben kann.

Nach den Untersuchungen von *Bork* sind diese Stacheln (Spicula) die Folge einer Ablagerung in die Haut von Kryoglobulinen, die mit der Grundkrankheit assoziiert sind [11] (Abb. 159).

Die von Sönnichsen et al. erwähnte *disseminierte polymorphe Keratose (Nazarro-Syndrom)* wurde ebenfalls in Zusammenhang mit einem Myeloma multiplex beobachtet und kann als Maximalvariante eines paraneoplastischen Keratose-Syndroms betrachtet werden. Die Symptome der polymorphen Keratose sind:

1. filiforme, stachelförmige, follikuläre Hornzapfen im Gesichtsbereich (Veränderungen, die dem vorher erwähnten paraneoplastischen follikulären Spiculum entsprechen);

2. einzelstehende, blumenbeetartig flach erhabene, z. T. follikulär gebundene, lichenoide Keratosen am Stamm und an der Streckseite der Extremitäten;

3. isoliert stehende, flache, gelblich-braune papulo-nekrotische Läsionen mit aus dem Hautniveau erhabener Hyperkeratose vor allem an den Hand- und Fußrücken sowie an der Dorsalseite der Finger. Die Autoren halten die disseminierte polymorphe Keratose für ein neues paraneoplastisches Syndrom [12].

Literatur

1. Goeteyn M, et al (1991) Ichthyosis, exocrine pancreatic insufficiency, impaired neutrophil chemotaxis, growth retardation, and metaphyseal dysplasia (Shwachman syndrome). Arch Dermatol 127: 225–230

2. London RD, Lebwohl M (1989) Acquired ichthyosis and hyperparathyroidism. J Am Acad Dermatol 21: 801–802

3. Zunich J (1988) Autosomal recessive transmission of neuroectodermal syndrome. Arch Dermatol 124: 1188–1189

4. Bakker HD, et al (1996) Normalisation of severe cranial CT scan abnormalities after biotin in a case of biotinidase deficiency. Eur J Pediatr 153: 861–862

5. Atherton DJ, et al (1989) Familial keratoses of actinic distribution associated with internal malignancy and cellular hypersensitivity to UVA. Br J Dermatol 120: 671–681

6. Cuzick J, Harris R, Alortimer PS (1984) Palmar keratoses and cancers of the bladder and lung. Lancet I: 530–533

7. Lo WL, Wong CK (1992) Tripe palms: a significant cutaneous sign of internal malignancy. Dermatology 185: 151–153

8. Protonotarios N, et al (1986) Cardiac abnormalities in familial palmoplantar keratosis. Br Heart J 56: 321–326

9. Mitra D, et al (1994) Clinical and histological features of „mechanic's hands" in a patient with antibodies to Jo-l: a case report. Clin Exp Dermatol 19: 146–148

10. Bennion SC, Patterson JW (1984) Keratosis punctata palmaris et plantaris and adenocarcinoma of the colon. J Am Acad Dermatol 10: 587–591

11. Bork K, Bockers M, Pfeifle J (1990) Pathogenesis of paraneoplastic follicular hyperkeratotic spicules in multiple myeloma. Arch Dermatol 126: 509–513

12. Sönnichsen K, Castanet Ph, Marschall H-U (1987) Disseminierte, polymorphe Keratose – Nazarro-Syndrom oder eine neue, kutane Paraneoplasie? Aktuel Dermatol 13: 11–16

16. Mit Verhärtung der Haut einhergehende Dermadrome

Man spricht von einer Hautsklerose, wenn die Haut umschrieben oder diffus verhärtet ist, kompakt wird und gleichzeitig ihre Elastizität verliert. Weitere Symptome werden von der Tiefe und der Qualität der Sklerose bestimmt.

Am häufigsten und zugleich klassisch wird die Sklerose durch die Kondensation und Homogenisierung der Kollagenfasern (Fibrose) des Hautbindegewebes, die sich klinisch als Sklerodermie manifestiert. Je nach Tiefe des sklerotischen Prozesses unterscheidet man oberflächliche und tiefe entzündliche Sklerodermie-Syndrome. Bei einer oberflächlichen Sklerose ist die Haut blaß oder gelblich-weißlich und ihre Oberfläche ist glatt, gespannt und wegen der Atrophie der Epidermis häufig glänzend. Die Haut fühlt sich härter an. Obwohl der Herd in ihrer Gesamtheit verschieblich ist, kann man hier keine Falten abheben; die Haut ist unelastisch geworden. (Der Krankheitsprozeß betrifft die Kutis und den oberen Teil der Subkutis.) Bei der tiefen Sklerose sind der untere Teil der Subkutis und die Faszien betroffen. Die Haut ist hierbei normal, also nicht atrophisch und nicht verfärbt und eine oberflächliche Verhärtung ist weder sichtbar, noch tastbar. Bei der Inspektion verrät lediglich die Unebenheit der Hautoberfläche den krankhaften Prozeß in den tieferen Strukturen. Der Herd ist nicht verschieblich und ihre Festigkeit spürt man in der Tiefe. Klinisch zeigt eine uneinheitliche Hautoberfläche mit Einziehungen immer eine Sklerose der tieferen Subkutis bzw. der Faszie an [1]. Man kennt auch solche Hautverhärtungen, die durch den festeren Tastbefund einer lokalisierten oder systemischen Sklerodermie ähneln, jedoch sich durch die übrigen klinischen Symptomen von denen unterscheiden. Diese haben eine andere Ätiopathogenese, gehen in der Regel mit keinen inneren Komplikationen einher und werden üblicherweise als Pseudosklerodermien bezeichnet. Neben der Fibrose stehen hierbei häufig Ablagerungen irgendwelcher (pathologischer) Substanzen (Muzin, Kalzium, Tumorzellen in den Lymphwegen) im Hintergrund, was sich nicht nur im Tastbefund, sondern auch im Erscheinungsbild der Haut äußert [2].

Die mit Sklerose einhergehenden Dermadrome werden nach Kriterien der Ausdehnung und der Tiefe eingeteilt. Auch die diagnostisch wichtigen Pseudosklerodermien werden erwähnt (Tabelle 40).

Tabelle 40. Mit Sklerose einhergehende Dermadrome

oberflächliche Sklerosen	generalisiert
	umschrieben
tiefe Sklerosen	

Generalisierte oberflächliche Sklerosen

Diffuse, kutane, systemische Sklerose. Diese ist die progressive, schneller verlaufende Variante der systemischen Sklerodermie und betrifft häufiger und schwerer auch innere Organe. Sie ist auf den mittleren Stamm lokalisiert (zentrale Sklerose), kann aber auch an den distalen Anteilen der Extremitäten beginnen und sich dann proximalwärts ausdehnen (proximale Sklerose). Man findet diese diffuse, kutane Variante bei etwa 20 % der an systemischer Sklerodermie Erkrankten. Die oberflächliche Hautsklerose betrifft den oberen Stamm, das Gesicht (Facies sclerodermica), die oberen Extremitätenanteile und später auch den unteren Stamm. Zu Beginn ist die Haut ödematös, blaß-rosafarben, fester, später wachsfarben. Ihre Festigkeit nimmt dann zu und die Oberfläche wirkt wegen der gespannten, atrophischen Epidermis leicht glänzend. Typisch ist auch die Ausbildung von Pigmentverschiebungen, die größtenteils einer braunen Hyperpigmentierung vom Addison-Typ, zu einem kleineren Teil einer vitiligoähnlichen Hypopigmentierung und selten einer repigmentierenden Vitiligo (auf heller Haut folli-

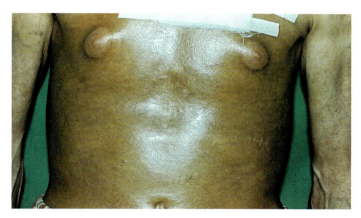

Abb. 160. *Sklerodermie vom zentralen Typ bei systemischer Sklerose*

kuläre Hyperpigmentierung) entsprechen. Wegen der schnellen Progression kann sich bei dieser zentral beginnenden Form häufig keine Sklerodaktylie ausbilden (Abb. 160).

Die diffuse, kutane, systemische Sklerose kann auch akral beginnen (Sklerodaktylie) und breitet sich von hier proximalwärts aus. Das klinische Kriterium einer proximalen Sklerodermie ist, wenn sich das Krankheitsbild neben der Sklerodaktylie auch auf Gebiete ausbreitet, die proximal von den metacarpophalangealen bzw. metatarsophalangealen Gelenken liegen (Handrücken, Unterarm usw.).

Manifestationen an den inneren Organen (Ösophagus, Lunge, Herz, Nieren) treten schnell auf und sind progredient. Die schwerste Komplikation betrifft die Nieren, so daß man den Blutdruck und den Urinbefund (Eiweiß? Erythrozyten?) kontinuierlich kontrollieren muß. Eine alte klinischen Erfahrung lehrt, daß wenn sich ein Skleroglosson (narbige Verkürzung und Verdickung des Zungenbändchens) ausgebildet hat, auch mit Erscheinungen von seiten innerer Organe gerechnet werden muß. In 30–40 % der Fälle sind bei dieser schweren Form der Sklerodermie serologisch Scl-70-Antikörper nachweisbar [3].

Generalisierte, diffuse, oberflächliche Pseudosklerosen

Eosinophilie-Myalgie-Syndrom durch L-Tryptophan. Das Syndrom wurde Ende der 80er Jahre beschrieben und umfaßt als Folge der lang-

anhaltenden Einnahme von L-Tryptophan eine periphere Eosinophilie, transitorische pulmonale Infiltrate, schwere, sogar fatale neuromuskuläre Veränderungen und Hauterscheinungen. Führendes dermatologisches Zeichen ist hierbei eine sklerodermiforme Verhärtung der Haut [4].

Die sklerodermoiden Veränderungen entsprechen bei 33 % der Patienten einer diffusen Sklerodermie und bei 30 % einer eosinophilen Fasziitis (s. S. 188). In einem Teil der Fälle sind die sklerodermoiden Veränderungen auf dem Stamm lokalisiert und werden häufig von einer ausgeprägten Hyperpigmentierung begleitet. Man hat jedoch entsprechende Veränderungen auch am Stamm und an den Extremitäten bzw. nur an den Extremitäten beobachtet. Das histologische Bild ist dem einer idiopathischen Sklerodermie sehr ähnlich (Tabelle 41).

Tabelle 41. Generalisierte, oberflächliche Hautsklerosen

ödematös
Scleroedema adultorum
Scleroedema diutinum (diabeticorum)
Skleromyxödem
indurativ
systemische Sklerose
sklerodermoide Graft-versus-Host-Reaktion
kongenitale Porphyrie
POEMS-Syndrom
Eosinophilie-Myalgie-Syndrom
atrophisch
Werner-Syndrom
Progerie
Rothmund-Thomson-Syndrom

Die Ursache der dermalen Fibrose beim Eosinophilie-Myalgie-Syndrom ist noch nicht geklärt. Wahrscheinlich sind entweder das L-Tryptophan oder ein Herstellungsprodukt (evtl. eine Verunreinigung) in der Lage, die Synthese des Matrixproteins im Bindegewebe zu steigern. Allerdings darf man daneben die gesteigerte Aktivität der Eosinophilen nicht außer acht lassen.

Als Besonderheit soll noch erwähnt werden, daß im chronischen Stadium des 1981 in Madrid beobachteten „Toxic oil syndrome" das klinische Bild, mit Erscheinungen an Haut und inneren Organen, sehr dem einer progressiven systemischen Sklerodermie ähnelte. An den Sklerose-Herden (hauptsächlich im Gesicht, seltener an den Extremitäten) entstand eine schwere Atrophie des Fettgewebes und ahmte eine Lipodystrophie nach.

Sklerodermoide Graft-versus-Host-Reaktion. Hauptsächlich nach Knochenmarktransplantation entwickeln sich im Rahmen einer chronischen Graft-versus-Host-Reaktion neben lichenoiden, auch sklerodermoide Hauterscheinungen. Die sklerodermoiden Hauterscheinungen beginnen mit 1–10 cm großen morpheaartigen Herden, die später zu größeren Arealen konfluieren. Auch hier erscheinen die Herde zuerst auf dem Stamm, um sich später auf die proximalen Extremitätenanteilen auszubreiten. Man kann aber auch eine Akrosklerose mit Beugekontrakturen an Händen, Füßen Ellenbogen und Knie beobachten. Eine Raynaud-Symptomatik fehlt dagegen immer.

Zu den sklerodermoiden gesellen sich, in erster Linie im Gesicht und am Stamm, recht bald auch poikilodermatische Hauterscheinungen (netzartige Hyper- oder Hypopigmentierung mit Teleangiektasien) hinzu, gefolgt von einer ausgeprägten Hautatrophie. Das klinische Bild ähnelt sehr dem einer diffusen, kutanen, systemischen Sklerose, aber von den inneren Organen ist hier nur die Leber betroffen, eine Raynaud-Symptomatik fehlt und anamnestisch ist eine allogene Transplantation zu erfahren.

Die Entstehung der Reaktion ist noch nicht vollständig geklärt. Es ist wahrscheinlich, daß es sich um eine Reaktion der Spenderlymphozyten gegen das Bindegewebe des Empfängers handelt [5].

POEMS-Syndrom. In erster Linie am Stamm und an den proximalen Extremitätenanteilen findet man auch beim POEMS-Syndrom (s. S. 15) feste, diffuse, sklerodermiforme Hauterscheinungen. Eine Hautsklerose kommt bei 77–85 % der Patienten vor und wird von Hypertrichose und fast immer auch von einer diffusen, braunen Hyperpigmentierung begleitet. Die sklerodermiformen Hauterscheinungen, die diffuse Hyperpigmentierung und die Hypertrichose weisen dermatologisch auf dieses Syndrom hin.

Werner-Syndrom. Ähnliche Hautveränderungen, wie bei der Sklerodermie, sieht man im Gesicht und an den Extremitäten auch bei der Progerie der Erwachsenen (s. S. 182). Im Gesicht, an den Unterschenkeln und den Unterarmen ist die Haut straff, dünn, atrophisch und spannt sich beinahe auf die darunterliegenden Knochen, weil das subkutane Fettgewebe verschwunden ist. In der straffen, indurierten Unterschenkelhaut entwickeln sich häufig ischämische Ulzerationen. Neben Kleinwuchs, Vogelgesicht, grazilen Extremitäten und frühzeitiger Ergrauung gehört die Skleroatrophie (Sklerose + Atrophie) zu den kennzeichnenden Merkmalen des Werner-Syndroms.

Scleroedema adultorum. Die Ursache dieser erworbenen Stoffwechselstörung der Mukopolysaccharide (Hialuronsäure) vor allem im Bindegewebe ist nicht bekannt. Sie entsteht postinfektiös und führt zu einer ödematösen Verhärtung der Haut. Die Erkrankung betrifft klassischerweise hauptsächlich junge Personen und ist in solchen Fällen spontan rückbildungsfähig.

Die Hauterscheinungen betreffen den Stamm, besonders seinen oberen Anteil, die Schultern, die hintere Halspartie, die Oberarme und das Gesicht und manifestieren sich als indurierte Ödeme, wodurch der Hals, die Schultern und die Oberarme des Patienten wie „aufgeblasen" erscheinen („Ballonmensch"). Die Haut ist außerordentlich fest, „baumhart", nicht eindrückbar und nicht fältelbar. Die Akren sind nicht beteiligt; eine Raynaud-Symptomatik und Teleangiektasien fehlen. Die Epidermis ist nicht betroffen; außer Blässe bleibt die Hautoberfläche unverändert. Die

Dermatose ist insofern von Bedeutung, daß sie auch das Herz und die Skelettmuskulatur betreffen kann. Häufig beobachtet man eine Perikarditis und einen Pleuraerguß. Auch eine Gammopathie oder manchmal ein Myeloma multiplex sind keine Raritäten.

Scleroedema diutinum (diabeticorum). Neuerdings wurde eine Variante der oben geschilderten ödematösen Sklerose beschrieben, die in einem relativ höheren Lebensalter in Erscheinung tritt, nicht einer Infektion folgt, persistiert (Scleroedema diutinum) und nicht spontan regressiv ist. Diese Variante ist häufig mit Fettsucht und mit einem schwer einstellbaren Diabetes mellitus assoziiert. Kardiovaskuläre Komplikationen sind häufig. Das neue Syndrom, welches sich in der Regel bei einem lange bestehenden Diabetes mellitus entwickelt, wurde auch von uns beobachtet und für eine Komplikation des Diabetes mellitus gehalten [6] (Abb. 161).

Skleromyxödem. Es handelt sich hierbei wahrscheinlich um eine maximale, generalisierte Variante des Lichen myxoedematosus (Störung der Muzinablagerung), die häufig mit einer benignen, monoklonalen Gammopathie, selten auch mit einem Myeloma multiplex einhergeht. Die Haut der Patienten ist großflächig, meist generalisiert verdickt und verhärtet und zeigt umschrieben, gruppiert oder linear angeordnet flache, lichenoide Papeln. Die gerötete, dichte, vergröberte Haut hängt besonders in den Beugen und über den Gelenken in groben Falten ab (Rhinozeroshaut).

Umschriebene, oberflächliche Sklerosen

Scleroderma circumscriptum (Morphea). Diese Sklerodermie ist auf die Haut beschränkt und manifestiert sich klinisch zu Beginn als 1–10 cm großer, ovaler oder runder, blaßbrauner, roter, infiltrierter Herd. Später entwickelt sich in der Mitte des Herdes eine sklerotische Platte. In der aktiven Phase des Prozesses weist der Herd einen lilafarbenen Randsaum auf. Die klassische Morphea ist in der Regel mit keinen inneren Veränderungen vergesellschaftet. Manchmal kann man mittels Elektromyographie einen myogenen Prozeß nachweisen. Ähnliche sklerotische Plaques kommen bei zahlreichen anderen Krankheitsbildern vor, wie bei der Porphyria cutanea tarda (hauptsächlich an den lichtexponierten Stellen, häufig zusammen mit einer Hypo- und Hyperpigmentierung), beim Karzinoid-Syndrom (hauptsächlich an den unteren Extremitäten) und bei der chronischen, sklerodermoiden Graft-versus-Host-Reaktion [2] (Abb. 162).

Die lokalisierte Sklerodermie kann in zwei Fällen eine extrakutane Bedeutung haben. Eine davon ist die akrale, pansklerotische Sklerodermie (disabling pansclerotic morphea) bei Kindern und Jugendlichen. Diese ist durch eine deutlich ausgeprägte, schwere, aggressive Sklerose mit dermatogener Kontraktur, Muskel- und Knochenatrophie, Ulzeration und Mutilation charakterisiert. Die Akren sind frei, eine Raynaud-Symptomatik fehlt. Eine andere Form mit möglichen extra-

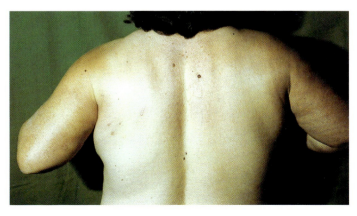

Abb. 161. Scleroedema diutinum diabeticorum

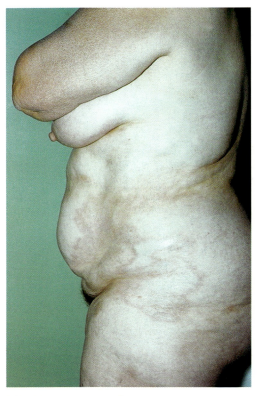

Abb. 162. *Vernarbende Läsionen mit blaßlividem, erythematösem Halo beim Scleroderma circumscriptum*

kutanen Erscheinungen ist die lineäre Sklerodermie. Man findet diese Variante ebenfalls bei Kindern und Jugendlichen an den unteren Extremitäten. Die Sklerose ist dabei in Bündeln, streifenförmig angeordnet und die Haut ist gespannt, atrophisch und gelblich-braun verfärbt. Der sklerotische Prozeß liegt etwas tiefer, so daß die betroffene Haut mit der Unterlage fest verbunden ist.

Nicht selten werden auch Kontrakturen und durch Veränderungen an Muskulatur und Knochen, eine Verkürzung der Extremitäten verursacht.

Auch eine Assoziierung mit Spina bifida ist bekannt. Bei diesen Patienten kann man häufig eine Hypergammaglobulinämie sowie antinukleäre und Anti-ss-DNS-Antikörper nachweisen [7]. Es kann sein, daß dieser

Befund mit den Kontrakturen und mit der persistierenden Aktivität der Erkrankung in Zusammenhang steht.

Des weiteren muß man auch mit schwereren Komplikationen rechnen. Bei ausgedehnten Formen können nämlich Deformitäten (faziale Hemiatrophie) entstehen.

Neuerdings kann man in einem nicht zu vernachlässigenden Teil der Fälle Antikörper gegen Borrelia Burgdorferi nachweisen. So kann eine derartige Hautsklerose auf ein spätes Stadium der Lyme-Borreliose aufmerksam machen. (Es ist bekannt, daß bei der zu den späteren Komplikationen der Lyme-Borreliose zählenden Acrodermatitis chronica atrophicans nicht selten auch umschriebene Sklerodermie-Herde gesehen werden können.)

Sklerodaktylie. Diese stellt eine charakteristische Manifestation an den Fingern (Zehen) dar. Das Krankheitsbild ist das Ergebnis ineinander übergehender und einander überdeckender Stadien. Während der reversiblen Kreislaufstörung entsteht ein festes Ödem (der Patient berichtet über das Gefühl „zu enger Handschuhe"). Diesem Stadium schließt sich allmählich eine Verhärtung der Haut (ödematöse Sklerose) an, gefolgt von einer ausgeprägten Skleroatrophie, wodurch die Endglieder der Finger zugespitzt und die Finger sehr verdünnt erscheinen (Madonnenfinger) und in einer Beugekontraktur fixiert werden (Abb. 163).

Eine Sklerodaktylie als Symptom kommt bei den nachfolgenden Erkrankungen vor:

Systemische Sklerodermie. Akral lokalisiert ist die neuerdings als „limited cutaneous systemic sclerosis" bezeichnete gutartigere Sklerodermie-Form, die nur in geringem Maße innere Organe betrifft und chronisch-protrahiert verläuft [8]. Bei einem Großteil der Patienten kann man Antizentromer-Antikörper nachweisen, die gleichzeitig diesen Untertyp serologisch charakterisieren. Die Antizentromer-Antikörper können auch bei der Beurteilung einer Raynaud-Symptomatik behilflich sein. Wenn vorhanden, so muß man mit der Entwicklung einer systemischen Sklerose rechnen [9].

Die limited cutaneous systemic sclerosis (die frühere Akrosklerose) kann als eine besondere Manifestationsform des CREST-Syndroms

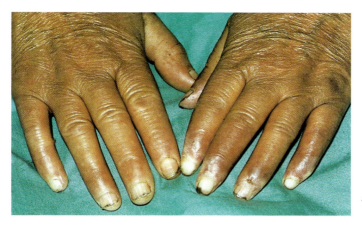

Abb. 163. *Sklerodaktylie mit Veränderungen an der Cuticula*

(s. S. 33) aufgefaßt werden. Das Syndrom geht am häufigsten mit einer Raynaud-Symptomatik einher. Eine Kalzinose wird hierbei am seltensten beobachtet. Die an Sklerodermie assoziierte Sklerodaktylie zeichnet sich durch winzige Nekrosen an den Fingerbeeren aus, welche eingesunkene Närbchen hinterlassen. Durch die oben erwähnten Symptome wird klinisch eine gewöhnlich langsam verlaufende Form der systemischen Sklerodermie mit einer guten Prognose umgrenzt. Diese Diagnose kann man dann auch durch den Nachweis von Antizentromer-Antikörpern bestätigen. Allerdings sind schon früher auch solche CREST-Syndrome bekannt geworden, bei denen sich relativ schnell pulmonale Komplikationen einstellten. Aus diesem Grunde wurde vom CREST-Syndrom eine Gruppe abgetrennt, bei der ein nukleäres Protein, nämlich ein zirkulierender Antifibrillarin-Antikörper nachweisbar ist. Klinisch sind diese Patienten durch sehr ausgeprägte Teleangiektasien und durch eine sich relativ schnell entwickelnde Lungenfibrose gekennzeichnet.

Gemischte Bindegewebserkrankung (Sharp-Syndrom). Die ödematöse Schwellung der Finger und später auch der Handrücken, gefolgt von Sklerodaktylie, Arthralgie und Arthritis, kann auch das gemeinsame Vorkommen von systemischer Sklerose, SLE und Dermatomyositis anzeigen. Serologisch ist das gemeinsame Vorkommen der zwei, seltener auch der drei Autoimmunerkrankungen durch nukleäres Anti-Ribonukleoprotein (U_1RNP) charakterisiert [9].

Diabetes mellitus. Auch bei einem schlecht eingestellten jugendlichen (Typ-I-) Diabetes kann sich eine Sklerodaktylie mit Fingersteifigkeit entwickeln. Die Patienten können dann nicht die Finger strecken (stiff hand syndrome). Ursachen der Fibrose sind wahrscheinlich die nicht enzymatische Glykolysierung und der behinderte Abbau des glykolysierten Kollagens.

Mit einer Sklerodaktylie gehen noch unter anderem auch das Karpaltunnel-Syndrom, Vibrationsschäden (Arbeiter mit Preßlufthammer) und die in den siebziger Jahren beschriebene Vinylchloridkrankheit einher [2].

Stiff skin syndrome. Die Erkrankung ist wahrscheinlich auf eine kongenitale Fasziendystrophie zurückzuführen und betrifft die Haut und die Gelenke. Die Haut wird hierbei umschrieben steinhart. Hinzu kommen eine Hypertrichose und eine Bewegungseinschränkung in den Gelenken. Die Ausscheidung von Mukopolysacchariden liegt im Normbereich. Histologisch kann man eine Anhäufung von sauren Mukopolysacchariden nachweisen [10].

Necrobiosis lipoidica (diabeticorum). Bei einer stärker ausgeprägten Fibrose kann die Necrobiosis lipoidica (s. S. 126) einen sklerodermiformen Aspekt einnehmen. Die Plaques, am häufigsten an den Unterschenkeln, selten auch anderswo (obere Extremität, Kopf, Stamm), sind in solchen Fällen elfenbeinfarben oder gelblich-bräunlich und sehr fest. Die Herdmitte ist hier eingesunken, der Herdrand erhaben und von Teleangiektasien durchzogen. Die Epidermis ist atrophisch und glänzend. Diese Form entspricht eigentlich einer Skleroatrophie.

Calcinosis cutis. Die metastatische und metabolische Calcinosis cutis ist selten, zeigt jedoch ein charakteristisches Bild. (Mit den periartikulären Knoten wurde bereits die umschriebene Kalzinose im 8. Kapitel erwähnt.) Der Kalk wird häufig in schweißdrüsenreichen Arealen abgelagert (Perioralregion, Nacken, Achselhöhlen, Leistengegend, Ellbogen, Kniekehle). Klinisch erscheinen hier sehr feste, schrotkornartige, gelblich-braune Papeln, welche oberflächlich konfluieren und dadurch die Haut sehr hart machen (interstitielle Kalzinose). Bei einer anderen Variante entstehen in den genannten Lokalisationen noduläre Plaques, die von Fall zu Fall nach außen durchbrechen und ein weißes, granuläres Material entleeren. Einer kutanen Kalzinose geht im allgemeinen eine vaskuläre Kalzinose vor, welche mittels Röntgenuntersuchung oder schon sehr früh mittels der Mammographietechnik nachweisbar ist. Bei Verdacht auf Kalzinose soll man den Serumtiter für Kalzium und Phosphor, das Verhältnis von Kalzium und Phosphor im Serum bzw. den PTH-Titer bestimmen [11].

Dermadrome mit tiefer Sklerose

Die tiefe Sklerose betrifft die Subkutis und die Faszien. Darüber ist die Hautoberfläche uneinheitlich, mit kleinen grübchenförmigen Einziehungen durchsetzt. Der Herd ist nicht verschieblich und epidermale Veränderungen fehlen gewöhnlich (Abb. 164). Folgende Krankheitsbilder gehen mit einer tiefen Hautverhärtung einher:

Eosinophile Fasziitis (Shulman-Syndrom). In der Regel nach größerer Anstrengung, in erster Linie an den Extremitäten (häufig symmetrisch), seltener am Stamm, entsteht ein streifenförmig verlaufendes, akut bzw. subakut beginnendes, festes, induriertes Ödem, welches häufig mit Arthropathie assoziiert ist. Beim Fortschreiten des Prozesses bildet sich

in der Tiefe eine schmerzhafte, kompakte Verhärtung. Über der Verhärtung ist die Haut faltig, mit unregelmäßigen Einziehungen und Erhabenheiten und ist fest mit der Unterlage verwachsen. Die Finger und die Zehen bleiben frei und eine Raynaud-Symptomatik fehlt.

Labortechnisch findet man eine beschleunigte BKS, Eosinophilie und Hypergammaglobulinämie. Mit tiefer Biopsie kann man eine Verdickung der Faszie und ihre chronisch-entzündliche Infiltration nachweisen. Früher hielt man die eosinophile Fasziitis für eine besondere Manifestationsform der Sklerodermie [12].

Neuerdings rückte die diffuse eosinophile Fasziitis aus zwei Gründen in den Vordergrund. Nachuntersuchungen haben ergeben, daß in Verbindung mit dem Shulman-Syndrom auch schwere hämatologische Erkrankungen in Erscheinung treten können, wie eine aplastische Anämie, eine Thrombozytopenie, myeloproliferative Erkrankungen und ein Morbus Hodgkin. Aus diesem Grunde ist

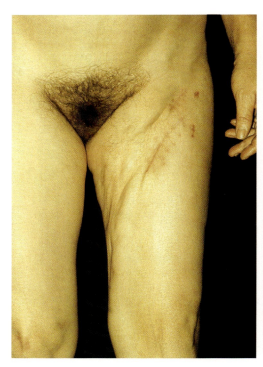

Abb. 164. Unebene, z. T. eingezogene Haut bei *Scleroderma profundum*

es sinnvoll, diese Patienten unter Kontrolle zu halten und die Erythrozyten- und Thrombozytenzahl regelmäßig zu bestimmen, um rechtzeitig eine Komplikation im Sinne einer Knochenmarkaplasie behandeln zu können.

Nach Beschreibung der Eosinophilie-Myalgie-Syndroms mit vielfach ähnlichen klinischen Symptomen, hat man auch bei der eosinophilen Fasziitis begonnen, nach vorheriger Einnahme von L-Tryptophan zu fragen. (Die Tryptophan-Theorie wird auch dadurch unterstützt, daß kurz nach der Einführung von L-Tryptophan-Präparaten in den Vereinigten Staaten 1974 das Shulman-Syndrom beschrieben wurde.) Die Nachuntersuchung von Patienten mit Shulman-Syndrom ergab dann, daß ein bedeutender Teil von ihnen Tryptophan eingenommen hat. So scheint die Meinung richtig zu sein, daß die früher als eosinophile Fasziitis diagnostizierten Krankheitsbilder einer besonderen Manifestationsform des Eosinophilie-Myalgie-Syndroms entsprechen [13].

Phenylketonurie. Neben den Pigmentstörungen und dem (atopischen) Ekzem sind sklerodermiforme Veränderungen das dritte kutane Zeichen einer Phenylketonurie. Die Sklerose sitzt auch hier tief und man sieht vor allem an den Extremitäten und am Gesäß gleichfalls eine uneinheitliche Hautoberfläche (lumpy-bumpy, schollig-wulstig, wie eine Mutter die Haut ihres Kindes charakterisierte). Entgegen der systemischen Sklerose bleiben hier die Hände und Füße frei.

Die Anreicherung an Phenylalanin hat zur Folge, daß nicht nur die Konzentration von Phenylbrenztraubensäure ansteigt, sondern daß auch der normale Tryptophan-Stoffwechsel, so in erster Linie der Abbau von Tryptophan gestört ist. Die Anreicherung an Tryptophan verursacht dann Erscheinungen, die denen beim Eosinophilie-Myalgie-Syndrom ähnlich sind [14].

Schließlich sei erwähnt, daß auch die zirkumskripte Sklerodermie tiefe Varianten aufweist, die man als Scleroderma profundum oder Sklerohypofaszie bezeichnet.

Literatur

1. Doyle AJ, Conolly SM, Winkelmann RK (1982) Cutaneous and subcutaneous inflammatory sclerosis syndromes. Arch Dermatol 118: 886–890
2. Jablonska S, et al (1975) Scleroderma and pseudoscleroderma. Polish Medical Publishers, Warschau, 2. Aufl
3. Igarashi A, et al (1990) Clinical significance of antinuclear antibodies in Japanese patients with systemic sclerosis. Dermatologica 180: 136–140
4. Kaufman LD, et al (1990) Cutaneous manifestations of the L-tryptophan-associated eosinophilia-myalgia syndrome: a spectrum of sclerodermatous skin disease. J Am Acad Dermatol 23: 1063–1069
5. James WD, Odem RB (1983) Graft versus host disease. Arch Dermatol 119: 683–689
6. Török L, Daroczy J, Raffei S (1991) Scleroedema diabeticorum. Z Hautkrankh 66: 229–232
7. Ruffotti A, et al (1991) Prevalence and characteristics of anti-single-stranded DNA antibodies in localized scleroderma. Arch Dermatol 127: 1180–1183
8. LeRoy E, et al (1988) Scleroderma (systemic sclerosis). Classification, subsets and pathogenesis. J Rheumatol 15: 202–205
9. Meurer M, Franz S, Braun-Falco O (1991) Diagnostic significance of autoantibodies in connective tissue diseases. J Eur Acad Dermatol Venerol 1991: 15–21
10. Esterly NB, McKusick VA (1971) The stiff skin syndrome. Pediatrics 47: 360–369
11. Zoutoulis CC, et al (1990) Calcinosis cutis: kutane Manifestationen generalisierter Kalzinose bei renalem Hyperparathyreoidismus. Hautarzt 41: 212–217
12. Weinstein D, Schwartz RA (1978) Eosinophilic fasciitis. Arch Dermatol 114: 1047–1049
13. Gordon ML, et al (1991) Eosinophilic fasciitis associated with tryptophan ingestion. Arch Dermatol 127: 217–220
14. Ilova MP, Kaufman M, Halperin A (1992) Scleroderma-like skin indurations in a child with phenylketonuria: a clinico-pathologic correlation and review of the literature. J Am Acad Dermatol 26: 329–333

17. Dermadrome mit Hautatrophie

Unter Hautatrophie versteht man eine Verminderung der Hautbestandteile (inklusive der Adnexen) in Zahl und Umfang. Betrifft die Atrophie alle 3 Schichten der Haut (Epidermis, Dermis, Subkutis), so wird in erster Linie die Dicke und Konsistenz der Haut geringer. Die atrophische Haut ist glatter, die feinere Oberflächenzeichnung fehlt und die Haut ist leichter zu fälteln.

Die Atrophie kann isoliert auch die Epidermis, die Dermis oder die Subkutis betreffen. Die atrophische Epidermis ist transparenter, läßt die darunter liegenden Hautbestandteile durchschimmern und ist zigarettenpapierartig fältelbar. Die Durchsichtigkeit der Haut (Durchschimmern von Gefäßen und Sehnen) wird besonders deutlich, wenn auch eine dermale Atrophie hinzukommt. Bei isolierter dermaler Atrophie ist die Oberflächenstruktur der Haut zwar beim Verschwinden des papillären und retikulären Bindegewebes normal, man kann jedoch umschriebene, unterschiedlich große Eindellungen sehen oder tasten. Besonders, wenn die elastischen Fasern der Dermis fehlen, „rutscht" der palpierende Finger in die so entstandene Leere. Es kommt auch vor, daß sich das darunter liegende Gewebe hernienartig vorwölbt. Diese Form der dermalen Atrophie wird als Anetodermie (weiche Haut) bezeichnet. Betrifft die Atrophie streifenförmig die Epidermis und die Dermis, besonders die elastischen Fasern, so haben wir es klinisch mit Striae zu tun. Schließlich kann isoliert auch das subkutane Fettgewebe verschwinden, z.B. bei einschmelzender Pannikulitis oder bei einer Lipodystrophie durch Insulin. Ausgedehnte, schwere, die gesamte Haut betreffende Atrophien bis zu den Knochen sieht man bei verschiedenen Panatrophien, meist in Verbindung mit einer tiefen Sklerodermie.

Es sei noch erwähnt, daß die Atrophie auch mit einer Sklerose zusammen vorkommt (Skleratrophie), worüber bereits berichtet wurde (Werner-Syndrom, Necrobiosis lipoidica).

Die Dermadrome mit Atrophie werden nach ihrer Ausdehnung in oberflächliche, diffuse bzw. umschriebene Formen eingeteilt (Tabelle 42).

Tabelle 42. Dermadrome mit Hautatrophie

diffuse, schlaffe Atrophien
umschriebene, schlaffe Atrophien

Diffuse, oberflächliche, schlaffe Atrophien

Cutis laxa (generalisierte Elastolyse). Bei dieser seltenen Erkrankung ist das Bindegewebe der Haut und der inneren Organe besonders locker. Im wesentlichen handelt es sich dabei um eine Brüchigkeit und Verminderung der elastischen Fasern. Man kennt vererbte und erworbene Formen des Krankheitsbildes.

Die klinischen Zeichen – unelastische, weiche, in Falten abhängende Haut (als ob die Haut für den Körper zu groß wäre) – verleihen dem Patienten sehr früh ein „altes" Aussehen oder ein „Bulldog-Gesicht". Die auch sonst feine Fältelung der Haut wird dadurch deutlich verstärkt.

Zu den systemischen Manifestationen zählen die Aortendilatation, das progressive Emphysem, eine Divertikulose, Perforation in verschiedenen Organen und die Hernien. Differentialdiagnostisch kommt ein Ehlers-Danlos-Syndrom in Frage (Überdehnbarkeit der Gelenke, Pseudotumoren, große, atrophische Narben). Auch bei der Cutis laxa ist die Haut dehnbar, kehrt jedoch nach der Dehnung nicht in ihre ursprüngliche Lage zurück [1].

Acrodermatitis chronica atrophicans. Diese Dermatose geht mit einer chronisch verlaufenden, diffusen Hautatrophie einher und wird heute für das späte, dritte Stadium der Lyme-Borreliose gehalten. Ihre Bedeutung besteht darin, daß sie auf eine chronische Lyme-Bor-

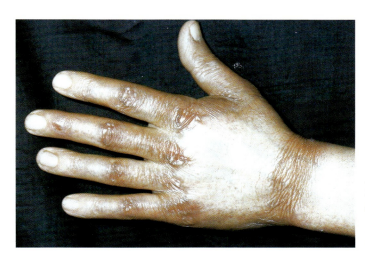

Abb. 165. *Sklerodermatisches Areal, von einer zigarettenpapierartig verdünnten Haut umgeben, bei der Acrodermatitis chronica atrophicans (Stadium III der Borreliose)*

reliose und somit auf die Pathogenese evtl. bestehender neurologischer und arthritischer Erscheinungen aufmerksam macht.

Zu Beginn sieht man an den distalen Extremitätenanteilen (Unterschenkel, Unterarme) ein livides, leicht ödematöses Erythem, das sich langsam proximalwärts auf die Oberarme und Oberschenkel ausbreitet. Später entwickelt sich eine livide, papierdünne, totale Hautatrophie und läßt die darunterliegenden Hautbestandteile, besonders die oberflächlichen Venen durchschimmern. Die klinische Diagnose wird durch den hohen Borrelia-spezifischen IgG-Titer bestätigt (Abb. 165).

Umschriebene, schlaffe Atrophie

Ehlers-Danlos-Syndrom. Wegen der hochgradigen Verletzlichkeit und den häufigen Sekundärinfektionen heilen die Wunden bei der Cutis hyperelastica in der Regel sehr schlecht und hinterlassen dünne, fein fältelbare, häufig hernienartige Narben. Die atrophischen Areale sieht man hauptsächlich an Stellen, die Traumen ausgesetzt sind (Ellbogen, Knie, Unterschenkel, Ferse) (s. S. 81).

Striae cutis distensae. Diese sind die streifenförmigen Varianten einer dermo-epidermalen Atrophie. Sie kommen häufiger am unteren Stamm, vor allem im Gesäßbereich, auf den Oberschenkeln sowie auf der Brust und auf der Beugeseite der Oberarme vor. Die Atrophie beruht auf das völlige Verschwinden der elastischen Fasern. Zu Beginn ist die atrophische Haut livid verfärbt (aktive Stria), später perlmutterfarben (inaktive Stria) und weich. Die betroffene Haut sinkt entweder ein oder wölbt sich hernienartig vor (Abb. 166).

Der genaue Pathomechanismus der Striae ist noch nicht bekannt. Wahrscheinlich spielen jedoch hierbei die Hypophysenvorderlappen-Hormone bzw. die Glucokortikoide eine Rolle. Häufigste Ursachen sind die Pubertät, die Schwangerschaft, der Morbus Cushing, schnelle Gewichtszunahme, das Marfan-Syndrom und eine Behandlung mit Penicillamin.

Horizontale, quer über den Rumpf verlaufende Striae bei Personen im mittleren oder höheren Alter weisen auf eine Erkrankung der Wirbelsäule hin. Diese Striae darf man nicht mit der neuerdings beschriebenen, gelblichen, lineären, fokalen Elastose verwechseln, die durch eine Hypertrophie der elastischen Fasern bedingt ist und nur als ein rein dermatologisches Zeichen bewertet werden darf [2] (Abb. 167).

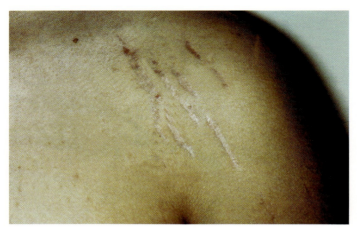

Abb. 166. Striae cutis distensae

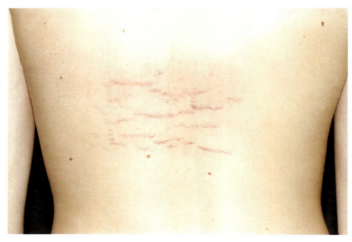

Abb. 167. Horizontale Striae

Ascher-Syndrom. Das Ascher-Syndrom umfaßt eine Cutis laxa der Lider (Blepharochalasis), Doppellippe, Struma und andere Endokrinopathien.

Anetodermien. Diese fleckförmige Hautatrophie kann auf ein Verschwinden der dermalen elastischen Fasern zurückgeführt werden (Anetos = weichhäutig). Man sieht nach verschiedenen entzündlichen Vorstadien primär, am häufigsten jedoch sekundär 0,5–1,5 cm große, bläulich-weiße oder hautfarbene Mulden oder hernienartige Vorwölbungen am oberen Stamm, auf den Schultern, am Hals und an den proximalen Anteilen der Extremitäten, worüber die Haut häufig feingefältelt ist.

Typisch ist, daß der tastende Finger in das runde oder ovale „Loch" durch Fehlen von Gewebe förmlich „hineinfällt" (Abb. 168).

Neuerdings fand man im Hintergrund der Anetodermien immunologische Prozesse, denen zufolge die elastischen Fasern der Haut geschädigt werden. Als Begleiterkrankung wurden hämolytische Anämie, an Lupus anticoagulans assoziierte tiefe Venenthrombosen und ein Morbus Basedow beschrieben [3].

Neuerdings wurden über entsprechende Veränderungen auch beim Antiphospholipid-Syndrom berichtet [4]. Aus diesem Grund ist es sinnvoll, die Patienten mit Anetodermie langzeitig zu beobachten.

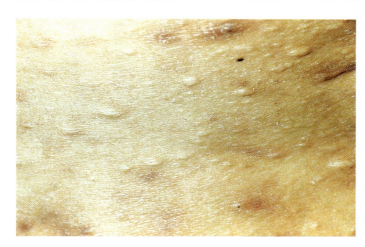

Abb. 168. *Umschriebene Vor-wölbungen bei Anetodermie*

Lichen sclerosus et atrophicus. Die Ätiologie dieser eigenartigen Dermatose ist unbekannt. Sie geht mit einer Verhärtung der Epidermis, später mit deren Atrophie einher. Nosologisch ist der Lichen sclerosus et atrophicus zwischen dem Lichen ruber planus und der kleinfleckigen Sklerodermie einzuordnen.

Betroffen sind hauptsächlich junge Mädchen und Frauen nach der Menopause. Die Primäreffloreszenzen sind unregelmäßig, häufiger polygonal konfigurierte, flach erhabene, weiße oder gelblich-weißliche epidermale Papeln, die in der Mitte eine winzige Einziehung oder eine komedoartige Hyperkeratose aufweisen. Die Einzelelemente können zu einige cm großen Plaques konfluieren, kommen aber nebeneinander auch isoliert vor. Später werden die Herde atrophisch. Ihre Oberfläche ist dann fein fältelbar. Prädilektionsstellen sind die oberen Brustpartien (Schlüsselbeinregion), der Rücken, die Beugeseite der Unterarme und die Genitalien (Abb. 169).

Neue Untersuchungen machen auf eine größere Inzidenz von Autoantikörpern und Autoimmunerkrankungen mit dem Lichen sclerosus et atrophicus aufmerksam. Man konnte in 17 % der Fälle Anti-Thyreoglobulin-Antikörper und in 27 % der Fälle antimikroso-

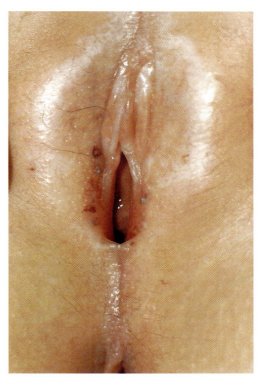

Abb. 169. *Narbige, atrophische, gräulich-weiße Läsion perianogenital bei Lichen sclerosus et atrophicus*

male Antikörper nachweisen. Neben den autoimmun bedingten Schilddrüsenerkrankungen wurde häufiger ein gemeinsames Vorkommen auch mit einer perniziösen Anämie, mit insulinpflichtigem Diabetes mellitus, Morbus Addison und Vitiligo beobachtet. Die Assoziierung des Lichen sclerosus et atrophicus mit organspezifischen Autoantikörpern sowie mit Autoimmunerkrankungen ist wahrscheinlich genetisch bedingt. Diese Daten lassen an die Autoimmungenese des Lichen sclerosus et atrophicus denken. Gleichzeitig sind sie auch Anlaß, bei Lichen sclerosus et atrophicus nach Autoimmunerkrankungen zu fahnden [5].

Literatur

1. Harris RV, Herphy MR, Perry HO (1978) Generalized elastolysis (cutis laxa). Am J Med 68: 815–822
2. Hagari Y, et al (1991) Linear focal elastosis. Arch Dermatol 127: 1365–1368
3. Hodak E, et al (1991) Primary anetoderma associated with a wide spectrum of autoimmune abnormalities. J Am Acad Dermatol 25: 415–418
4. Disdier, P, et al (1994) Primary anetoderma associated with the antiphospholipid syndrome. J Am Acad Dermatol 30: 133–134
5. Azevedo LMS, Reis AFF, Almeida DC (1992) Lichen sclerosus et atrophicus and autoimmune phenomena. Book of Abstracts, 18th World Congress of Dermatology, New York City

18. Dermadrome mit kutaner Nekrose

Die akut oder subakut auftretende Hautnekrose ist nicht nur ein alarmierendes dermatologisches Zeichen, welches die Schwere verschiedener Dermatosen anzeigt, sondern auch ein Hinweis auf wichtige Krankheitsprozesse in inneren Organen. Man denkt an das Letztere insbesondere dann, wenn die Hautnekrose ohne äußere Ursache oder ohne eine vorher bestehende Dermatose auftrat. Wie bereits erwähnt, muß man insbesondere bei nekrotisierender Verlaufsform infektbedingter Dermatosen, wie Erysipel und Herpes zoster, nach einem vorübergehenden oder persistierenden Immundefekt fahnden. Die häufigeren Ursachen der Hautnekrosen sind in Tabelle 43 zusammengefaßt.

Tabelle 43. Häufigere Ursachen von Hautnekrosen

direkter, örtlicher Schaden
    mechanisch, chemisch, aktinisch
Infektionen
    Herpes zoster gangraenosus
    Fasciitis necroticans
    Fournier'sche Gangrän
vaskulär
    Vasospasmus
    Thrombose, Embolie
    Vaskulitis, degenerativ
zerfallene Tumoren
granulomatöse Prozesse
neuropathische Nervenläsionen
    Lepra
Stoffwechselkrankheiten
    Dysproteinämien
Immunpathologisch
    Antiphospholipid-Antikörper-Syndrom
DIC
Medikamente
    Antikoagulantien
    Vasopressin
    Pentazocin

Klinisch ist die Hautnekrose trocken, leicht eingesunken, gräulich-braun oder bläulich-schwarz und etwas fester (pergamentartig). Diese Form wird als trockene Nekrose oder Mumifikation bezeichnet. (Bläulich-schwarz sind infolge der Umwandlung des Hämoglobins besonders die hämorrhagischen Nekrosen.) Im Hautniveau liegende, abgestorbene, devitalisierte Gewebeanteile werden als Schorf bezeichnet, im Gegensatz zu den Auflagerungen (Krusten), die über dem Hautniveau liegen und in der Regel eingetrocknete Absonderungen aus den Hautläsionen darstellen. In der korrelativen Dermatologie begegnet man häufiger diesem sog. trockenen Gangrän. Eine andere Form der Nekrose ist das feuchte Gangrän, bei dem durch die Superinfektion hämorrhagisch-purulente Blasen bzw. Gewebseinschmelzung das klinische Bild beherrschen. Heute werden die Begriffe „kutane Nekrose" und kutanes Gangrän im allgemeinen synonym verwendet, obwohl der Kliniker klassisch nur die fortgeschrittenen, ausgedehnten, sekundären, nekrotischen Veränderungen (Mumifikation, bakterielle Superinfektion) als Gangrän bezeichnet. Die Nekrose demarkiert sich linienhaft ziemlich scharf vom gesunden Gewebe. Nach Abstoßung des nekrotischen Gewebes (des Schorfes) entsteht ein Gewebedefekt (Ulkus), welcher immer narbig, d. h. sekundär abheilt.

Ein Ulkus entsteht immer nach irgendeinem Gewebeuntergang, der in die Dermis hineinreicht und stellt eigentlich eine spätere Phase des nekrotisierenden Prozesses dar. In diesem Buch werden trotzdem die Nekrosen und die Ulzera in getrennten Kapiteln besprochen. Dies vor allem deshalb, weil beim längeren Bestehen die zwei pathologischen Veränderungen das klinisch-makromorphologische Bild bestimmen. Der Arzt findet nämlich entweder eine Nekrose oder später ein Ulkus vor. In manchen Fällen können die zwei Prozesse auch nebeneinander, parallel bestehen (ulzeronekrotische Prozesse). In solchen Fällen wird das Krankheitsbild entsprechend der vorherrschenden Veränderung vorgestellt (z.B. das Pyoderma gangraenosum bei den ulzerierenden Dermadromen).

Bei der Schilderung der nekrotischen Haut-erscheinungen wird, neben dem makromor-phologischen Bild der Nekrose und der umge-benden Haut, in erster Linie die Lokalisation der Veränderungen berücksichtigt, da diese das Krankheitsbild mehr prägt, als die mor-phologische Läsion (Tabelle 44).

Tabelle 44. Einteilung der Dermadrome mit Nekrose

Hämorrhagische Nekrosen
Nekrosen mit Livedo
Lokalisationsmuster
   disseminiert
   umschrieben

Hämorrhagische Hautnekrosen

Obwohl man bei vielen Nekrosen vaskulärer (ischämischer) Herkunft hämorrhagische Erscheinungen sehen kann, sind einige solche Hautnekrosen trotzdem gut abgrenzbar, bei denen die Blutung bereits zu Beginn vor-herrscht. Die Blutung erscheint in der Regel als Sugillation oder Ekchymose, aber auch hämorrhagische Blasen können hinzutreten. Die Blutung wird immer von einem leicht aus-geprägten Erythem und einem diskreten Infil-trat begleitet. Die bläulich-rote Farbe der Pur-pura schlägt später in bläulich-schwarz um, das hämorrhagisch infarzierte Areal wird hart (mumifiziert), löst sich langsam ab und hinter-läßt torpide Ulzera. Dermadrome mit hämor-hagischer Nekrose liefern auf mehrere Krank-heitsbilder wichtige Hinweise (Tabelle 45).

Tabelle 45. Hämorrhagische Hautnekrosen

Purpura fulminans
DIC
Nekrose durch Antikoagulantien
Kryoglobulinämische Nekrose
Antiphospholipid-Antikörper-Syndrom
kutane Embolie
Phlegmasia coerulea dolens

Purpura fulminans. Das Syndrom betrifft hauptsächlich Kinder und Jugendliche, tritt akut auf, zeigt hämorrhagische Hautnekrosen und wird von schweren Allgemeinerscheinun-gen begleitet. Verursacht wird das Krankheits-bild durch Thrombose in den kutanen Gefäßen (intravaskuläre Koagulationsnekrose).

Die Hauterscheinungen treten dramatisch schnell auf und sitzen in der Regel symme-trisch vor allem an den Extremitäten, seltener am Stamm bzw. im Gesicht. Zu Beginn entste-hen ausgedehnte, scharf begrenzte, unregel-mäßig, landkartenförmig konfigurierte, leicht elevierte, lebhaft rote, erythematöse Areale. In denen folgen innerhalb 12–14 Std flächenhaf-te Hämorrhagien, die der befallenen Haut eine schiefergraue, dann dunkelviolette und bläu-lich-schwarze Farbe verleihen. Die Suffusio-nen werden in der Regel auch von einem 2–3 mm breiten erythematösen Randsaum umge-ben. Das hämorrhagische Hautareal wird in seiner Gesamtheit nekrotisch. Der festhaften-de hämorrhagische Schorf löst sich dann lang-sam ab. Die konsekutive oberflächliche oder tiefere Ulzeration heilt nach mehreren Wochen ab (Purpura gangraenosa). Histolo-gisch sieht man durch Fibrin thrombosierte Gefäße und perivaskuläre Erythrozyten-Extra-vasate [1] (Abb. 170, 171).

Anhand des typischen klinischen Bildes mit bläulich-roten, scharf begrenzten, symme-trisch verteilten Ekchymosen und des in der Regel schweren klinischen Bildes (Verfall, Fieber, Tachykardie) bereitet die Diagnose keine besonderen Schwierigkeiten. Differen-tialdiagnostisch kommen das Antiphospho-lipidantikörper-Syndrom (Allgemeinerschei-nungen fehlen häufig), die kryoglobulinämi-sche Nekrose (Beteiligung der Akren) und das Gardner-Diamond-Syndrom (autoerythrozy-täre Sensibilisierung) in Frage.

Die Purpura fulminans ist ein polyätiologi-sches Syndrom und läßt an folgende auslösen-de Ursachen denken:

1. Klassisch ist eine schwere, unlängst abge-laufene, bakterielle oder virale Infektion (Va-rizellen, Meningokokken-Meningitis, Schar-lach, Virusinfektionen der oberen Luftwege usw.). Heute weiß man, daß hinter dem mit Fieber, Hypotonie und Purpura fulminans ein-hergehenden Syndrom ein erworbener Pro-tein-C-Mangel und eine assoziierte, infektbe-dingte DIC (diffuse, intravaskuläre Coagula-

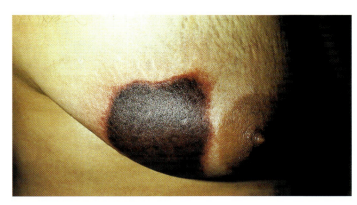

Abb. 170. *Flächenhafte Blutung bei Purpura fulminans*

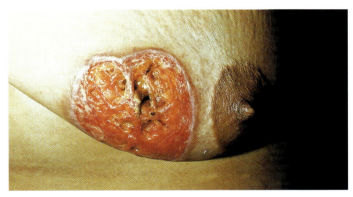

Abb. 171. *Hämorrhagische Nekrose bei Purpura fulminans*

tio) stehen. Auch Thrombosen in inneren Organen können auftreten und erklären die relativ hohe Letalitätsrate von 18 %.

2. Die Purpura fulminans kann manchmal auch ohne Infekt mit einer DIC assoziiert sein, nämlich dann, wenn hinter der intravaskulären Koagulation eine schwere Erkrankung (Tumor oder Gewebezerfall) steht. Warum nur bei bestimmten Personen mit DIC eine Purpura fulminans in Erscheinung tritt, ist heute noch nicht bekannt.

3. Eine Purpura fulminans bei Neugeborenen zeigt auf der Haut einen familiären, homozygoten Protein-C-Mangel an. Protein C ist ein vom Vitamin K abhängiges Plasmaprotein und hat eine potente gerinnungshemmende und profibrinolytische Aktivität. Der Protein-C-Mangel wird autosomal dominant mit unterschiedlicher Penetranz vererbt und verursacht bei Homozygoten in den ersten Lebenstagen eine Purpura fulminans sowie Thrombosen in den inneren Organen [2].

Diffuse, intravaskuläre Coagulatio. Während die Purpura fulminans eine perakute Form der DIC darstellt, beherrschen bei einer subakut verlaufenden DIC im Erwachsenenalter ausgedehnte Haut- und Schleimhautblutungen sowie hämorrhagische Infarkte in verschiedenen inneren Organen das klinische Bild.

Die Hauterscheinungen beginnen in der Regel an den distalen Anteilen der Extremitäten (Unterschenkel, Fußrücken) als umschriebene, scharf begrenzte, zyanotische, ödematöse Herde, die hämorrhagisch werden und nach 1–2 Tagen hämorrhagische Blasen aufweisen. In schwereren Fällen kann die gesamte Extremität betroffen sein. Eine Ausdehnung auf die Fingerhaut ist ebenfalls häufig. An den distalen Anteilen der Hände und Füße entwickeln sich Gangräne (digitales Gangrän), die für die DIC sehr kennzeichnend sind. Nach Verbrauch der Gerinnungsfaktoren entstehen schmerzhafte, subkutan gelegene Hämatome,

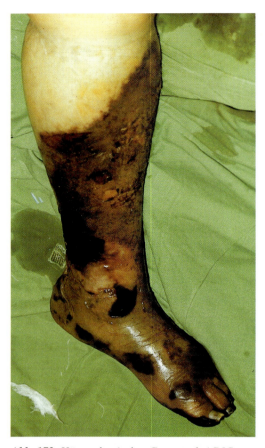

Abb. 172. *Hämorrhagisches Gangrän bei DIC*

die von Blutungen aus unterschiedlichen Stellen (chirurgische Wunden, Ort einer Venenpunktion, Blutungen in inneren Organen) begleitet werden können (Abb. 172).

Labortechnisch weist man eine Thrombozytopenie, einen erniedrigten Titer von Fibrinogen, Prothrombin und Faktor VIII und eine Anhäufung von Produkten der Fibrindegeneration nach. Histologisch sieht man im Bereich der Hautnekrose Fibrinthromben in den Gefäßen.

Syndrom der Antikoagulantien-Nekrose. So faßt man heute die hämorrhagischen Nekrosen zusammen, die in Verbindung mit einer Behandlung mit Marcumar und Heparin in Erscheinung treten. Obwohl diese gravierenden

Veränderungen auf keine Erkrankung innerer Organe hinweisen, haben trotzdem eine differentialdiagnostische Bedeutung und sollten jedem Arzt bekannt sein. Die Marcumar-Nekrose hat vielleicht insofern eine Bedeutung für innere Organe, daß man heute dieses Krankheitsbild immer mehr als Hinweis auf einen angeborenen Mangel an heterozygotem Protein C, Protein S und Antithrombin III betrachtet. Es ist interessant, daß eine Heparin-Nekrose nicht nur am Ort einer subkutanen Injektion, sondern bei intravenöser Verabreichung auch an entfernten Arealen auftreten kann. Aus diesem Grund sind Nekrose und Thrombozytopenie während einer Behandlung mit Heparin wichtige Hinweise nicht nur auf Thrombosen in der Haut, sondern auch in inneren Organen (Herz, Gehirn). Das Auftreten einer Nekrose während der Behandlung mit Heparin verpflichtet zum Wechsel des gerinnungshemmenden Mittels [3].

Das klinische Bild ist bei beiden Formen der Nekrose sehr ähnlich: Es treten vor allem an den Extremitäten oder an den mehr adipösen Körperteilen scharf begrenzte, schmerzhafte Suffusionen auf, die tage- bis wochenlang persistieren. Bei Marcumar können Nekrosen sogar bis zu den Knochen reichen, während die Nekrosen durch Heparin üblicherweise oberflächlich liegen. Interessanterweise ist auch das histologische Bild der zwei Nekrosen, trotz unterschiedlicher Ursache, sehr ähnlich: Thrombenbildung in den Venolen und Erythrozyten-Extravasate um die Venolen der Kutis und der Subkutis, jedoch ohne Zeichen einer Vaskulitis (Abb. 173).

Kryoglobulinämische Nekrose. Bei der Kryoglobulinämie sieht man nicht nur umschriebene, winzige, palpable Hautblutungen (palpable Purpura), sondern in etwa 10 % der Fälle – besonders bei der Kryoglobulinämie Typ I – auch größere, von 0,5–1,0 cm bis zu handflächengroße, flächenhafte Blutungen mit konsekutiver Nekrose und Ulzeration. Auch hier können die purpurischen Flecke im Hautniveau von hämorrhagischen Blasen begleitet werden. Die klassische Lokalisation der saisonal auftretenden klinischen Manifestationen sind die Akren, so hauptsächlich die untere Extremität (Unterschenkel, Fußrücken), die Hand, die Nasenspitze, die Ohren und die Gesäßregion. Nach

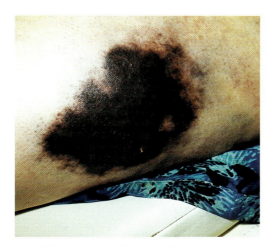

Abb. 173. *Marcumar-Nekrose, Frühstadium*

Sistieren der Blutung kommt es zur Bildung eines trockenen, nekrotischen Schorfes, welcher nach seiner Ablösung in der Regel oberflächliche Ulzera hinterläßt. Wird von der Nekrose nur die Epidermis betroffen, so kann man mit einer Heilung ohne Residuen rechnen. An den Fingern sind Gangräne typisch. Wenn es mit der Grunderkrankung assoziiert ist, so ist der Verlauf chronisch-rezidivierend. Bei diesen Patienten sieht man häufiger auch eine Akrozyanose, eine Cutis marmorata und seltener auch eine Kälte-Urtikaria. Die Diagnose kann man durch den Nachweis der Kryoproteine und histologisch sichern. Feingeweblich sieht man einen eosinophilen Niederschlag in den kleinen Gefäßen der Dermis, welcher u. a. auch einen Verschluß der Gefäße zur Folge haben kann (Abb. 174).

Die hämorrhagischen Nekrosen werden durch die Anhäufung von Proteinen (Kryoglobulinen) verursacht, die auf dem Boden verschiedener Grundkrankheiten (Plasmozytom, Makroglobulinämie, Lymphom, Autoimmunerkrankungen, Infektionen, Tumoren) gebildet werden und bei niedriger Temperatur als Gel oder Präzipitat in den kleinen Gefäßen ausfallen [4].

Im Gegensatz zur Kryoglobulinämie beobachtet man bei der Kryofibrinogenämie nur selten eine Hautnekrose, es sei denn, daß gleichzeitig auch andere pathogene Faktoren (z. B. Diabetes mellitus) vorliegen [5].

Antiphospholipidantikörper-Syndrom. Neuerdings haben Dodd et al. sowie O'Neill et al. solche ausgedehnte kutane Nekrosen beschrieben, bei denen Antiphospholipid-Antikörper (Lupus anticoagulans, Anticardiolipin-Antikörper) nachweisbar waren [6]. Das interessante klinische Bild ist wie folgt charakterisiert: Junge Frauen in einem relativ guten Allgemeinzustand entwickeln plötzlich schmerzhafte, ausgedehnte, unregelmäßig konfigurierte, scharf begrenzte, flächenhafte hämorrhagische Areale, mitunter mit einem netzartigen Rand sowie eventuell hämorrhagische Bläschen und Blasen, gefolgt von hämorrhagischen Nekrosen. An den unteren Extremitäten, im Decolleté und an den oberen Extremitäten entstehen multiple Nekrosen. Histologisch sieht man eine Thrombose der dermalen Gefäße. Man fand bei der Hälfte der Kranken falsch-positive Seroreaktionen auf Syphilis (VDRL), mit sensibleren Methoden jedoch in allen Fällen Antiphospholipid-Antikörper [7, 8] (Abb. 175). Das neue Syndrom ist klinisch durch die ausgedehnten Hämorrhagien und Nekrosen (s. u.) sowie labortechnisch durch den Nachweis von Antiphospholipid-Antikörpern charakterisiert. Die Bedeutung des Syndroms besteht darin, daß bei den Erkrankten häufig arterielle und

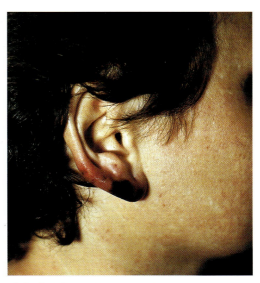

Abb. 174. *Hämorrhagische Nekrose bei Kryoproteinämie*

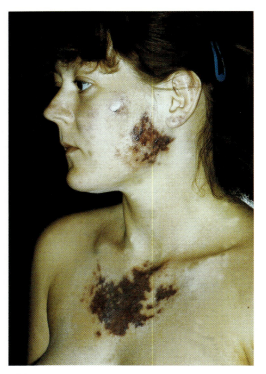

Abb. 175. *Oberflächliche, hämorrhagische Nekrose bei Antiphospholipidantikörper-Syndrom*

venöse Thrombosen und Thromboembolien unterschiedlicher Lokalisation zu erwarten sind. Bei Schwangeren kommt es durch eine Thrombose der Plazentargefäße wiederholt zu einem Spontanabort und zum intrauterinen Fruchttod. In einem Großteil der Fälle stehen autoimmune, hämatologische, tumoröse und infektiöse Erkrankungen, sowie Medikamente im Hintergrund, aber das Syndrom kommt auch ohne Grunderkrankung vor. Die Ursache der ausgedehnten Ulzera oder der Gefäßthrombosen ist nicht bekannt. Man vermutet dahinter eine verringerte Prostazyklin-Bildung, eine verminderte Fibrinolyse und neuerdings auch bei diesem Krankheitsbild eine Rolle des Protein C oder des Protein S.

Kutane Nekrosen mit Livedo

Bei der Untersuchung der umgebenden Haut kann man solche Hautnekrosen beobachten, bei denen um die Nekrose herum ein netzartiges, livides Erythem, eine Livedo racemosa (s. S. 19) sichtbar ist oder die Nekrose inmitten der Livedo-Herde liegt. Im letzteren Fall ist die Konfiguration des Gangräns bizarr, eckig, netzartig. Dieses Muster sieht man in erster Linie bei solchen mit Vaskulitis einhergehenden Erkrankungen, die kleine und mittelgroße Gefäße der Haut betreffen. Kutane Nekrosen mit Livedo lassen an verschiedene Krankheitsbilder denken (Tabelle 46).

Tabelle 46. Nekrose mit Livedo

Panarteriitis nodosa
Cholesterin-Embolie
urämisches Gangrän-Syndrom
Antiphospholipidantikörper-Syndrom
essentielle Thrombozytose
Livedo-Vaskulitis mit Protein-C-Mangel

Panarteriitis nodosa. Hautnekrosen (Ulzerationen) und Livedo racemosa kommen gemeinsam beispielhaft bei der kutanen oder systemischen Variante der Panarteriitis nodosa vor. In der Hälfte der Fälle sitzen die Hautnekrosen auf den unteren Extremitäten, in der anderen Hälfte auf dem Stamm und den oberen Extremitäten. Der Kopf ist nur selten befallen. Die einzelnen Herde sind scharf begrenzt, unregelmäßig konfiguriert und schmerzhaft. Die Nekrosen entstehen nicht aus den kutan-subkutanen Knoten, sondern aus den hämorrhagischen Livedo-Herden, die im Versorgungsgebiet der in den kutanen Knoten verschlossenen Gefäßen liegen. (Letztlich verursachen Ischämie und Hämorrhagie diese Nekrosen.)

Bei der Panarteriitis nodosa erscheint die Livedo racemosa nach den kutanen Knoten und ist häufig strahlenförmig um den Knoten verteilt („sternexplosionsartige" Livedo-Herde). Es sei hier erwähnt, daß das klinische und histologische Bild der auf der Haut lokalisierten (Panarteriitis nodosa cutanea benigna) und der systemischen Panarteriitis nodosa identisch ist.

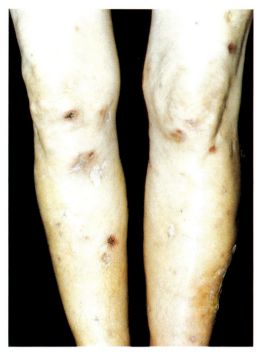

Abb. 176. *Nekrotische Herde bzw. eingesunkene narbige Areale bei der Panarteriitis nodosa cutanea benigna*

Differentialdiagnostisch kommen eine Vasculitis allergica, die nekrotisierende Vaskulitis, die hypersensitive Angitis, Granulomatosen und Pannikulitiden in Frage. Das wichtigste diagnostische Kriterium ist die histologisch nachweisbare Gefäßläsion (Hautbiopsie, Muskelbiopsie) (Abb. 176, 177).

Cholesterin-Embolie (atheromatöse Embolie). Atheromatöse Embolien (Cholesterinkristalle) an den unteren Extremitäten entstehen hauptsächlich bei einer fortgeschrittenen abdominellen Arteriosklerose (Aneurysma), häufig auch nach angiologisch-chirurgischen Eingriffen, sowie nach einer Behandlung mit Antikoagulantien und Fibrinolytika. Neben unspezifischen systemischen Beschwerden (Gehirn, Augen, Nieren) treten Beinschmerzen und Muskelschmerzen (Unterbauch, Rücken, Gesäßregion, am häufigsten Unterschenkel und Fersen) auf. Es gesellen sich recht bald verkrustete Herde einer Livedo reticularis oder einer Livedo racemosa hinzu. Nicht selten können auch schmerzhafte, indurierte Plaques und Knoten auftreten, welche Pannikulitiden nachahmen können. In den bläulich-roten, netzartigen Herden bzw. in den indurierten Plaques bilden sich recht bald winzige, isolierte oder netzartig konfluierende Nekrosen, gefolgt von Ulzera mit zyanotischem Rand. Diagnostisch wichtig ist, daß die Fußpulse erhalten bleiben. Die typischen, bikonvexen, nadelförmigen Spalten am Ort der Cholesterinkristall-Depots, die verschlossenen Arteriolen und die Riesenzellen vom Fremdkörpertyp sind nur in tiefen Biopsien nachweisbar. Man denkt an dieses Krankheitsbild in erster Linie bei Männern über 50 Jahre [9].

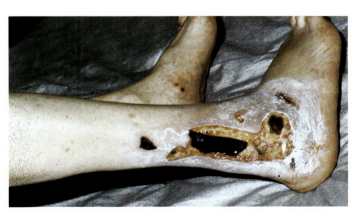

Abb. 177. *Nekrose aller Schichten der Haut bei Panarteriitis nodosa*

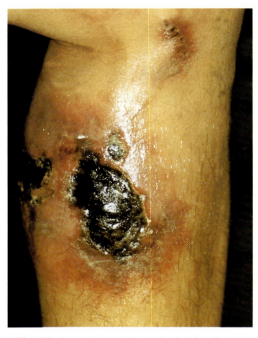

Abb. 178. *Gangrän am Unterschenkel bei der sekundär-renalen Hyperparathyreose*

Urämisches Gangrän-Syndrom. Das gemeinsame Vorkommen eines kutanen Gangräns und von Gefäßverkalkung als gangränöse Verkalkung wurde erstmalig von Bryent und White 1898 beschrieben. Mit der Verbreitung von Dialyse und Nierentransplantation wurde das seltene und bizarre Syndrom neuerdings des öfteren beobachtet. Wir haben auf Grund der kenn-

zeichnenden Symptome – Urämie, kutanes Gangrän, Gefäßverkalkung, sekundäre Hyperparathyreose – die Bezeichnung „urämisches Gangrän-Syndrom" vorgeschlagen, um die selbständige klinische Entität zu verdeutlichen [10].

Die Erscheinungen betreffen chronisch-urämische Patienten, die dialysepflichtig sind oder einer Nierentransplantation bedürfen. Die kutanen Nekrosen und die schwer heilenden Ulzera sitzen im Gesicht, am unteren Stamm, an den Oberschenkeln sowie an den Unterschenkeln. Die ischämischen, häufig hämorrhagischen Nekrosen beginnen mit fleckigen oder netzigen, lividen Erythemen bzw. mit einer nekrotischen Purpura. Um die fest anhaftenden Schorfe sieht man noch wochenlang Livedo-Zeichen. Die Nekrosen können sich auf die Muskulatur und sogar auf viszerale Organe (Darm) ausbreiten. Die Gefäßverkalkung kann bei fast jedem Patienten röntgenologisch, neuerdings schon früher xeroradiographisch nachgewiesen werden. Eine sekundäre Hyperparathyreose ist fast immer dabei (Abb. 178, 179).

In der Ätiopathogenese des urämischen Gangräns dürften die Niereninsuffizienz, der erhöhte Parathormon-Titer, die Kalziphylaxie und die chronischen Interaktionen zwischen Endothel und Thrombozyten eine Rolle spielen. Neuerdings wird dem erworbenen Protein-C-Mangel eine Bedeutung zugemessen [11]. Zur Behandlung wird eine frühzeitige subtotale Parathyreoidektomie empfohlen, wonach die Progression sistiert und bei 2/3 der Patienten auch die therapieresistenten Ulzera abheilen.

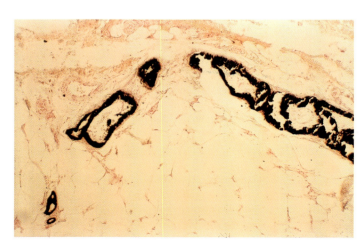

Abb. 179. *Gefäßverkalkung beim urämischen Gangrän (Kossa-Färbung)*

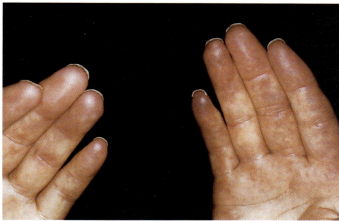

Abb. 180. *Schwere, distale Livedo mit oberflächlichen Nekrosen*

Antiphospholipidantikörper-Syndrom. Nicht nur die bereits erwähnten ausgedehnten, oberflächlichen Nekrosen können auf ein Antiphospholipidantikörper-Syndrom hinweisen, sondern auch livedoassoziierte nekrotisierende, purpurische Läsionen [12]. Auch diese sind an den unteren Extremitäten lokalisiert. Sie treten als multiple, 0,5 cm große, hämorrhagische Flecke in Erscheinung. Der Herdgrund wird schnell nekrotisch, so daß ein bläulich-schwarzer Schorf entsteht, gefolgt von einem oberflächlichen Ulkus, welches unter Hinterlassung einer weißen, atrophischen Narbe abheilt. Die nekrotisierenden Läsionen zeigen histologisch Thrombosen dermaler Gefäße. Darüber hinaus können auch andere nekrotisierende Prozesse im Rahmen des Antihospholipidantikörper-Syndroms in Erscheinung treten, wie ausgedehnte periphere Gangräne, Pyoderma-gangraenosum-ähnliche Unterschenkelgeschwüre und die Papulosis atrophicans maligna (Morbus Degos) [13].

Es ist noch nicht geklärt, auf welche Weise die Anticardiolipin-Antikörper und der Lupus coagulans eine Thrombose verursachen. Auf jeden Fall bestimmt die Topographie des betroffenen Gefäßabschnittes die Art der klinischen Läsionen: Verschluß kleiner Arterien – umschriebene oder ausgedehnte kutane Nekrosen und digitale Gangräne. Dementsprechend sollte der Kliniker bei mit Livedo, seltener auch ohne Livedo einhergehenden, thrombosebedingten kutanen Nekrosen, die nicht in andere Krankheitsbilder einzuordnen sind, nach Antiphospholipidantikörper fahnden, die

die oben beschriebenen Veränderungen erklären könnten (Abb. 180).

Essentielle Thrombozytose. Wichtige Symptome dieser Erkrankung sind distale (Zehen) ulzeronekrotische Läsionen, die mit Akrozyanose und mit schmerzhafter, leicht entzündlicher Livedo assoziiert sind. Dies sollte vielen Disziplinen bekannt sein [14] (s. auch Fingergangräne).

Lokalisationsmuster kutaner Nekrosen

Neben der Makromorphologie können die kutanen Nekrosen dem Kliniker auch durch ihre Lokalisation behilflich sein, weil Gangräne in Verbindung mit bestimmten inneren Erkrankungen häufig im gleichen Hautareal beobachtet werden. Natürlich kann man auch in diesen Fällen aus dem makromorphologischen Aussehen der Herde Schlüsse ziehen.

Disseminierte kutane Nekrosen

Multiple, am Körper verstreute, wahllos lokalisierte Nekrosen haben durch ihre Disseminierung selbst eine diagnostische Bedeutung, weil diese in erster Linie auf systemische Prozesse hinweisen. Bei diesem Muster sind die makromorphologischen Faktoren eminent wichtig.

Da die disseminierten kutanen Nekrosen größtenteils bereits geschildert worden sind, seien hier nur die Erkrankungen kurz erwähnt, bei denen diese Veränderungen vorkommen: Periarteriitis nodosa, DIC, Antiphospholipidantikörper-Syndrom, urämisches Gangrän-Syndrom und kryoproteinämische Nekrose.

Von den oben aufgeführten Erkrankungen müssen vor allem die zum klinischen Spektrum des Antiphospholipidantikörper-Syndroms gehörenden, umschriebenen, nekrotisierenden, purpurischen Herde von der kutanen, nekrotisierenden Vaskulitis abgegrenzt werden. Typische Erscheinungen einer kutanen, nekrotisierenden Vaskulitis sind die palpable Purpura, die umschriebenen kleinherdigen, hämorrhagischen Bläschen oder Nekrosen, die von geringen Allgemeinerscheinungen begleitet werden. Eine Manifestation an inneren Organen ist selten. Bei 1/3 der Patienten ist allerdings der Verlauf chronisch rezidivierend und weist dann auf Infektionen (chronische, persistierende Hepatitis) oder auf systemische Erkrankungen („Kollagenosen", Tumoren) hin. Histologisch sind klassische vaskulitische Zeichen (fibrinoide Gefäßwandnekrose, Leukozytendiapedese, Leukozytoklasie) und immunhistologisch zirkulierende Immunkomplexe, sowie ein niedriger Komplement-Titer nachweisbar [15].

Akren

Hämorrhagische Nekrosen bzw. konsekutive Ulzera an den Akren (Ohren, Nase, Hände, Zehen, Fersen, Gesäßregion), in Verbindung mit Akrozyanose, evtl. auch mit Cutis marmorata und Kälte-Urtikaria, erinnern sofort an eine Kryoproteinämie. Bei den sog. essentiellen, gemischten Kryoglobulinämien unterschiedlichen Ursprungs (polyklonale Kryoglobulinämie) bilden zu etwa 60 % Hepatitis-B-Infektionen den Hintergrund.

Lokalisierte kutane Nekrosen

Kopf

Kraniale Arteriitis (Arteriitis temporalis). Die ungewöhnliche, nekrotisierende Panarteriitis des A.-carotis-Systems unbekannter Ätiologie zeigt histologisch Granulome und Riesenzellen. Die Arteriitis ist segmentär und betrifft am häufigsten die A. temporalis, die A. occipitalis und die inneren Rami ophthalmici. Die kennzeichnende Trias des Krankheitsbildes bilden eine nekrotisierende Entzündung im Bereich der behaarten Kopfhaut, multiple Granulome in der Lunge und in anderen inneren Organen und eine herdförmige, granulomatöse Glomerulonephritis. Die Erkrankung ist zwar selten, kann jedoch als schwere Komplikationen eine plötzliche Erblindung und durch einen plötzlichen, vollständigen Verschluß der A. temporalis ausgedehnte, tiefe Gangräne auf der behaarten Kopfhaut verursachen [16].

Die Komplikationen treten in der akuten Phase der Erkrankung auf, nach Ausbildung heftiger Kopfschmerzen, einer hochgradigen Empfindlichkeit der betroffenen Hautareale und Schmerzhaftigkeit des M. masseter (beim Kauen und Sprechen). Die A. temporalis erhebt sich saiten- bis bündelförmig, verdickt sich herdförmig, knotig und wird sehr tastempfindlich. Die Pulsation ist aufgehoben oder verringert. Zu Beginn entwickelt sich in Verbindung mit heftigen Kopfschmerzen, entsprechend dem Verlauf der Arterie, ein streifenförmiges, ödematöses Erythem, gefolgt von einer Hämorrhagie und von Nekrose (hämorrhagische Nekrose). Später breitet sich das nekrotische Areal nach und nach peripherwärts aus und bildet bizarre, unregelmäßig konfigurierte Ränder. Aus der anfänglich trockenen, ischämischen Nekrose (manchmal mit hämorrhagischen Blasen) entwickeln sich tiefe, bis zu den Schädelknochen reichende Ulzera. Häufig entsteht auch auf der kontralateralen Seite ein ähnliches Gangrän, so daß die entstandenen Ulzera symmetrisch in den temporalen und parietalen Regionen liegen.

Die Diagnose ist an Hand der typisch lokalisierten hämorrhagischen Nekrose und des höheren Lebensalters der Erkrankten relativ leicht. Der Verdacht kann mittels Biopsie der A. temporalis erhärtet werden. Differentialdiagnostisch kommen im nekrotischen Stadium ein Herpes zoster (Ausbreitung in einem Dermatom), das nekrotisierende Erysipel und eine Phlegmone der Kopfhaut in Betracht. Im ulzerierten Stadium muß ein Ulcus rodens ausgeschlossen werden.

Wegener'sche Granulomatose. In der ersten, sog. lokalisierten Phase der Erkrankung sind neben einer rezidivierenden, purulenten Rhinitis und Sinusitis sog. nasale Granulome, welche eine atypische, nekrotisierende Pyodermie vortäuschen, von diagnostischer Bedeutung.

Am Naseneingang, am Philtrum und am Septum erscheinen nicht heilende, fleischfarbene Wucherungen, aus denen sich ein purulentes, hämorrhagisches Sekret entleert. Typischerweise wird das Zentrum der Wucherungen nekrotisch und hinterläßt torpide Ulzera. Die Diagnose einer Wegener'schen Granulomatose beruhte früher auf der histologischen Untersuchung (Trias aus Vaskulitis, Nekrose und Granulom). Neuerdings werden serologisch nachweisbare zytoplasmatische Autoantikörper als typisch auf das Krankheitsbild erachtet (ANCA). Differentialdiagnostisch kommen die Panarteriitis nodosa, granulomatöse Erkrankungen (Sarkoidose), bestimmte Lymphome, sowie Fremdkörper- und infektbedingte Granulome in Betracht [15] (Abb. 181).

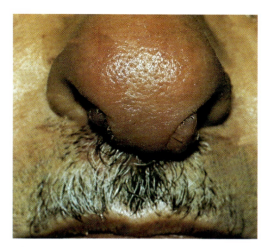

Abb. 181. Früher, abszedierender Herd am Philtrum bei der Wegener'schen Granulomatose

Midline lethal granuloma. Problematisch ist die Unterscheidung einer Wegener'schen Granulomatose vom sog. „Midline granuloma". Unter diesem polyätiologischen, klinischen Begriff verbergen sich progressive, destruierende, nekrotisierende, granulomatöse Reaktionen mit Neigung zur Ulzeration im Gesicht, an der Nase und am weichen Gaumen. Das klinische Bild wird durch eine Noma-artige Destruktion charakterisiert. Heute hält man das Krankheitsbild für ein hochmalignes, pleomorphes, peripheres T-Zell-Lymphom (angiozentrische Lymphomvariante), welches auch die inneren Organe befallen kann. Nach Ausschluß einer lokalisierten Wegener'schen Granulomatose kann man schließlich differentialdiagnostisch auch ein idiopathisches, letales „Midline granuloma" in Betracht ziehen, welches histologisch eine granulomatöse Reaktion mit Riesenzellen aufweist [16].

Digitale Nekrosen. Zahlreiche Erkrankungen können als Symptom Nekrosen oder Gangrän an Fingern und Zehen aufweisen. In einem Teil der Fälle haben die hier lokalisierten Nekrosen einen diagnostischen Wert, in anderen Fällen stellen sie nur eine mögliche Lokalisation des Krankheitsbildes dar. Für den Betroffenen sind es auf jeden Fall augenfällige, häufig erschreckende Erscheinungen, hinter denen sich unterschiedliche Prozesse, von chronischen Erkrankungen („Kollagenosen") bis zu akuten, lebensgefährlichen Krankheitsbildern (DIC) verbergen können (Tabelle 47).

Obliterative Arterienerkrankungen. Als erstes – da allgemein bekannt – soll die Arteriosklerose erwähnt werden, die am häufigsten zu einem digitalen Gangrän führt. Ein klassisches Beispiel ist die Arteriosklerose in Verbindung mit einem Diabetes mellitus. Bei jungen Rauchern – neuerdings auch bei Frauen – muß man an die Buerger'sche Erkrankung denken [17].

Krankheitsverläufe und Krankheitszustände, die zu einem Raynaud-Phänomen führen. Zum mittelschweren und schweren Raynaud-Phänomen gesellt sich später häufig eine Intimaproliferation der Fingerarterien, die bereits das Gefäßlumen dauerhaft einengt. Nachfolgende weitere Gefäßspasmen verschlechtern zunächst nur intermittierend, später infolge der assoziierten Thrombosen auch unwiderruflich den Blutkreislauf der Finger und Zehen. Als Folgen entstehen an den Fingerbeeren umschriebene Nekrosen. Die Abheilung führt über Narbenbildung zu zugespitzten Fingerendgliedern. Zu den klassischen Erkrankungen, die über eine Raynaud-Symptomatik zum digitalen Gangrän führen, werden heute auch unterschiedliche Tumoren hinzugerechnet (paraneoplastisches Raynaud-Phänomen) [18].

Progressive, systemische Sklerose. Auch dieses Krankheitsbild geht mit Raynaud-Phänomen einher. Der Vasospasmus digitaler Arterien ist hierbei fast immer vorhanden. An den Fingerbeeren stellen sich Hautnekrosen ein. Es sei jedoch gleich zu vermerken, daß die Sklerodaktylie keine Folge des Raynaud-Phänomens ist. Es sind hier zwei getrennte Vorgänge am Werk, so daß das Raynaud-Phänomen der Hautsklerose vorangehen oder dieser folgen kann. Die Nekrose der Fingerendglieder wurde bereits beim CREST-Syndrom (s. S. 33) erwähnt (Abb. 182).

In erster Linie an den Fingerbeeren erscheinen asymmetrisch winzige, trockene, nekrotische Herde, die zur Superinfektion neigen. Nach Ablösung der Schorfe entstehen schlecht heilende, oberflächliche Ulzera, welche kleine, eingezogene Narben hinterlassen (Rattenbißnekrosen).

Größere, auf den ganzen Finger ausgedehnte Gangräne kommen bei der Sklerodermie im allgemeinen nicht vor.

Tabelle 47. Häufigere Ursachen digitaler Gangräne

Herzkrankheiten
    mit dauerhafter Verminderung des
    Herzminutenvolumens einhergehende
    Krankheiten
Gefäßkrankheiten
    Arteriosclerosis obliterans
    Thrombangitis obliterans
Thromboembolische Krankheitsbilder
    Polycythaemia vera
    essentielle Thrombozytose
    DIC
    atheromatöse Embolien
hämatologische Krankheitsbilder
    Kälteagglutinin-Krankheit
    Kryoproteinämie
    Gamma-Schwerketten-Krankheit
Autoimmunerkrankungen
    progressive, systemische Sklerose
    SLE
    rheumatoide Arthritis
Stoffwechselkrankheiten und endokrine Störungen
    Diabetes mellitus
    Hyperparathyreose
    urämisches Gangrän-Syndrom
Neoplasien
    Lymphome
    Bronchialtumor
    Magen-Darm-Tumor
Andere Ursachen
    Karpaltunnel-Syndrom
    Colitis ulcerosa

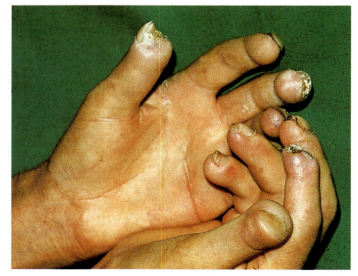

Abb. 182. Fingerbeerennekrosen bei der systemischen Sklerose

Autoimmunerkrankungen. Relativ wenig bekannt ist, daß bei einem SLE auf verschiedener Art digitale Nekrosen entstehen können. So kann sich eine Hautnekrose an Fingern und Fingerbeeren auf dem Boden einer fokalen, nekrotisierenden Vaskulitis entwickeln. In etwa 30 % der Fälle ist der Vasospasmus im Rahmen des begleitenden Raynaud-Phänomens die Ursache der Nekrosen. (In Verbindung mit Komplikationen im Sinne einer Sklerodermie ist dies für das Sharp-Syndrom kennzeichnend.) Schließlich können als Folgen chronischer Vasospasmen der großen Arterien auch ausgedehntere, einen bedeutenden Teil der Finger- und Zehenglieder, sowie den Fußrücken einnehmende Gangräne auftreten. Ein peripheres Gangrän kann man auch bei der Panarteriitis nodosa beobachten [19].

Hämatologische Krankheitsbilder. Zu allererst soll von denen die DIC erwähnt werden, bei der die hämorrhagischen Nekrosen an Fingern und Handrücken oder an Zehen und Fußrücken als charakteristisch gelten [20]. Auch bei der Polycythaemia vera und bei der idiopathischen Thrombozytose kommen häufig Finger- und Zehengangräne vor. Als deren Ursache sind die häufigen arteriellen und venösen Thrombosen zu nennen. Wie bereits erwähnt, entstehen die Nekrosen bei der idiopathischen (essentiellen) Thrombozytose auf dem Boden einer entzündlichen Livedo.

Die ischämischen Hand- und Fußerscheinungen treten relativ frühzeitig auf und können als erstes Symptom eine der oben erwähnten Erkrankungen signalisieren. Aus diesem Grunde muß man bei einem unerwarteten digitalen Gangrän auch an die geschilderten hämatologischen Krankheitsbilder denken (Abb. 183).

Krankheitszustände mit vermindertem Herzminutenvolumen. Ist das Herzminutenvolumen aus unterschiedlichen Gründen dauerhaft vermindert, so kann dies, besonders an den distalen Extremitätenanteilen, von einem hämorrhagischen Gangrän begleitet werden. Die wahrscheinliche Ursache ist eine anhaltende Störung der Mikrozirkulation. Das klinische Bild wird von unregelmäßig konfigurierten, oberflächlichen Hämorrhagien, eventuell auch von hämorrhagischen Blasen auf zyano-

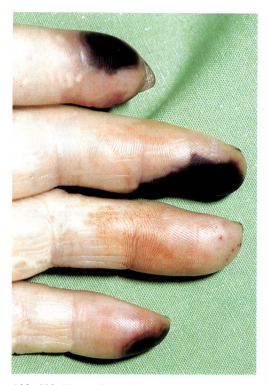

Abb. 183. *Hämorrhagisches Gangrän an den Fingern bei DIC*

tischen, angeschwollenen Extremitäten geprägt. Die Diagnose stellt man durch Kenntnis des Herzzustandes und Ausschluß von hämorrhagischen Nekrosen anderer Ursache.

Die zu Finger- und Zehengangrän führenden Erkrankungen sind in Tabelle 47 zusammengefaßt (Abb. 184).

Gangräne auf den übrigen Extremitätenanteilen

Vaskulär bedingte Nekrosen. Aus praktischen Gründen wird hierbei zuerst die Arteriosklerose peripherer Arterien genannt, bei der in fortgeschrittenen Stadien nicht nur an den Fingern und Zehen, sondern auch auf den Fußrücken, an den Außenknöcheln und im unteren Drittel der Unterschenkel (häufig über der Tibia) Hautnekrosen in Erscheinung treten können. Folge ist ein ischämisches Ulkus, welches im nächsten Kapitel beschrieben

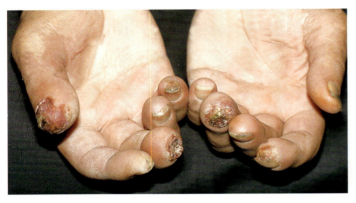

Abb. 184. *Nekrose an den Fingerbeeren bei Morbus Buerger*

wird. Bei jungen, rauchenden Männern führt die von einer migrierenden Thrombophlebitis begleitete Thrombangitis obliterans ebenfalls zu einem Gangrän an den Unterschenkeln. Als Emboliequelle der schnellen, sich dramatisch entwickelnden Ischämie muß man ein Vorhofflimmern in Betracht ziehen.

Stoffwechselkrankheiten und endokrine Störungen. Beim Diabetes mellitus treten infolge der frühzeitigen degenerativen Arterienprozesse und der diabetischen Mikroangiopathie relativ früh ischämische Nekrosen auf. Im Falle einer Mikroangiopathie allein bleiben die Arterienpulse unverändert tastbar. Bei Diabetikern entstehen Gewebenekrosen auch durch Infektion, Neuropathie und Trauma. Wegen der höheren Infektanfälligkeit sind die diabetischen Gangräne häufig vom sog. feuchten Typ. Typisch ist für dieses Gangrän auch, daß es relativ häufig mit serösen Blasen auf unveränderter Haut beginnt (Bullosis diabeticorum). Die Hautnekrose beim Diabetes ist wegen der diabetischen Neuropathie relativ schmerzlos. In diese Gruppe gehören auch die früher erwähnten, häufig auf die unteren Extremitäten lokalisierten Gangräne bei Hyperparathyreose, Urämie und bei Panarteriitis nodosa auf der Beugeseite der Unterschenkel und auf den Oberschenkeln. Wie bereits erwähnt, weist das Gangrän bei Panarteriitis nodosa eine hämorrhagische Note auf und entsteht auf dem Boden einer Livedo [21] (Abb. 185, 186).

Bei Nekrosen an den unteren Extremitäten muß man – wie bereits erwähnt – auch das morphologische Bild beachten. Zur Aufdeckung der Ursache ist es erforderlich, sorgfältig die Anamnese zu erheben und das klinische Bild zu beachten sowie nach Gefäßerkrankungen, Stoffwechselkrankheiten und hämatologischen Veränderungen zu fahnden. In ungeklärten Fällen soll man vom Ulkusrand unbedingt eine tiefe Biopsie entnehmen, weil häufig erst die histologische Untersuchung die richtige Diagnose liefert oder den Krankheitsprozeß klärt. Labortechnisch hilft der Nachweis von Antiphospholipidantikörpern und von Defekten im Protein-C-System [22].

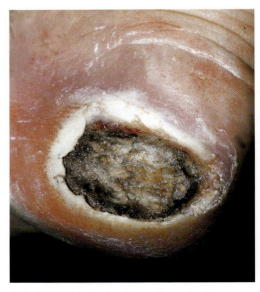

Abb. 185. *Diabetisches Gangrän an der Ferse*

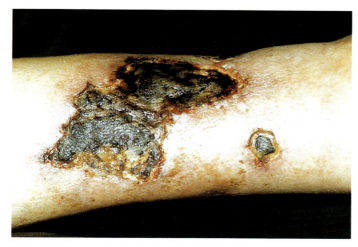

Abb. 186. Arteriosklerotisches Unterschenkelgangrän

Literatur

1. Auletta MJ, Headington JT (1988) Purpura fulminans. Arch Dermatol 124: 1387–1391
2. The dermatologist and protein C. J Am Acad Dermatol (1988) 19: 904–907
3. Török L (1991) Mit kutaner Nekrose einhergehende neuere Krankheitsbilder (ungarisch). Börgyogy. Vener Szle 67: 78–81
4. Török L, Borka I, Szabo G (1993) Waldenström's macroglobulinaemia presenting with cold urticaria and cold purpura. Clin Exp Dermatol 18: 277–279
5. Zoutoulis CC, et al (1991) Intravascular coagulation necrosis of the skin associated with cryofibrinogenemia, diabetes mellitus, and cardiolipin autoantibodies. J Am Acad Dermatol 25: 882–885
6. Dodd HJ, Sarkany I, O'Shaughnessy D (1985) Widespread cutaneous necrosis associated with the lupus anticoagulant. Clin Exp Dermatol 10: 581–586
7. O'Neill A, et al (1990) Widespread cutaneous necrosis associated with cardiolipin antibodies. J Am Acad Dermatol 22: 356–359
8. Frances C, et al (1989) Cutaneous necrosis associated with the lupus anticoagulant. Dermatologica 178: 194–201
9. Borrego L, et al (1992) Cholesterol embolism to the skin. Clin Exp Dermatol 17: 424–426
10. Török L, Középessy L (1991) Uraemic gangrene syndrome. Acta Dermatol Venerol 71: 455–457
11. Mehta PL, et al (1990) Skin necrosis associated with acquired protein C deficiency in patients with renal failure and calciphylaxia. Am J Med 88: 252–257
12. Grob JJ, Bonerandi JJ (1989) Thrombotic skin disease as a marker of the anticardiolipin syndrome. J Am Acad Dermatol 20: 1063–1069
13. Naldi L, et al (1990) Antiphospholipid antibodies and necrotizing purpura. Dermatologica 180: 272–275
14. Valasco JA (1991) Ulceronecrotic lesions in a patient with essential thrombocythaemia. Clin Exp Dermatol 16: 53–54
15. Fritsch PO (1991) Nekrotisierende Vaskulitis. I–II. Klinische Syndrome. Hautarzt 42: 661–669/ 729–737
16. Trautvetter U, et al (1992) Larvierte Verlaufsform des Riesenzellarteriitis. Eine dermatologische Herausforderung. Z Hautkrankh 67: 822–826
17. Abdullah AN, Keczkes K (1990) Thromboangiitis obliterans (Bürger's disease) in a woman: a case report and review of the literature. Clin Exp Derrmatol 15: 46–49
18. Carloch JJ, et al (1991) T-cell lymphoma presenting with severe digital ischaemia. Clin Exp Dermatol 16: 202–203
19. Broussard RK, Barthge BA (1990) Peripherial gangrene in polyarteritis nodosa. Cutis 46: 53–55
20. Samlaska CP, James WD (1990) Superficial thrombophlebitis. I. Primary hypercoagulable states. J Am Acad Dermatol 22: 975–989
21. Miller JA, Machin SJ, Dowd PM (1988) Cutaneous gangrene with hyperparathyroidism. Clin Exp Dermatol 13: 204–206
22. Baccard M, et al (1992) Livedo vasculitis with protein C system deficiency. Arch Dermatol 128: 1410–1411

19. Ulzerierende Dermadrome

Ein bis in die Dermis reichender Gewebever-
lust als Folge eines pathologischen Prozesses
und mit schlechter Heilungstendenz, wird als
Ulkus bezeichnet. Entsprechend der Definition heilt ein Ulkus immer mit einer Narbe ab.
Das Ulkus entsteht durch Zerfall eines aus
unterschiedlichen Gründen irreversibel ge-
schädigten Gewebes. Typische Ulzera (Aussehen, Lokalisation) lassen diagnostische
Schlüsse zu.

Bei der Beschreibung der Ulzera sollten
seine klassischen Parameter berücksichtigt
werden: Konfiguration, Rand, Tiefe, Grund,
Schmerzhaftigkeit, Art des Sekretes und
Zustand der umgebenden Haut. Die Vorstellung der ulzerierenden Dermadrome geschieht
an Hand der makroskopischen Merkmale des
Ulkus, der Veränderungen der umgebenden
Haut und entsprechend einiger Lokalisationsmuster (Tabelle 48).

Tabelle 48. Ulzerierende Dermadrome

Makromorphologisch typische Ulzera
  Pyoderma ulcerosum
  ischämische Ulzera
  Ulzera auf krankhaft veränderter Haut
  Ulzera mit Livedo
      mit Purpura
      mit Erythrodermie
      mit Sklerose
Lokalisationsmuster

Makromorphologisch typische Ulzera

Pyoderma ulcerosum (Dermatitis ulcerosa, Pyoderma gangraenosum)

Die Ursache der nekrotisierenden, destruierenden Dermatose mit kennzeichnender
Ulzeration ist unbekannt. Diese klinische Entität ist zu 50–60 % nur ein dermatologischer
Prozeß, ist jedoch bei den übrigen 40 % an

unterschiedliche systemische Erkrankungen
assoziiert. Aus diesem Grunde hat das Pyoderma ulcerosum in der korrelativen Dermatologie seine Bedeutung. Diese Diagnose verpflichtet zu einer gründlichen Durchuntersuchung des Betroffenen (Tabelle 49).

Tabelle 49. Pyoderma ulcerosum

Gastrointestinale Krankheitsbilder
  Colitis ulcerosa
  Morbus Crohn
  chronische, aktive Hepatitis
  chronische, persistierende Hepatitis
rheumatoide Erkrankungen
  rheumatoide Arthritis
  Colitis ulcerosa und rheumatoide Arthritis
hämatologische Erkrankungen
  myeloische Leukämie
  lymphatische Leukämie
  Polycythaemia vera
  myeloische Metaplasie
  Panzytopenie
Andere
  entzündliche Lungenerkrankungen
  Karzinoid-Syndrom
  Kolonkarzinom
  Takayasu-Arteriitis

Die Dermatose tritt in jedem Lebensalter in
Erscheinung und manifestiert sich am häufigsten an den unteren Extremitäten, im Gesäßbereich, auf dem Bauch, sowie auf dem
Rücken, kommt jedoch auch anderswo vor.
Zu Beginn sieht man in den meisten Fällen
tiefreichende, schmerzhafte, gerötete Knoten
oder hämorrhagische Pusteln, die in der Regel
nach irgendeinem leichten Trauma auftreten.
Die Läsionen schmelzen schnell ein, exulzerieren und entleeren ein purulentes, hämorrhagisches Sekret. Die Diagnose kann erst nach
Ausbildung des charakteristischen Ulkus
gestellt werden. Der Rand des schmerzhaften
Ulkus ist eleviert, hämorrhagisch-nekrotisch,
eitrig, bläulich-livide verfärbt, unterminiert
und ragt lippenförmig in das Ulkus hinein. Die
Konfiguration des Ulkus ist unregelmäßig.

Häufig sind es mehrere, ineinander konfluierende Ulzera; dann ist die Konfiguration bogig, polyzyklisch. Das Ulkus kann aber auch solitär in Erscheinung treten. Für das Ulkus typisch ist eine zentrale Abheilung und eine periphere Progression, wodurch serpiginöse Herde entstehen. Die Läsionen liegen meist oberflächlich. Der Ulkusgrund wird vom nekrotischen Material oder von einem abszedierenden Granulationsgewebe gebildet. Aktive Herde weisen am Rand einen erythematösen Halo auf, der gleichzeitig auch die Richtung des Fortschreitens anzeigt. Die Abheilung erfolgt spontan oder nach Behandlung, unter Hinterlassung einer dünnen, atrophischen, siebartigen Narbe [1] (Abb. 187).

In 20 % der Fälle kann man beim Pyoderma ulcerosum das Phänomen der Pathergie beobachten: unterschiedliche Traumen (i.-c. Injektion von physiologischer Kochsalzlösung, Biopsie, Operation usw.) führen zur Bildung neuer Läsionen. Die Diagnose wird per exclusionem an Hand des klinischen Bildes und des Verlaufes gestellt. Typische labortechnische Daten fehlen. Histologisch liegen Veränderungen im Sinne einer neutrophilen Dermatose vor. Differentialdiagnostisch kommen das postoperative, progressive Gangrän, das Ecthyma gangraenosum, unterschiedliche kutane Infarkte und die Wegener'sche Granulomatose in Betracht [2].

Der neuerdings beschriebene *kongenitale, leukozytenadhärente Glykoprotein-Mangel* (verminderte Leukozytenadhärenz und Leukotaxis sowie gestörte Leukozyten-Aggregation), zeigt ulzero-nekrotische Veränderungen, die denen bei Pyoderma ulcerosum ähnlich sind. Für das Krankheitsbild typisch ist, daß es nicht oder nur minimal purulent ist und daß die Erkrankten und ihre Familienmitglieder an schweren, rezidivierenden bakteriellen Infektionen leiden [3]. Assoziierte systemische Erkrankungen betreffen am häufigsten den Magen-Darm-Trakt, die Gelenke und das Blut [4, 5].

Entzündliche Darmerkrankungen. Ein Drittel der systemischen Manifestationen beim Pyoderma ulcerosum stellen entzündliche Darmerkrankungen (Colitis ulcerosa und Morbus Crohn) dar. Am häufigsten (in 7–15 % der Fälle) ist das Pyoderma ulcerosum mit einer Colitis ulcerosa assoziiert. (Eine andere, an Colitis ulcerosa assoziierte, spezifische Dermatose ist das Erythema nodosum.) Nach klassischer ärztlicher Erkenntnis kennzeichnet das Pyoderma ulcerosum die aktive Phase einer Colitis ulcerosa und stellt eine Indikation zur Kolektomie dar. Allerdings kann das Pyoderma ulcerosum in vielen Fällen einer Colitis ulcerosa vorangehen und auch in deren Remissionsphase in Erscheinung treten. Den in den meisten Fällen parallelen Verlauf beider Erkrankungen kann man durch einen konditionierenden Faktor erklären. Letztlich bleibt die Ätiologie beider Krankheitsbilder ungeklärt [5].

Eine Assoziierung des Pyoderma ulcerosum an einen Morbus Crohn ist viel seltener (bei 1–2 %). Aber man sollte Patienten mit Pyoderma ulcerosum immer auch auf ent-

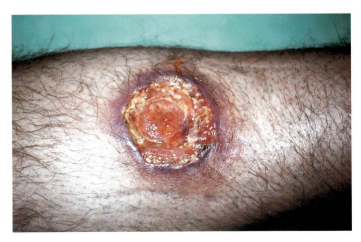

Abb. 187. *Hämorrhagisches Ulkus mit belegtem Grund bei Pyoderma ulcerosum*

zündliche Darmerkrankungen untersuchen, weil diese häufiger symptomlos verlaufen können.

Gelenkerkrankungen. Eine Arthritis kommt in etwa 30–35 % der Fälle mit einem Pyoderma ulcerosum gemeinsam vor. Die Gelenkbeteiligung entspricht teils einer seropositiven rheumatoiden Arthritis, teils einer seronegativen, akuten, nicht destruierenden oligoartikulären Arthritis. Letztere findet man auch dann vor, wenn das Pyoderma ulcerosum mit einer Colitis ulcerosa assoziiert ist.

Hämatologische Erkrankungen. Neuerdings wird immer häufiger über das gemeinsam Vorkommen von Pyoderma ulcerosum und Myeloma multiplex berichtet, wobei in der Mehrzahl der Fälle die Dermatose dem Myelom vorangeht. Gut bekannt sind auch Paraproteinämien (vom IgA- und IgG-Typ), die bei 10–20 % der Patienten beobachtet werden. Mit einem Pyoderma ulcerosum assoziiert kann man des weiteren auch eine myeloische Metaplasie, akute und chronische myeloische Leukämien, sowie eine Polycythaemia vera beobachten. Eine Assoziierung des Pyoderma ulcerosum an hämatologische Krankheitsbilder wird für ein Zeichen ungünstiger Prognose gehalten [6]. In manchen Fällen geht auch hier das Pyoderma ulcerosum den hämatologischen Erkrankungen voran und ermöglicht so die frühe Erkennung einer malignen Knochenmarkerkrankung. Zwischen der Schwere der hämatologischen Erscheinungen und der Dermatose ist keine Parallelität nachweisbar.

Außer den oben ewähnten Erkrankungen steht das Pyoderma ulcerosum mit vielen anderen inneren Krankheiten in Beziehung, so z. B. mit einer chronischen, aktiven Hepatitis, mit SLE, Ulzera des Magens und des Duodenums usw. Aus diesem Grunde muß man jeden Patienten mit Pyoderma ulcerosum gründlich und ausführlich durchuntersuchen und auch weiterhin kontrollieren, da sich die inneren Erkrankungen nicht selten nur später manifestieren. Das Pyoderma ulcerosum als neutrophile Dermatose hat aus dem Blickpunkt der korrelativen Dermatologie eine ähnliche Hinweisfunktion, wie das früher erwähnte Sweet-Syndrom [4, 5].

Ischämische Ulzera

Die spontan schmerzhaften, ischämischen Ulzera sind am häufigsten an den unteren Extremitäten (Streckseite der Unterschenkel, Fersen, akrale Anteile des Fußes) lokalisiert. Die Ulzera entstehen in der Regel in einem unveränderten Hautareal, sind scharf begrenzt und wirken wie ausgestanzt. Die Ulzera sind z. T. oder ganz von einem bräunlich-schwarzen Schorf oder von einem gelblichen, festhaftenden Belag bedeckt. Diese Ulzera sind am häufigsten Folgen einer chronisch-obliterativen Arterienerkrankung, wie die Arteriosklerose (häufig als Komplikation eines Diabetes mellitus), die Thrombangitis obliterans und die hypertensive kardiovaskuläre Erkrankung. (Zu schmerzhaften Ulzera führende Nekrosen ohne einer fortgeschrittenen Arterienerkrankung wurden bereits im vorigen Kapitel besprochen.)

Der Diagnose ischämischer Ulzera dienen die Anamnese (Claudicatio intermittens), physikalische Untersuchungen (Tasten der Pulse, Hauttemperatur der Extremitäten, Hautatrophie sowie Erscheinungen von seiten der Anhangsgebilde) und die instrumentelle Untersuchung (Ultraschall, Arteriographie). Differentialdiagnostisch muß man in erster Linie auf Ulzera im Rahmen einer chronisch-venösen Insuffizienz denken. Diese sitzen überwiegend über den Innenknöcheln und zeigen gleichzeitig Folgen einer Venostase: Hämosiderin, Purpura, Ödeme, Dermatosklerose, Ekzematisierung usw. Allerdings begegnet man ziemlich häufig auch sog. gemischten (arteriellen und venösen) Ulzera, welche natürlich die typischen Zeichen beider Ulkustypen aufweisen.

Neuroanaesthetische Ulzera

Es ist auch heute noch üblich, die meist schmerzlosen, unempfindlichen, sehr schlecht heilenden Ulzera, die durch Ausfall der trophischen Funktion der Nervenfasern entstanden sind, als neurotrophische Ulzera zu bezeichnen. Typisch dafür sind der scharf begrenzte, hyperkeratotische Rand, die Tiefe der Ulzera, der nekrotische Ulkusgrund und die fehlende Granulation. Beispielhaft dafür steht das Malum perforans pedis, welches bei den Lokalisationsmustern näher beschrieben wird.

Ulzera auf krankhaft veränderter Haut

Nicht nur die Makromorphologie des Ulkus hat eine diagnostische Bedeutung, sondern auch die Veränderungen der Haut in der Umgebung. So sollen nachfolgend einige interessante ulzerierte Symptomenmuster Erwähnung finden. Von denen wurden bereits die „Nekrose mit Livedo" und die konsekutive „Ulzeration mit Livedo" in den vorangegangenen Kapiteln beschrieben.

Purpurische Erscheinungen. Oberflächliche Nekrosen und deren Ulzeration auf hämorrhagischen Arealen sieht man hauptsächlich an den Extremitäten, über den Gelenken, bei verschiedenen septikämischen Zuständen (in erster Linie bei Infektionen durch Gram-negative Bakterien). Auch bei schweren, nekrotisierenden Vaskulitiden (z.B. bei der Wegener'schen Granulomatose) kommt eine nekrotische, dann exulzerierende Purpura vor. Die nekrotische Purpura kann sich auch mit Livedo kombinieren, derzufolge netzige oberflächliche Ulzera entstehen. In diesen Fällen muß man an eine Panarteriitis nodosa, an ein initiales urämisches Gangrän, an ein Antiphospholipidantikörper-Syndrom und an Cholesterinembolie denken.

Ulkusbildung mit Livedo (Livedo-Vaskulitis). Es handelt sich hierbei um eine besondere, umschriebene Form der Livedo racemosa, die sich auf die Unterschenkel und auf die Füße lokalisiert, vor allem Frauen betrifft und entweder im Sommer oder im Winter exulzeriert. Das sehr schmerzhafte Ulkus ist mit einem schwarzen Schorf bedeckt und heilt später unter Hinterlassung einer weißen, atrophischen Narbe ab, die von Teleangiektasien durchzogen ist (atrophie blanche). Histologisch sieht man eine segmentale, hyalinisierende Vaskulitis und eine ausgeprägte Intima-

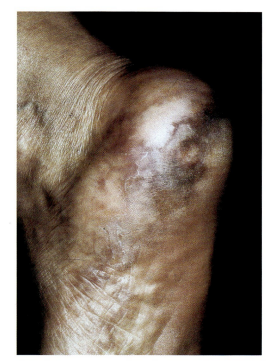

Abb. 188. *Livedoide Vaskulitis*

verdickung, die zu einer partiellen oder totalen Obliteration des Gefäßlumens führt. Auffällig ist das Fehlen von Entzündungszellen (Abb. 188).

Die atrophie blanche stellt den Endzustand zahlreicher vaskulärer Erkrankungen dar und geht mit einem partiellen oder totalen Verschluß der dermalen Gefäße einher. Auch diese Patienten soll man längere Zeit beobachten – besonders, wenn auch eine Akrozyanose und ein Raynaud-Phänomen mit dabei sind –, weil man bei einem Teil der Patienten mit Erkrankungen des Bindegewebes (SLE, Periarteriitis nodosa) und mit einer monoklonalen IgA-Gammopathie rechnen muß.

Neuerdings betrachtet man auch dieses, für eine thrombogenetische Vaskulopathie gehaltene Krankheitsbild, für ein fakultatives, kutanes Zeichen des Antiphospholipidantikörper-Syndroms [7, 8] (Abb. 189).

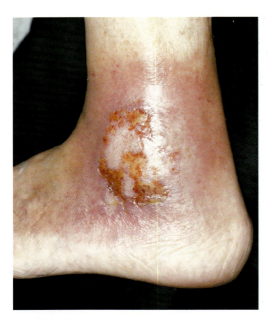

Abb. 189. *Atrophie blanche mit typischen, eingesunkenen, teilweise exulzerierten, narbigen Arealen und mit Kapillarerweiterungen*

Erythrodermie. Bei unerklärlichen Ulzera im floriden Stadium einer Erythrodermie muß man an Leukämie oder Lymphom denken und aus dem Ulkusrand sowie aus den Lymphknoten hämatologische und histologische Untersuchungen durchführen.

Sklerotische Veränderungen. Bestimmte Ulzera auf einer sklerotischen Haut sind in der Diagnostik ebenfalls richtungsweisend. An erster Stelle soll hier die exulzerierende Necrobiosis lipoidica Erwähnung finden. Besonders in langzeitbestehenden, zentral eingesunkenen, atrophischen, gelblich-braunen, festen Herden entwickeln sich schlecht heilende, schmerzhafte Ulzera. Am Ort der Ulkusbildung wurde nämlich der nekrobiotische Prozeß nekrotisch.

Eine Ulkusbildung in einer sklerodermatischen Haut zeigt verschiedene Muster. Eine Nekrose an den Fingerspitzen mit konsekutiven oberflächlichen Ulzera wurde bereits früher erwähnt. (Wie bereits ausgeführt, kommen diese Läsionen auch beim SLE vor und sind somit nicht spezifisch für die progressive, systemische Sklerose.) Auch an Orten von Kalziumniederschlägen, um die kleinen und großen Gelenken und an den Streckseiten können sich Ulzera bilden. Bei der Dermatomyositis finden sich diese Herde vielmehr auf den Beugeseiten, sitzen entsprechend der Grunderkrankung auf einer lividroten Haut und gelten – wie bereits früher erwähnt – als sehr schlechte prognostische Zeichen. Schließlich können sich bei der Sklerodermie, besonders auf der unteren Extremität, in der Fersengegend, auch schlecht heilende, schmerzhafte, sog. rheumatische, vaskulitische Ulzera bilden.

Sehr kennzeichnend sind Ulzera auf der sklero-atrophischen Haut beim *Werner-Syndrom.* Neben frühzeitiger Ergreisung, Diabetes mellitus, Hypogonadismus und generalisierter Mediasklerose treten auch hier torpide Unterschenkelulzera auf. Die Ulzera entstehen in der gespannten, atrophischen Haut der durch Fehlen des subkutanen Fettgewebes verdünnten Unterschenkel.

Differentialdiagnostisch kommt das Ulkus im Bereich der Dermatosklerose bei chronisch-venöser Insuffizienz in Betracht. Hierbei ist die Haut nicht nur verhärtet, sondern auch verdickt und weist auch andere Zeichen einer chronisch-venösen Insuffizienz (Hämosiderose, Papillomatose, chronische Ekzemherde) auf.

Bei der Differentialdiagnose soll noch kurz erwähnt werden, daß sich hinter einer Nekrose mit konsekutiver Ulzeration auf den Unterschenkeln innerhalb eines ausgedehnten, bräunlich-roten, randständig erhabenen, indurierten, sklerotischen Herdes auch ein hochmalignes T-Zell-Lymphom oder ein Hautkarzinom verbergen kann. Die Diagnose kann histologisch geklärt werden.

Lokalisationsmuster

Was über die Lokalisation der Nekrosen gesagt worden ist, hat naturgemäß auch Gültigkeit auf die daraus entstandenen Ulzera. Nachfolgend werden einige Ulkustypen beschrieben, die kurz- oder langzeitig die klinischen Veränderungen prägen können.

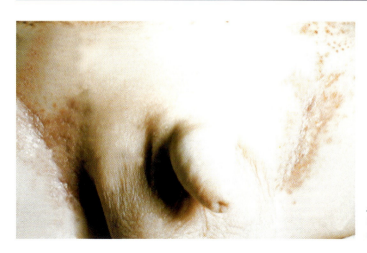

Abb. 190. Oberflächliche Ulzeration inguinal bei der Histiocytosis X vom Typ Letterer-Siwe

Behaarte Kopfhaut. In dieser Lokalisation beobachtet man, neben dem ulzerierenden Plattenepithelkarzinom, am häufigsten auch tiefe, langzeitpersistierende Ulzera, die auf nekrotischen Arealen einer granulomatösen, obliterativen Arteriitis temporalis nach Abstoßung des Schorfes an der Stirn und an der Schläfe entstehen.

Neben den kranialen Symptomen (Kopfschmerzen, Hautnekrose, Sehstörungen) darf man nicht die extrakranialen Veränderungen (periphere Neuritis, Mesenterialthrombose, Niereninsuffizienz, Perikarditis und Blutungen im Magen-Darm-Trakt) vergessen.

Nasenseptum. Zahlreiche Kollagenkrankheiten, wie SLE, gemischte Kollagenose und Wegener'sche Granulomatose, können ein chronisches Ulkus am Nasenseptum verursachen. Das letale midline granuloma wurde im vorigen Kapitel beschrieben. Als Teilsymptom kann auch bei der rezidivierenden Polychondritis ein Ulkus am Nasenseptum entstehen. In diesem Zusammenhang sollen von den Infektionen die Lepra und von den Intoxikationen der Arsen- und Kokain-Abusus erwähnt werden.

Beugen. Ulzera hinter den Ohren, in der Achselhöhle und in der Inguinalfalte sowie perianal sind wichtige Zeichen eines Morbus Letterer-Siwe im Rahmen einer Langerhans-Zell-Histiozytose. Die belegten Ulzera entstehen aus gelblich-braunen, konfluierenden Papeln.

Wegen der Proliferation der Histiozyten kommen seltener auch beim Morbus Hand-Schüller-Christian ähnliche Ulzera auf der Mundschleimhaut und am Gaumen vor. Die Diagnose eines Morbus Letterer-Siwe stellt man an Hand einer, an seborrhoische Dermatitis erinnernden Läsion, die durch rotbraune Papeln durchsetzt ist. Den Morbus Hand-Schüller-Christian erkennt man an den osteolytischen Defekten, den Diabetes insipidus und an den Exophthalmus. Histologische und elektronenmikroskopische Untersuchungen (Birbeck-Granula) können dann die Diagnose bestätigen [9] (Abb. 190). Aus diesem Grund sollte man bei Ulzera in den großen Beugen auch an eine Langerhans-Zell-Histiozytose denken.

Genitalregion. Ulzera am Skrotum oder auf den großen Labien zählen zu den Hauptsymptomen eines Morbus Behçet. Die multisystemische Erkrankung beruht auf einer Immunkomplex-Vaskulitis. Die Diagnose stellt man an Hand der klinischen Symptomatik. Die kennzeichnende Trias bilden eine rezidivierende Aphthose in der Mundschleimhaut und am äußeren Genitalorgan (bipolare Aphthen) sowie entzündliche Augenerkrankungen (Uveitis, Iridozyklitis) (Abb. 191).

Die genitalen Aphthen entstehen aus vesikulo-pustulösen Läsionen, sind einige Zentimeter groß und schmerzhaft. Die Läsionen weisen einen gelblichen Belag auf und sind von einem einige mm breiten erythematösen

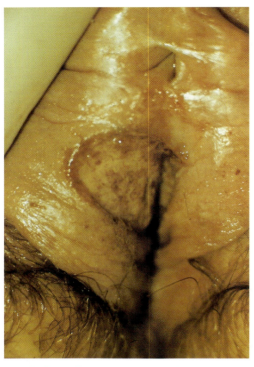

Abb. 191. *Aphthoides Ulkus an der Vulva bei Morbus Behçet*

Halo umgeben. Die Abheilung erfolgt in der Regel narbig.

Zu den wichtigeren Erscheinungen an inneren Organen zählen die Arthritis, die Perikarditis, die Myokarditis, die Pleuritis, die Meningo-Enzephalitis und die Thromboseneigung. Auch auf dieses Krankheitsbild ist eine Pathergie typisch, die auf einer gesteigerten Motilität der neutrophilen Leukozyten beruht [10]. Die „aphthösen Ulzera" des Morbus Behçet müssen differentialdiagnostisch von anderen Genitalulzera (venerische Erkrankungen, zerfallende Tumoren, Langerhans-Zell-Histiozytose) abgegrenzt werden [11]. Schwierigkeiten bereiten vor allem die monosymptomatischen Formen des Morbus Behçet. Als chronisches Skrotalulkus kann sich auch eine ulzerierende kutane Leukämie manifestieren und wird in erster Linie bei der akuten, myeloischen Leukämie beobachtet. Auch dies unterstreicht die Wichtigkeit einer histologischen Untersuchung chronischer Hautulzera [12].

Perianalregion. Bei persistierenden, ulzerösen Formen eines Herpes simplex denkt man außer einer Langerhans-Zell-Histiozytose, einer Amöben-Dysenterie und Morbus Crohn heute in erster Linie an einen Immundefekt im Rahmen einer HIV-Infektion. Der Immundefekt führt dazu, daß nach Platzen der Herpes-

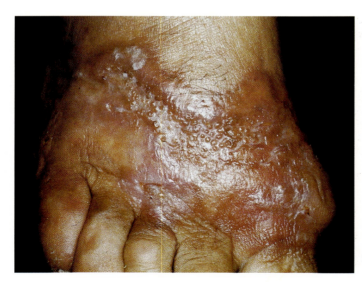

Abb. 192. *Ulzeriierte Necrobiosis lipoidica diabeticorum*

Bläschen keine Erosionen, sondern langsam heilende, bogig, polyzyklisch konfigurierte Ulzera entstehen. Diese Erscheinungen werden in erster Linie bei homosexuellen Männern beobachtet. Man wird durch die atypische Lokalisation und das atypische klinische Bild (Ulzeration bei Herpes) auf den Immundefekt aufmerksam. Oberflächliche, perianale Ulzera bei fortgeschrittener HIV-Infektion lassen auch an eine Histoplasmose denken.

Unterschenkel. Die meisten Ulzera unterschiedlicher Genese sitzen auf den Unterschenkeln. Dies steht wahrscheinlich mit der schlechteren Durchblutung und der häufigeren Traumatisierung der Unterschenkel in Zusammenhang. Die Unterschenkel sind nämlich prädisponiert für die Ausbildung schwererer Komplikationen. Die Nekrosen auf den Unterschenkeln mit konsekutiver Ulzeration wurden bereits größtenteils beschrieben. Die Tabelle 50 zeigt die häufigeren ätiopathogene-

Tabelle 50. Häufigere Ursachen von Unterschenkelgeschwüren

Kreislaufstörung
Ulcus cruris venosum
Ulcus cruris arteriosum
Infektionen
Ekthyma, Leishmaniose
nekrotisierender Herpes zoster
Erysipel
metabolisch
Diabetes mellitus
Prolidasemangel
Gicht, Kalzinose
Vaskulitis
Pyoderma ulcerosum
nekrotisierende Vaskulitis
Livedo racemosa mit Ulzeration
Pannikulitiden
Pannikulitis Pfeiffer-Weber
pankreatogene Pannikulitis
kalzifizierende Pannikulitis
hämatologische Erkrankungen
Sphärozytose, Thalassämie
Polycythaemia vera
Leukämien
Dysproteinämien
Neoplasien
Hauttumoren
Lymphome
Autoimmunerkrankungen
SLE
Panarteriitis nodosa
Sklerodermie
rheumatoide Arthritis
Traumen

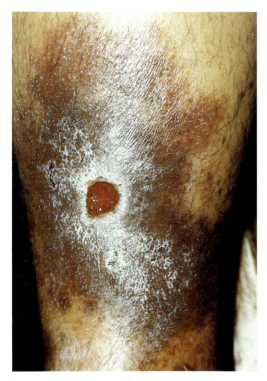

Abb. 193. „Venöses" Ulkus auf dem Boden eines postthrombotischen Syndroms

tischen Faktoren von Unterschenkelulzera [13] (Abb. 192, 193).

Da die tabellarisch dargestellten Krankheitsbilder bereits früher beschrieben wurden, wird hier kurz nur auf Unterschenkelulzera eingegangen, die mit besonderen Formen einer Anämie assoziiert sind. Sowohl bei der Thalassämie, als auch bei der Sichelzellanämie und der Sphärozytose kommen als Komplikation Unterschenkelulzera vor. Dermatologisch ist vor allem die Sphärozytose von Bedeutung.

Bei der Sphärozytose kommt ein Unterschenkelgeschwür hauptsächlich bei schwerkranken, nicht splenektomierten Patienten im mittleren Lebensalter oder später vor. Es ist interessant zu vermerken, daß nach der Splenektomie die Ulzera innerhalb von 8–30 Tagen abheilen. In der Pathogenese der Ulzera dürften die Hypoxie des Gewebes und die verminderte Fähigkeit der Eryhrozyten, ihre Form zu verändern, eine Rolle spielen, wodurch an den „Schwachstellen" der Blutzirkulation der Unterschenkel und der Fußrücken die Ulzera entstehen. Wenn also ohne Zeichen einer chronisch-venösen Insuffizienz, jedoch an dafür typischen Stellen (Fersen, Fußrücken) beidseitig Ulzera auftreten, sollte man auch an diese Anämien denken [14].

Wie ersichtlich, stellt das Unterschenkelgeschwür nur eine Arbeitsdiagnose dar. Dahinter verbergen sich die verschiedensten ätiologischen und pathogenetischen Prozesse. In der Diagnose behilflich sind, neben dem klinischen Bild, auch die Klärung der Durchblutungsverhältnisse (arteriell oder venös), metabolische und endokrinologische Untersuchungen (Blutzucker, Serumkalzium, Serumphosphor – Diabetes mellitus, Hyperparathyreose), der Nachweis krankhafter Blutbestandteile (Kryoproteine, Lupus anticoagulans, Gerinnungsfaktoren, Antikardiolipin-Antikörper), sowie histologische und immunhistologische Untersuchungen.

Fußsohlen. Das Malum perforans pedis stellt nicht nur durch seine Lokalisation einen besonderen Ulkustyp dar. Das neurotrophische oder anaesthetische Ulkus hat eine typische Form und wird von Sensibilitätsstörungen begleitet. Es handelt sich hierbei um ein markantes polyätiologisches Krankheitsbild, bei dem die periphere Innervierungsstörung und die konsekutiven Haut- und später auch Knochendystrophien eine Rolle spielen dürften. Die Makrozirkulation bleibt in der Regel intakt.

Die Läsionen beginnen entsprechend den Druckstellen der Fußsohle in erster Linie an den Zehenspitzen (Großzehen) oder über die Köpfchen der Zehenknochen (I, V) häufig symmetrisch, zusammen mit Hyperämie und Hyperhidrose, gefolgt von einer Hyperkeratose. Im umschriebenen, hyperkeratotischen Areal erscheinen dann hämorrhagische Blasen, gefolgt von Ulzera, die mit einem festen Belag bedeckt sind und tief, häufig bis zu den Knochen reichen. Typisch sind der hyperkeratotische Rand, die fehlende Granulation und die sehr geringe Heilungstendenz. Die Patienten berichten über „sockenförmige", dissoziierte Sensibilitätsstörungen, welche hauptsächlich die Wärme- und Schmerzempfindung (sensorische Neuropathie – Pseudosyringomyelie) betreffen. Bei längerem Bestand können sich auch Knochenveränderungen,

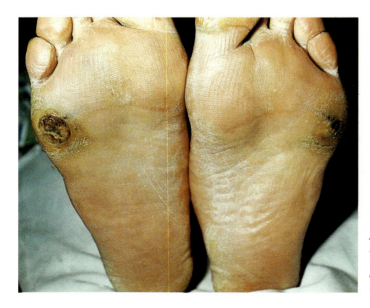

Abb. 194. Umschriebene Hyperkeratose mit oberflächlicher Ulzeration an der lateralen Seite der Fußsohlen (Malum perforans)

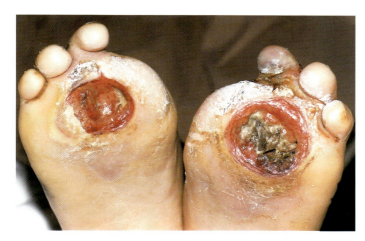

Abb. 195. *Fortgeschrittene Ulzeration, bis zu den Knochen reichend (Acroosteopathia ulceromutilans)*

wie Osteoporose, osteolytische Läsionen und Osteomyelitis entwickeln. In diesen Fällen bildet das Malum perforans, zusammen mit den assoziierten Symptomen, ein besonderes Syndrom, nämlich die Acroosteopathia ulcero-mutilans, welches eigentlich als ein neuro-dermo-ossäres Syndrom aufgefaßt werden kann [15] (Abb. 194, 195).

Differentialdiagnostisch ist es interessant, daß die Nekrosen oder die konsekutiven Ulzera bei arteriellen Durchblutungsstörungen an den Zehenspitzen und auf dem Fußrücken lokalisiert sind, während die neuropathischen Ulzera auf den Fußsohlen sitzen. Typisch für das Malum perforans pedis ist es auch, daß die Hauttemperatur am Fuß entweder unverändert oder infolge einer Hyperämie erhöht ist. Beim familiären Thévenard-Syndrom fehlt die dissoziierte Sensibilitätsstörung.

Den Hintergrund plantarer Ulzera bilden Erkrankungen des Rückenmarks, wie Tabes dorsalis, Syringomyelie, Verletzungen, Tumoren und Myelitis, sowie umschriebene Nervenläsionen, vor allem im Bereich des N. ischiadicus. Des weiteren kommen auch sensorisch-dystrophische Polyneuropathien durch Diabetes mellitus, Amyloidose, Ethylismus und Lepra in Frage. Von den o. g. Ursachen spielen heute in erster Linie alkoholische Polyneuropathien und der Diabetes mellitus eine Rolle (Tabelle 51).

Tabelle 51. Plantarulzera

Erkrankungen des Rückenmarkes
  Tabes dorsalis, Syringomyelie,
  Verletzungen, Tumoren, Myelitis
Diabetes mellitus, Amyloidose
Ethylismus, Lepra

Wie bereits erwähnt, kommen auch bei der progressiven, systemischen Sklerose schmerzhafte Plantarulzera vor.

Literatur

1. Prystowsky JH, Kahn SN, Lazarus GS (1989) Present status of pyoderma gangrenosum. Arch Dermatol 125: 57–64
2. Handfield-Jones SE (1992) Wegener's granulomatosis presenting as pyoderma gangrenosum. Clin Exp Dermatol 17: 197–200
3. Kerkhof PCM, Weemaes CMR (1980) Skin manifestations in congenital deficiency of leucocyte-adherence glycoproteins (CDLG). Br J Dermatol 123: 395–401
4. Gregory B, Ho C (1992) Cutaneous manifestations of gastrointestinal disorders. Part II. J Am Acad Dermatol 26: 371–883
5. Apgar JT (1991) New aspects of inflammatory bowel disease and its cutaneous manifestations: a selective review. Semin Dermatol 3: 136–147
6. Ho KKL, et al (1992) Pyoderma gangrenosum, polycythemia rubra vera, and the development of leukemia. J Am Acad Dermatol 27: 804–808

7. Braverman IM (1981) Skin sign of systemic diseases. Saunders, Philadelphia London, S 283, 440

8. McCalmont CS, et al (1992) Livedo vasculitis; vasculitis or thrombotic vasculopathy. Clin Exp Dermatol 17: 8

9. Modi D, Schulz EJ (1991) Skin ulceration as sole manifestation of Langerhans-cell histiocytosis. Clin Exp Dermatol 16: 212–215

10. Török L, Egyedi K (1983) Behandlung von Morbus Behçet mit Kolchizin. Hautarzt 34: 87–88

11. Winzer M, et al (1991) Acute disseminierte Histiozytosis X (Langerhans-Zell-Histiozytose) mit tödlichem Verlauf bei einem Erwachsenen. Hautarzt 42: 501–511

12. Zax RH, Kulp-Shorten CL, Callen P (1989) Leukemia cutis presenting as a scrotal ulcer. J Am Acad Dermatol 21: 410–413

13. Phillips TJ, Dover JS (1991) Leg ulcers. J Am Acad Dermatol 25: 965–987

14. Laurence PL, et al (1991) Leg ulcers in hereditary spherocytosis. Clin Exp Dermatol 16: 128–130

15. Burg G, Burg D (1983) Dermatosen durch Neuropathien. In: Braun-Falco O, Burg G (Hrsg) Fortschritte der praktischen Dermatologie und Venerologie. Springer, Berlin Heidelberg New York, S 28–35

20. Hypertrophische Dermadrome

In diesem Kapitel werden Hauterscheinungen beschrieben, bei denen die Haut durch Hypertrophie in ihrer Gesamtheit verdickt ist. Hypertrophien oder Hyperplasien der Haut (Epidermis, Dermis, Subkutis), die sich als Papeln, Plaques und Knoten manifestieren, wurden bereits besprochen. Die hypertrophische Haut ist hautfarben und ihre Grenzen sind meist verwaschen. Die Konsistenz der Haut ist hierbei in Abhängigkeit vom auslösenden Grundprozeß normal oder ein wenig fest und man kann die Haut nicht durch Kompression verkleinern, leicht in Falten abheben und nur mäßig verschieben. Die Hypertrophie der Haut ist von entzündlichen Infiltraten, den Anhäufungen verschiedener Flüssigkeiten (Ödeme und ödematöse Zustände unterschiedlicher Genese, s. Kapitel 7) und von Tumoren (Facies leontina) abzugrenzen. Wenn bei der Hypertrophie nur die oberflächlichen Hautanteile dominieren, wird die Veränderung als Pachydermie bezeichnet (pachys = dick, fest). Die hypertrophischen Dermadrome werden entsprechend ihrer Lokalisation besprochen.

Lokalisationsmuster

Behaarte Kopfhaut

Cutis verticis gyrata. Diese eigentümliche, seltene Hauthypertrophie betrifft in erster Linie die behaarte Kopfhaut. Dahinter verbergen sich heterogene Krankheitsbilder. In der Kopfhautmitte, im Nacken oder seltener auf der Stirn erscheinen in der Regel parallel verlaufende, hügelkettenförmige Erhabenheiten, die von mehr oberflächlich liegenden oder tiefen Furchen voneinander getrennt sind. Die Hautoberfläche wird dadurch den Hirnwindungen ähnlich oder erweckt den Eindruck, als ob die Schädelknochen nicht in der Lage wären, die darüberliegende Haut auszufüllen. Je nach feingeweblichem Aufbau fühlt sich die erhabene, gefurchte Haut normal oder leicht fester an. Typisch ist auch, daß die Unebenheiten der Haut nicht verstrichen werden können, sondern unverändert bestehenbleiben (Abb. 196).

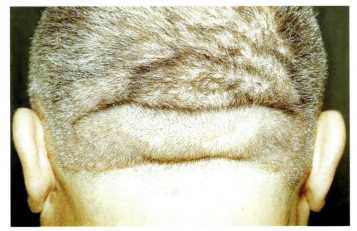

Abb. 196. Cutis verticis gyrata

Bei der Cutis verticis gyrata unterscheidet man primäre (kongenitale oder erworbene) und sekundäre (entzündliche, tumoröse, naevoide) Varianten. Bei den primären Varianten sieht man histologisch normale Hautbestandteile oder eine Bindegewebshypertrophie unterschiedlichen Ausmaßes. Bei den sekundären Varianten dagegen prägen verschiedene Krankheitsprozesse (Naevuszellen, Tumorzellen usw.) die Veränderungen. Bei etwa 1/3 der Patienten weisen die primären Varianten auf unterschiedliche Organanomalien hin: neurologische und mentale Veränderungen, Fehlbildungen der Schädelknochen, Augenerkrankungen und Endokrinopathien (Hyperpituitarismus, Akromegalie). Besonders bei den kongenitalen Formen sieht man auch Fehlbildungen innerer Organe, zu denen sich dann auch dysmorphische Zeichen, sowie Unregelmäßigkeiten am Herz und an den großen Gefäßen (Ductus arteriosus) hinzugesellen [1]. Neuerdings wurde auch über eine Assoziierung mit Neoplasien innerer Organe (Eileiterkarzinom) berichtet (paraneoplastische Cutis verticis gyrata) [2].

Gesicht

Das „Sea-blue“-Histiozyten-Syndrom umfaßt eine wachsfarbene Cutis verticis gyrata an der Stirn und an den Augenlidern („puffy eyelids“), seltener auch an den Händen und Füßen, sowie 0,5–2–3 cm große kutane Knoten auf den Nasenflügeln beiderseits und am Kinn. Wesentliches Merkmal des Krankheitsbildes sind mit Giemsa blaugefärbte Granula in seeblauen Makrophagen (Histiozyten), die in verschiedenen Organen Infiltrate bilden. Häufigste Symptome sind eine Hepatomegalie und Infiltrate im Knochenmark mit konsekutiver hämorrhagischer Diathese. Aber auch eine Beteiligung der Lunge, der Augen und des Zentralnervensystems wurde beobachtet. Die Erkrankung steht der Sphingomyelinose Niemann-Pick der Erwachsenen nahe. Die „gedunsenen“, infiltrierten Augenlider, eine Cutis verticis gyrata an der Stirn und die Knoten im Gesicht lenken die Aufmerksamkeit auf dieses Syndrom.

Nase

Rhinophym. Als Rhinophym wird eine knotige Verdickung der Nase bezeichnet, die die Hautoberfläche uneben gestaltet. Es entsteht durch eine glanduläre (Talgdrüsen) und fibro-

angiomatöse Hyperplasie. Meist sind ältere Männer betroffen, die sehr häufig auch an eine Rosacea leiden. (Die meisten Autoren halten das Rhinophym für eine Variante der Rosacea.)

In der korrelativen Dermatologie spielt das Rhinophym dann eine Rolle, wenn es bei jüngeren Frauen in Erscheinung tritt. Die Haut der Patienten ist beim Rhinophym in der Regel sehr fett und zeitweilig auch mit Pusteln durchsetzt. Auf dem Stamm erscheinen innerhalb einer relativ kurzen Zeit zahlreiche seborrhoische Warzen. Die Nasenschwellung, die seborrhoische, fettige Haut und die eruptiv erscheinenden seborrhoischen Warzen können auf einen Tumor innerer Organe (Hämangioperizytom) hinweisen (paraneoplastisches Rhinophym). Es ist anzunehmen, daß neben dem epidermalen Growth Factor auch die Neoplasie über eine sebotrope Eigenschaft verfügt und so die faziale Seborrhoe, das Rhinophym und die Rosacea verursacht. Beim mitgeteilten Fall haben sich das Rhinophym und die Seborrhoe nach Entfernung des Tumors zurückgebildet [4].

Lippen

Ascher-Syndrom. Das Syndrom umfaßt eine Blepharochalasis, eine Vergrößerung der Oberlippe (Doppellippe) und endokrinologische Störungen.

Die Erkrankung beginnt meist vor dem 20. Lebensjahr mit einem persistierenden Ödem der Augenlider (hauptsächlich der Oberlider), wonach eine atrophische, sackartig herunterhängende Haut zurückbleibt. Gleichzeitig schwillt auch die Oberlippe an und sieht gedoppelt aus, was besonders gut sichtbar wird, wenn der Patient lächelt oder spricht. Der zweite Lippenbogen an der Grenze zwischen der Pars villosa und der Pars glabra erweckt den Eindruck eines inneren Lippenbogens. Histologisch sieht man hypertrophische Schleimdrüsen, zahlreiche Kapillaren und ein Ödem. Zu den assoziierten endokrinologischen Veränderungen zählen eine euthyreote Struma und seltener ein beidseitiger Kryptorchismus [5].

Bei einer Lippenvergrößerung kommt differentialdiagnostisch ein Melkersson-Rosenthal-Syndrom (hautfarbenes oder leicht gerötetes Lippenödem, Facialisparese und Lingua plicata) in Frage. Bei einer isolierten Lippenvergrößerung (Makrocheilie) muß man neuerdings auch an Morbus Crohn denken, wo eine

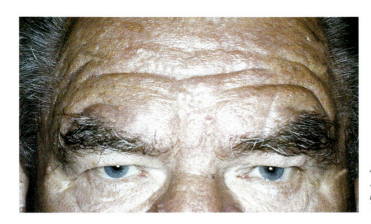

Abb. 197. *Initiale Cutis verticis gyrata an der Stirn mit ausgeprägter Seborrhoea oleosa und Talgdrüsenhyperplasie*

Cheilitis granulomatosa das erste Symptom darstellen kann. Die Oberfläche der Lippenschleimhaut wird hierbei kopfsteinförmig uneben (cobblestoning). In solchen Fällen kann die Cheilitis granulomatosa als eine extraintestinale, metastatische Manifestation des Morbus Crohn aufgefaßt werden. Schließlich soll man bei der Differentialdiagnose auch das Syndrom multipler Schleimhautneurinome (Schleimhautneurinome und endokrine Tumoren) nicht vergessen (s. S. 15).

Akren

Akropachie. Die Verdickung von Knochen und Weichteilen der Finger- und Zehenglieder nennt man Akropachie. Es handelt sich hierbei um ein polyätiologisches Syndrom. Neben der Akromegalie kann die Akropachie das erste Symptom einer Schilddrüsenerkrankung darstellen.

Thyreoide Akropachie. Trommelschlegelfinger, Schwellung der Weichteile von Händen und Füßen, sowie eine periostale Neubildung von Knochen bilden die Symptomentrias einer Akropachie im Rahmen einer autoimmunen Schilddrüsenerkrankung (meist Thyreotoxikose). Die Symptome können sich im Zustand der Thyreotoxikose entwickeln, diesem vorangehen, meist jedoch diesem nach Jahren folgen. (Auch eine Assoziierung an eine Hashimoto-Thyreoiditis ist möglich.) Die thyreoide Akropachie betrifft in erster Linie Männer und ist viel häufiger, als in den Handbüchern angenommen [6]. Die Symptome treten in der Regel zusammen mit Exophthalmus und prätibialem Myxödem in Erscheinung. Üblicherweise spricht man dann von einem E.M.O.-Syndrom (*E*xophthalmus, *M*yxödem, *O*steoarthropathia hypertrophica: Trommelschlegelfinger, Uhrglasnägel, periostale Knochenverdickung).

An Hand der typischen Symptome ist die Diagnose leicht und kann durch den Nachweis spezifischer röntgenologischer Zeichen bekräftigt werden. Die Differentialdiagnose stellt sich mit der Akromegalie (die typische periostale Reaktion und Trommelschlegelfinger fehlen) und mit der hypertrophischen pulmonalen Osteoarthropathie (anderes Röntgenbild, entgegen der kühlen Haut bei der thyreoiden Akropachie fühlt sich die Haut bei der Akromegalie eher wärmer an).

Pachydermoperiostose. Diese autosomal dominant vererbte, primäre, hypertrophische Osteoarthropathie manifestiert sich vor allem bei Männern. Zu den Symptomen zählen eine Verdickung von Knochen und Weichteilen der distalen Fingerpartien (Trommelschlegelfinger), die Vergröberung der Gesichtsfalten, eine zunehmend fettigere Gesichts- und Stirnhaut (Hyperplasie der Talgdrüsen), sowie Cutis verticis gyrata und palmoplantare Hyperhidrose (Abb. 197).

Die hypertrophische Osteoarthropathie kann sich auch an anderen Knochen manifestieren. Ursache ist eine gesteigerte osteoblastische Knochenbildung bei unveränderter Knochenresorptionsrate. Zahlreiche Symptome der Erkrankung kann man mit einer Hyperaktivität des autonomen Nervensystems erklären. Zusätzlich kann man auch Veränderungen an inneren Organen beobachten, so eine Hypertrophie der Magenschleimhaut, Duodenalulzera (gesteigerte Sekretion von Magensäure und Gastrin), sowie neuerdings auch eine Anämie mit Panzytopenie infolge einer Myelofibrose [7].

Trommelschlegelfinger (Hippokrates-Finger). So bezeichnet man eine Verbreiterung und Abrundung der distalen Weichteile von Fingern und Zehen, gefolgt von einer Abrundung auch der Nagelplatten. Es ist wichtig zu vermerken, daß die Phalangealknochen an der Vergrößerung der Finger- und Zehenspitzen nicht beteiligt sind. (Wenn sich zur Weichteilschwellung auch eine subperiostale Knochenneubildung gesellt, wird von einer hypertrophischen Osteoarthropathie gesprochen. Wenn auch akromegaloide Zeichen und Cutis verticis gyrata hinzukommen, so wird der Krankheitsprozeß als Pachydermoperiostose bezeichnet.)

Trommelschlegelfinger wurden seit jeher als Frühzeichen von verschiedenen inneren Erkrankungen betrachtet. Man muß aber wissen, daß auch primäre, idiopathische (dann meist vererbte) Formen existieren. Sekundäre, symmetrisch ausgebildete Trommelschlegelfinger weisen auf Erkrankungen der Lunge (Bronchialkarzinom, Mediastinaltumor, thorakale Metastasen) und der Leber (Zirrhose, chronische Hepatitis), sowie auf gastrointestinale Krankheitsprozesse (Colitis ulcerosa) hin. Einseitige Trommelschlegelfinger kommen bei lokalen Gefäßläsionen (Aneurysma, arterio-venöse Fisteln) und Nervenläsionen (Pancoast-Tumor) vor. Trommelschlegelfinger gehen häufig Monate den anderen Symptomen der Grunderkrankung vor.

Genitalien. Eine einseitige Hypertrophie der großen Labien kann das erste Zeichen eines Morbus Crohn darstellen. Die Diagnose stellt man mittels Sigmoidoskopie und beim Fehlen intestinaler Erscheinungen durch eine histologische Untersuchung der Hautveränderungen (nicht verkäsende Granulome) [8]. Differentialdiagnostisch kommen Geschlechtskrankheiten und tiefe Infekte in Frage.

Literatur

1. Hsieh HL, et al (1983) Cutis verticis gyrata in a neonate. Pediatr Dermatol 1: 153–156
2. Ross JB, et al (1989) Cutis verticis gyrata as a marker of internal malignancy. Arch Dermatol 125: 434–435
3. Zina AM, Bundino S, Pippione M (1987) Sea-blue histiocyte syndrome with cutaneous involvement. Dermatologica 174: 39–44
4. Mayou SC, et al (1989) Paraneoplastic rhinophyma and the Leser-Trèlat sign. Clin Exp Dermatol 14: 253–255
5. Navas J, Pichardo AR, Camacho F (1991) Ascher syndrome: a case study. Pediatr Dermatol 8: 122–123
6. Heyman WR (1992) Cutaneous manifestations of thyroid disease. J Am Acad Dermatol 26: 885–902
7. Venencie PV, et al (1988) Pachydermoperiostosis with gastric hypertrophy, anemia, and increased serum bone gla-protein levels. Arch Dermatol 124: 1831–1834
8. Werlin SL, Esterly NB, Oechler H (1992) Crohn's disease presenting as unilateral labial hypertrophy. J Am Acad Dermatol 27: 893–895

21. Dermadrome mit Haarveränderungen

Die Entwicklung und Verteilung der Behaarung am Integument werden von genetischen Faktoren und von der normalen Funktion des Endokriniums bestimmt. Von den hormonellen Faktoren muß die Rolle der Androgene besonders hervorgehoben werden. Außer den oben erwähnten Faktoren können zahlreiche andere Krankheitsprozesse die Menge und die Qualität der Kopfbehaarung und der übrigen Haare des Integumentes beeinflussen. Wegen krankhaften Haarveränderungen, die das äußere Erscheinungsbild prägen, konsultieren die Patienten relativ schnell einen Arzt. Der Erfahrene kann aus den Haarveränderungen auf zahlreiche endokrinologische, metabolische, seltener auch autoimmune, genetische und neuropsychiatrische, sowie tumoröse Erkrankungen schließen. Vorerst sollen jedoch einige Grundbegriffe der Haarveränderungen erläutert werden [1].

Die embryonale Haut ist mit Lanugo-Haaren bedeckt, die man nach der Geburt unter normalen Umständen nicht mehr sieht. Extrauterin gibt es zwei Arten von Haaren oder von Haarbälgen. Vellushaare findet man überall im Bereich früherer Lanugo-Haare. Diese sind kurze, weiche, feine, kaum pigmentierte, gelblich-braune oder gelblichgraue Härchen ohne Haarmark.

Terminalhaare sind dagegen rauher, länger, dunkler und haben ein Haarmark. Die Terminalhaare entwickeln sich in bestimmten Regionen, in erster Linie auf Einfluß der Androgene, aus den Vellushaaren.

Zwar sind die Androgene die bestimmenden trophischen Hormone für die Haare, aber nicht jeder Haarfollikel ist androgenabhängig. Je nach hormonellem Einfluß unterscheidet man verschiedene Haartypen:

1. Asexuelle Behaarung: genetisch determinierte Behaarung, von den Sexualhormonen unabhängig. Dementsprechend besteht diese Art von Behaarung bereits bei der Geburt, wie z.B. die Kopfhaare, die Augenbrauen und die Augenwimpern.

2. Ambosexuelle Behaarung: diese entwickelt sich in der Pubertät bei beiden Geschlechtern (Achselhöhlen, Pubes, Unterschenkel und Unterarme). Zu ihrer Entwicklung sind vor allem Hormone der Nebennierenrinde erforderlich.

3. Männliche Sexualbehaarung: ihre Entwicklung ist an den gesteigerten Androgenspiegel aus den Gonaden gebunden. Hierher zählen der Schnurrbart, der Bart, die Haare in den Ohrmuscheln, am Rücken und an der Brust sowie der obere, dreieckige Teil der Genitalbehaarung und die Haare am Bauch und am Gesäß.

In diesem Kapitel werden nur solche Haarveränderungen besprochen, die nicht nur dermatologisch von Bedeutung sind, sondern auch diagnostische Hinweise auf Systemerkrankungen und auf andere Krankheiten innerer Organe liefern. Die Erscheinungen werden auch hier entsprechend dem klinischen Bild dargestellt (Tabelle 52).

Tabelle 52. Dermadrome mit Haarveränderungen

Gesteigertes Haarwachstum
Hypertrichose
Hirsutismus
Haarmangel oder schütteres Haar
Farbveränderungen der Haare

Veränderungen durch gesteigertes Haarwachstum

Je nach Entwicklung und Bedeutung des gesteigerten, intensivierten Haarwachstums unterscheidet man Hypertrichose und Hirsutismus. Unter Hypertrichose versteht man eine umschriebene oder diffuse Verstärkung der Vellushaare. Dies kann auch auf dem gesamten Vellusbereich geschehen. Hierbei werden die Haare vor allem länger, während ihre Farbe und ihre Dicke unverändert bleiben. Die

Hypertrichose beschränkt sich nicht auf Gebiete, die bei Männern entsprechend den Geschlechtsmerkmalen behaart sind. Da vom Geschlecht unabhängig, kommt eine Hypertrichose bei Männern und Frauen vor. Es soll gleich zu Beginn vermerkt werden, daß dieses Symptomenmuster nicht auf einer gesteigerten Androgenwirkung beruht. Arzneibedingte Hypertrichosen zeigt Tabelle 53.

Tabelle 53. Gesteigertes Haarwachstum durch Arzneimittel

Hirsutismus-Muster	
Anabolika, Steroide	Testosteron
Danazol, Stanazolol	ACTH
Hypertrichosis-Muster	
Glucokortikoide	Streptomycin
Phenytoin	Penicillamin
Diazoxid	Psoralen
Minoxidil	Cyclosporin A

Der Hirsutismus – definitionsmäßig nur bei Frauen – zeigt dagegen ein männliches Haarverteilungsmuster. Dementsprechend sieht man ein gesteigertes Haarwachstum im Schnurrbart- und Bartbereich, auf der Brust und auf dem Rücken, auf dem Bauch und auf den Oberschenkeln. An diesen Stellen werden durch die gesteigerte Androgenwirkung aus den Vellushaaren dickere, pigmentierte Terminalhaare. Der Hirsutismus wird, im Gegensatz zur Hypertrichose, von den Androgenen vermittelt. Die Androgene verlängern die Anagen-Phase der Haarwurzel, was sich klinisch in eine Konversion von Vellus- in Terminalhaare manifestiert. Dementsprechend ist der Hirsutismus von den Androgenen anhängig und lenkt so in Abhängigkeit von der Schwere und der assoziierten Symptome die Aufmerksamkeit auf das endokrine System. Auch der Hirsutismus kann arzneibedingt sein.

Dermadrome mit Hypertrichose

Generalisierte Formen

Hypertrichosis lanuginosa acquisita (paraneoplastica). Das Syndrom ist vom Geschlecht unabhängig, manifestiert sich durch eine ausgedehnte Verstärkung der Vellushaare und zählt zu den obligaten Paraneoplasien. Das Syndrom müßte richtig „vellosa" heißen und da in fortgeschrittenen Stadien auch die Terminalhaare beteiligt sind, müßte noch „et terminalis" hinzugefügt werden. Zwar ist die Erkrankung selten, stellt aber ein wichtiges, tumorspezifisches Zeichen dar und kann auch die Erstmanifestation einer Tumorkrankheit sein [2].

Der paraneoplastisch gesteigerte Haarwuchs beginnt im Erwachsenenalter, verläuft progressiv und wird vom Betroffenen relativ schnell bemerkt. Die 0,5–2,0 cm langen, grauen, feinen, weichen, wolligen Haare erscheinen zuerst im Gesicht, am Hals, dann auf dem Stamm und in schweren Fällen auch auf den Extremitäten (man spricht dabei vom „Affenmensch"). Später werden auch die Terminalhaare (Kopfhaare, Augenbrauen, Augenwimpern, Haare am Bauch und an den Extremitäten) stärker und erreichen eine Länge bis zu 10–15 cm.

Außerdem berichten die Patienten über ein unangenehmes Geschmacksgefühl und über Zungenschmerzen. Vorne auf der Zunge sieht man farbstecknadelkopfgroße, isoliert stehende, rote Papeln (papulöse Glossitis).

Die Hypertrichose erscheint in mehr als der Hälfte der Fälle synchron mit dem Tumor des inneren Organs (häufig sind bereits Metastasen nachweisbar). In den restlichen Fällen geht die Hypertrichose dem Tumor voran oder folgt dem Tumor. Die meisten Neoplasien sitzen abdominell (Magen-, Darm-, Pankreaskarzinom und Karzinoid), seltener handelt es sich dabei um Bronchial- und Mammakarzinome. Bei einer gründlichen Untersuchung erweist sich die Hälfte der Tumoren als zum APUDom-System gehörig. In einigen Fällen bildet sich die Hypertrichose nach Entfernung des Tumors zurück oder zumindest wird dadurch die Progression verhindert.

Die paraneoplastische Hypertrichose muß in erster Linie von der angeborenen Variante, der Hypertrichosis lanuginosa congenitalis, abgegrenzt werden. Diese Variante ist immer gutartig und kann von Zahn- und Ohranomalien sowie von mentaler Retardierung begleitet werden. Solche Kinder haben einen „Dog face"-Habitus. Die Abtrennung vom Hirsutismus ist an Hand der beschriebenen Merkmale leicht. Darüber hinaus muß man auch an eine iatrogene Hypertrichose denken (Abb. 198).

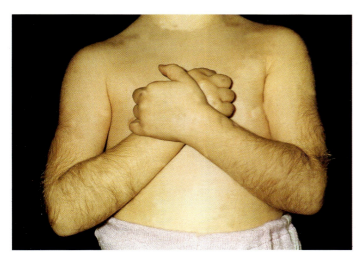

Abb. 198. Hypertrichosis lanuginosa vom kongenitalen Typ

In der Pathogenese dieser Hypertrichose spielen endokrine Faktoren keine Rolle. Man denkt an eine anagene Synchronisierung der Vellus- und später auch der Terminalhaare oder an eine retrograde Morphogenese der Terminalhaare. Als Ursache der Synchronisierung werden hypothetisch zirkulierende Faktoren aus dem Tumor vermutet.

Zwar geringer ausgeprägt, als bei der Hypertrichosis lanuginosa, kann eine Verstärkung der Vellushaare am ganzen Körper auch durch andere Ursachen bedingt sein. So ist das Erscheinen einer ausgedehnten, seidigen Behaarung nach Kopfverletzungen bekannt, die sich nach Monaten zurückbildet. Eine Hypertrichose kann auch mit Erkrankungen des Nervensystems, mit einer multiplen Sklerose, mit Encephalitis und Anorexia nervosa assoziiert sein. Auch bei Malnutrition und nach einer Dermatomyositis im Kindesalter kann man eine Hypertrichose beobachten. Bei der kongenitalen erythropoetischen Porphyrie kann sich an den lichtexponierten Hautarealen bereits im 3. Lebensjahr eine Hypertrichose ausbilden. Gleichzeitig besteht eine ausgeprägte Lichtempfindlichkeit.

Lawrence-Seip-Syndrom. Das Syndrom umfaßt einen lipoatrophischen, insulinresistenten Diabetes mellitus, Hypertrichose, Acanthosis nigricans und mentale Retardierung.

Cornelia de Lange-Syndrom. Man sieht hierbei eine generalisierte Hypertrichose, über der Nasenwurzel zusammenwachsene Augenbrauen, eine charakteristische Facies sowie physikalische und mentale Retardierung.

Man begegnet einer Hypertrichose auch bei Säuglingen mit einem fötalen Hydantoin-Syndrom, beim Syndrom mit Gingiva-Hyperplasie und Hypertrichose, sowie beim Syndrom mit Gingiva-Fibromatose und Hypertrichose. Letzteres wird von mentaler Retardierung und Epilepsie begleitet. Schließlich sei noch das fötale Alkohol-Syndrom erwähnt, welches leider immer häufiger beobachtet wird.

Umschriebene Hypertrichosen

Gesicht

Porphyria cutanea tarda. Bei der kutanen Porphyrie ist eine symptomatische Hypertrichose periorbital (über dem Jochbein und fronto-temporal) sowie auf den Wangen beiderseits gut bekannt. Dieses Symptom ist besonders bei Frauen wichtig, weil es das erste Zeichen einer Porphyria cutanea tarda sein kann, weswegen ein Arzt konsultiert wird. In schwereren Fällen kann sich das gesteigerte Haarwachstum auch auf das gesamte Gesicht

228

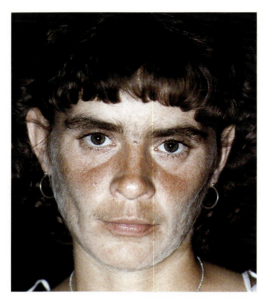

Abb. 199. *Hyperpigmentierung und Hypertrichose mit buschigen, beinahe zusammenfließenden Augenbrauen bei Porphyria cutanea tarda*

ausdehnen, aber die Haare bleiben immer seidig, weich, wie Vellushaare. Der Schnurrbart- und Bartbereich sind nie die meistbetroffenen Areale. Selten, vor allem bei Männern, sind an bestimmten Lokalisationen (in erster Linie um die Augenlider) die Haare dicker und pigmentiert (Abb. 199).

Die Lichtempfindlichkeit (was die Patienten nicht immer erwähnen), die rotbraune Hyperpigmentierung, zusammen mit der Hyper-

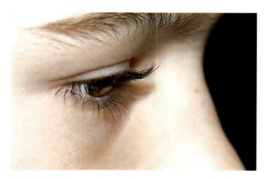

Abb. 200. *Extrem lange Augenwimpern (Syndrom der langen Augenwimpern)*

trichose, weist bei Frauen bereits frühzeitig auf die Porphyrinopathie hin. In fortgeschrittenen Stadien findet man auch an den Extremitäten eine Hypertrichose. Eine Hypertrichose schweren Grades kann man bei einer Porphyria cutanea tarda im Kindesalter beobachten.

Die Hypertrichose wird häufig mit einem Hirsutismus verwechselt, so daß die Patienten ausgedehnten endokrinologischen Untersuchungen unterworfen werden. Jedoch lenken das gemeinsame Vorkommen von Hypertrichose und Hyperpigmentierung, in Verbindung mit einer erhöhten Ausscheidung von Uroporphyrin, schnell die Aufmerksamkeit auf die richtige Diagnose.

Trichomegalie-Syndrom. Das Syndrom geht mit kongenitalen, später noch deutlicher werdenden, abnorm dicken und langen Haaren der Augenbrauen und Wimpern einher (Lange Wimpern-Syndrom). Bei diesen Kindern muß man die Wimpern regelmäßig kürzen, weil sie beim Sehen stören. Die Augenbrauen der Kinder sind grob und buschig. Obligate Symptome sind noch der proportionierte Kleinwuchs und eine Retinopathie (Pigmentdegeneration). Im Gegensatz zum gesteigerten Wachstum der Augenbrauen und der Wimpern findet man auf der behaarten Kopfhaut fakultativ hypotrichotische Areale. Die somatische Entwicklung dieser Patienten ist verlangsamt. Als weitere Veränderungen wurden mentale Retardierung und Hypothyreose beobachtet. Das Syndrom wird wahrscheinlich autosomal rezessiv vererbt [3]. Erworbene, lange Wimpern wurden neuerdings bei fortgeschrittener HIV-Infektion sowie nach Behandlung mit Interferon und Cyclosporin A beschrieben [4] (Abb. 200).

Morbus Cushing. Es handelt sich hierbei um einen Hyperkortizismus, der von der Nebennierenrinde ausgeht. Eine ausgeprägte Hypertrichose findet man hauptsächlich im Gesicht und an den Extremitäten. Ein echter Hirsutismus wird bei diesem Syndrom nur relativ selten beobachtet.

Sakrale Hypertrichose. Eine Hypertrichose mit weichen, langen Haaren über dem Os sacrum kann auf eine gestörte Fusion der Wirbelbögen hinweisen. In ausgeprägteren Fällen

kann das Haarwachstum pferdeschwanzähn-
lich sein (Faun-Schwanz). Die Erscheinungen
sind wichtig, weil die Malformation der Wirbelbögen potentiell auch das Rückenmark
schädigen kann, worauf die sakrale Hypertrichose als Hinweis dienen kann (Abb. 201).

Hirsutismus

Je nachdem, an welcher Stelle sich ein gesteigertes Haarwachstum manifestiert, ist die
Intensität der Androgenisierung unterschiedlich. So ist der Hyperandrogenismus am deutlichsten bei einem Hirsutismus auf der Brust
und über dem Nabel. Hirsutismus im Bereich
des Schnurrbartes und des Bartes, periareolär,
am Unterbauch, perianal und auf den Oberschenkeln zeigt eine geringere Androgenisierung an. Am geringsten ist die Androgenab-
hängigkeit des Hirsutismus an den Unterschenkeln und den Unterarmen, weil auf
diesen Arealen auch ohne Mitwirkung des
männlichen Hormons ein gesteigertes Wachstum terminaler Haare vorkommen kann [5].

Bei der Untersuchung einer Patientin mit
Hirsutismus ist die Erhebung der Familienanamnese wichtig (ob weibliche Familienmitglieder betroffen sind). Es muß auch
erfragt werden, wann die Haarveränderung
auftrat und ob sie progredient ist. Man muß
auch erfahren, ob Menstruationsstörungen
vorliegen und wann die Ovulation stattfand.
Des weiteren sind die Fertilitätsverhältnisse
und andere assoziierten Erscheinungen von
Belang. Hierbei soll man insbesondere nach
Zeichen eines Virilismus, wie männlicher
Körperbau (Fettverteilung, Verstärkung der
Muskulatur, Atrophie der Brüste) und nach
anderen maskulinen Zeichen (tiefere Stimme,
Glatzenbildung), sowie nach einer Hyperplasie der Klitoris suchen (Abb. 202).

Je nachdem, wo der androgenproduzierende Prozeß (Hyperplasie oder Tumor) nachweisbar ist, kann man den Hirsutismus in zentrale (sekundäre) und periphere (primäre) Formen einteilen. Die zentrale Form ist meist
durch irgendeinen hormonproduzierenden
Tumor in einem Organ (Ovarium, Nebennierenrinde) bedingt, während bei der peripheren

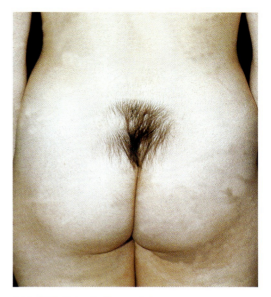

Abb. 201. *Sakrale Hypertrichose*

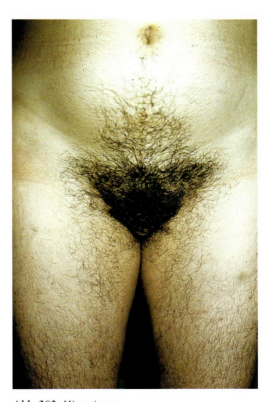

Abb. 202. *Hirsutismus*

Form die gesteigerte Androgenempfindlichkeit der Haarfollikel eine Rolle spielt. Den letzteren Zustand nennt man neuerdings auch einen primären, kutanen Virilismus. Heute kennt man mehrere Untertypen beider Formen, die sich aus der näheren Kenntnis des Wirkungsmechanismus androgener Hormone und des Androgenmetabolismus der Haut auf Rezeptor- und Molekularebene ergeben.

Der idiopathische Hirsutismus ist häufig familiär gebunden, beginnt frühzeitig (nach der Pubertät), ist langsam progredient und entwickelt sich im Erwachsenenalter nicht weiter. Typisch ist auch, daß schwerere Störungen der Menstruation ausbleiben und die Fertilität erhalten bleibt. Gut brauchbar ist die klinische Beobachtung, daß das Ausmaß endokrinologischer Veränderungen mit der Schwere der Menstruationsstörungen wächst. Demgegenüber weist der im späteren Erwachsenenalter auftretende, schnell progrediente, mit schweren Menstruationsstörungen und mit Virilismus einhergehende Hirsutismus auf eine androgensezernierende Neubildung (Tumor oder Hyperplasie) hin. Zur genauen Diagnose sind hormonelle Untersuchungen (freies Testosteron, Gesamttestosteron, SHBG, Androsteron, Dehydroepiandrosteron, LH, FSH) und moderne bildgebende Verfahren (CT, Ultraschall) erforderlich.

Mit Hirsutismus einhergehende wichtigere Syndrome

Stein-Leventhal-Syndrom. Das gesteigerte Haarwachstum beginnt frühzeitig, zusammen mit der Menarche, und führt zu unregelmäßigen Regelblutungen. Durch eine LH-Stimulierung bilden sich hierbei polyzystisch vergrößerte Ovarien und sezernieren vermehrt Androgene. Typisch ist dabei eine hoher LH/FSH-Quotient. Zu den klinischen Erscheinungen zählen noch die Obesität, die Infertilität und die meist beidseitige Vergrößerung der Ovarien mit verdickter Wand.

Maskulinisierender Ovarialtumor. Der Tumor entsteht im Erwachsenenalter. Führende Symptome sind der Hirsutismus und andere Manifestationen des Virilismus. Nach seinem biologischen Verhalten kann der androgenpro-

duzierende Tumor benigne oder maligne sein, aber die Hauterscheinungen sind in beiden Fällen identisch. Im Gegensatz zum Stein-Leventhal-Syndrom ist die Ovarialvergrößerung in der Regel einseitig (Abb. 203).

An Luteom assoziierter Hirsutismus. Das Syndrom rechnet zu den Krankheitsbildern des Ovars. Der gesteigerter Haarwuchs kann von einer schweren Seborrhoe und Akne begleitet werden. Es beginnt während der Schwangerschaft, wenn sich das Corpus luteum ausgebildet hat und persistiert, wie das Corpus luteum, sogar mehrere Monate nach der Entbindung. Bei diesen Patienten muß man auch bei einer erneuten Schwangerschaft mit ähnlichen Erscheinungen rechnen.

Kongenitale adrenale Hyperplasie. Die adrenale Hyperplasie beruht meist auf einem Mangel an 21-Hydroxylase. Der Hirsutismus ist dabei in der Pubertät bzw. im jungen Erwachsenenalter ein häufiges Symptom. Infolge des Enzymdefektes wird die Kortisonproduktion gestört, wodurch sich kompensatorisch die ACTH-Sekretion erhöht. Derzufolge steigt auch die Produktion der androgenen Nebennierenhormone (Androstendion) an. Dadurch entsteht bei weiblichen Neugeborenen ein Pseudohermaphroditismus und bei Jungen eine Pubertas praecox. Später beobachtet man bei den betroffenen Frauen auch Maskulinisierungserscheinungen. Gut bekannt ist bei diesen

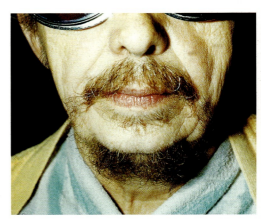

Abb. 203. Hirsutismus bei einem androgenproduzierenden Ovarialtumor

Frauen auch eine hartnäckige, langanhaltende, therapieresistente Akne. Bei einem schweren Enzymdefekt – wegen der gesteigerten ACTH-Sekretion – kann sich auch eine Addison-artige Hyperpigmentierung ausbilden, deren Ausmaß von der Schwere des Syndroms abhängt. Aus der Reihe der orientierenden Hormonuntersuchungen lenkt die Erhöhung von Dehydroepiandrosteron die Aufmerksamkeit auf die richtige Diagnose.

Im Hintergrund des adrenalen Virilismus kann neben der oben erwähnten Hyperplasie auch ein androgenproduzierendes adrenales Adenom oder Karzinom stehen.

Als seltene Ursachen des Hirsutismus seine schließlich die Hyperprolactinämie und die Akromegalie erwähnt [8] (Tabelle 54).

Tabelle 54. Generalisierter Hirsutismus

Cushing-Syndrom
polyzystisches Ovarialsyndrom
androgenproduzierende Tumoren der Ovarien und
der Nebennieren
Luteom
Prolaktinom
Akromegalie
21-Hydroxylase-Mangel im Erwachsenenalter

Syndrome mit lokalisiertem Hirsutismus

Achard-Thiers-Syndrom. Das „Syndrom bärtiger Frauen" stellt wahrscheinlich eine eigene Entität dar. Es umfaßt eine Obesität, einen Diabetes mellitus (vom insulinresistenten Typ, jedoch ohne Neigung auf Koma) und eine Hypertonie. Der Hirsutismus betrifft in der Regel nur das Gesicht und auch hier hauptsächlich nur die Oberlippe und das Kinn (Bildung von Schnurrbart und Bart). Andere Zeichen eines Virilismus kommen nur selten vor.

Differentialdiagnostisch kommt das Cushing-Syndrom in Frage und unterscheidet sich durch fehlende Zeichen eines gesteigerten Metabolismus und durch einen anderen Typ der Fettsucht (kein Mondgesicht, generalisierte Fettsucht). Die Entität des Morgagni-Syndroms, mit einem umschriebenen Hirsutismus im Gesicht, wird von den meisten Autoren heute bezweifelt.

Mit Fehlen von Haaren einhergehende Dermadrome

Eine angeborene oder erworbene, umschriebene oder diffuse, partielle oder totale Hypotrichose begleitet zahlreiche dermatologische Krankheitsbilder, aber auch ihre Assoziierung an Systemerkrankungen und Krankheiten innerer Organe ist gut bekannt [9]. Ein Großteil der Behaarungsstörungen kann nicht als ein wichtiges Symptom zur Diagnose, sondern nur als Begleitsymptom der Grunderkrankung oder als Begleiterscheinung betrachtet werden.

Die meisten Hypotrichosen im Rahmen von Endokrinopathien, Infektionen, Autoimmunerkrankungen, chronischen, atrophisierenden Prozessen, sowie bei verschiedenen Mangelkrankheiten und iatrogenen Schäden gehören in diese Gruppe (Tabelle 55).

In diesem Abschnitt werden solche, mit schütterer Behaarung oder mit Fehlen von Haaren einhergehende Hypotrichosen besprochen, die auf eine Erkrankung innerer Organe hinweisen.

Tabelle 55. Zu einer Hypotrichose führende Medikamente

Zytostatika
Vitamin A, Retinoide
cholesterinsenkende Mittel
Heparinoide
Dextran
Kumarin

Erscheinungen auf der behaarten Kopfhaut

Ein vermindertes Haarwachstum kann diffus oder umschrieben, auf einer unveränderten oder entzündlich geröteten, atrophischen oder vernarbten Kopfhaut in Erscheinung treten. Es sei hier vermerkt, daß die entzündlichen (vernarbenden) Alopezien eher nur dermatologisch von Bedeutung sind, während nicht vernarbende, nicht entzündliche Alopezien eher korrelativ-dermatologisch wichtig sind.

Bekanntlich wird der Vorgang des Haarverlustes als Effluvium und das dadurch entstandene haarlose Areal als Alopezieherd bezeichnet. Da im Hinblick auf die korrelative Dermatologie nur aus umschriebenen Alopezien Schlüsse gezogen werden können, werden hier nur diese beschrieben.

Alopecia areata. Hierbei entstehen meist runde oder ovale, teilweise reversible, haarlose Herde. Die Dermatose hat eine unterschiedliche Ätiopathogenese. Die behaarte Kopfhaut ist im Herdbereich unverändert, d. h. nicht entzündlich, nicht atrophisch und nicht vernarbt und die Follikelöffnungen sind erhalten. Nicht selten kann man in der Follikelöffnung komedoartige Bildungen beobachten. Durch Kon-

fluierung der rundlichen Herde entstehen des öfteren unterschiedlich konfigurierte haarlose Areale. Sogar alle Haare der behaarten Kopfhaut können ausfallen (Alopecia totalis) (Abb. 204, 205).

Bei Alopecia areata, besonders beim gemeinsamen Vorkommen mit Vitiligo, muß man in erster Linie an eine Autoimmunerkrankung innerer Organe denken. Wegen des Defektes in der Immunregulation kann man nämlich öfters unterschiedliche, organpathogene Autoantikörper nachweisen. Assoziiert sind dementsprechend Schilddrüsenerkrankungen, eine atrophische Gastritis (mit perniziöser Anämie), der Morbus Addison, SLE, DLE, Thymom und

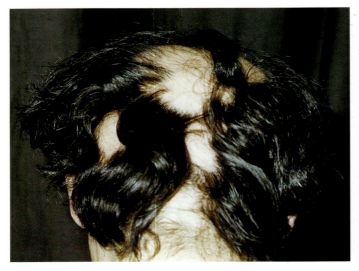

Abb. 204. Alopecia areata

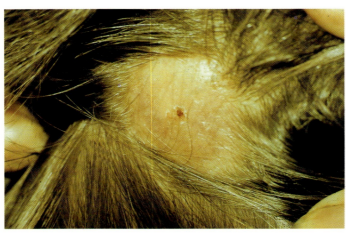

Abb. 205. Alopecia „metastatica" nach Metastase eines Mammakarzinoms auf die behaarte Kopfhaut

neuerdings auch das polyglanduläre Autoimmunsyndrom. Die Alopezie ist vor allem typisch für den Typ I des polyglandulären Autoimmunsyndroms und ist hierbei meist herdförmig, umschrieben, kann aber auch total oder universell sein. Das gemeinsame Vorkommen von Alopezie, Vitiligo und von mukokutaner Candidose lenken die Aufmerksamkeit auf dieses Syndrom [10, 11].

Insbesondere die Beziehungen zwischen Alopecia areata und Erkrankungen der Schilddrüse wurden des öfteren untersucht. Manche Autoren finden bei Patienten mit Alopecia areata in 70 % der Fälle eine euthyreote, parenchymatöse Struma und in 12 % eine Struma nodosa. Folgerichtig könnte man bei Patienten mit Alopecia areata nach einem strumigenen Faktor fahnden. Weiterhin interessant ist, daß bei einer Alopecia areata, in Verbindung mit einem mit Morbus Down, die Schilddrüsenerkrankungen noch deutlicher in den Vordergrund treten. In solchen Fällen kann man am ehesten höchste und hochtitrige Werte für antithyreoidale Antikörper nachweisen [12].

Wahrscheinlich kann man auch das Vogt-Koyanagi-Harada-Syndrom, welches Alopecia areata, Poliosis, Vitiligo, Meningo-Enzephalitis, bilaterale Uveitis und Dysacusie umfaßt, am besten mit einer Autoimmun-Pathogenese erklären.

Androgenetische Alopezie der Frauen. Bei dieser Alopezie sind ebenfalls endokrinologische Zusammenhänge möglich. Man unterscheidet 2 Typen:

1. Bei einer androgenetischen Alopezie vom weiblichen Typ beginnt ein deutlicher Haarausfall in der Kopfmitte, so daß man die Kopfhaut in diesem schütter behaarten Areal gut sehen kann. Typisch ist hierbei auch, daß die Behaarung frontal und temporal in einer 2–3 cm breiten Zone relativ erhalten bleibt. (Nur interessehalber soll erwähnt werden, daß dieser weibliche Typ ohne irgendwelche endokrinologische Abweichungen auch bei Männern vorkommt (androgenetische Alopezie vom weiblichen Typ des Mannes). Neue Studien haben ergeben, daß bei diesem weiblichen Typ meist keine hormonellen Störungen (Hyperandrogenismus) nachweisbar waren, so daß sich bei

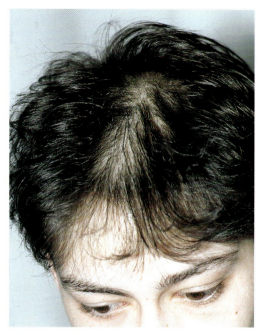

Abb. 206. *Androgenetische Alopezie vom weiblichen Typ*

diesem Muster detaillierte endokrinologische Untersuchungen erübrigen [14]. Was in Frage kommt, sind Abnormitäten der Steroidrezeptoren und lokale Abweichungen vom normalen Metabolismus der Steroide, wodurch genetisch bedingt die Androgenempfindlichkeit der Strukturen der Haarfollikel-Talgdrüsen-Einheit ansteigt. Einen Hyperandrogenismus kann man nur bei einem kleineren Teil der Fälle nachweisen, wobei hier andere androgenbedingte Symptome (Hirsutismus, Regelstörungen) fehlen. Diese diffuse Alopezie vom weiblichen Typ stellt die einzige Manifestation der Androgenisierung dar. In solchen Fällen steht in der Regel ein polyzystisches Ovar im Hintergrund [15]. Ist die androgenetische Alopezie mit Blutungsstörungen und/oder Galaktorrhoe assoziiert, so muß man an eine Hyperprolaktinämie denken (Abb. 206).

2. Die andere Form der androgenetischen Alopezie der Frauen zeigt ein männliches Muster. Hierbei bildet sich eine ausgesprochene

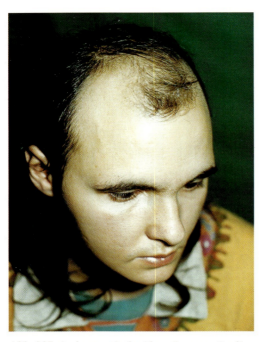

Abb. 207. Androgenetische Alopezie vom männlichen Typ

Haarfollikel-Talgdrüsen-Einheit verursacht [17]. Das Syndrom ist durch eine schwere Seborrhoe, therapieresistente Akne, Hirsutismus und androgenetische Alopezie gekennzeichnet. In der Pathogenese des Syndroms spielen die gesteigerte Androgenempfindlichkeit kutaner Strukturen (primärer, kutaner Virilismus) bzw. eine Überproduktion von Androgenen eine Rolle. Zur Klärung der Diagnose sind endokrinologische Untersuchungen und bildgebende Verfahren erforderlich.

Die genaue Pathogenese ist weder bei der männlichen, noch bei der weiblichen Glatzenbildung bekannt. Es scheint wahrscheinlich zu sein, daß beide Formen mit einer gesteigerten lokalen Androgenwirkung in Zusammenhang stehen, derzufolge die Terminalhaare auf der behaarten Kopfhaut in Vellushaare überführt werden und schließlich eine Glatze entsteht. Andererseits ist auch bekannt, daß in Vellushaar-Bereichen die Androgene das Haarwachstum steigern. Es ist wahrscheinlich, daß bei der unterschiedlichen Hormonwirkung der genetisch determinierte Unterschied im lokalen Androgenmetabolismus die Hauptrolle spielt.

männliche Glatze im fronto-temporalen Winkel beiderseits (Alopecia triangularis) und im Tonsurenbereich. Es ist bekannt, daß bei den Frauen hierzu ein höherer Androgentiter (wie bei Männern) erforderlich ist. Aus diesem Grunde soll man bei diesem Muster bei Frauen immer nach einer Hyperplasie oder Tumor fahnden, welche exzessive Mengen von Androgen produzieren. Der Verdacht darauf verstärkt sich, wenn gleichzeitig auch ein Hirsutismus, eine Akne, Blutungsstörungen und andere Maskulinisierungszeichen vorliegen. Auf Grund neuerer klinischer und endokrinologischer Untersuchungen weiß man aber, daß eine milde Form der androgenetische Alopezie vom männlichen Muster bei Frauen in der Postmenopause auftreten kann, ohne daß man es als Zeichen einer Androgenisierung werten muß [16] (Abb. 207).

Bei Frauen stellt das sog. SAHA-Syndrom die maximale Variante eines Hyperandrogenismus dar. Das Syndrom wird durch eine ausgedehnte, maximal ausgeprägte Stimulation der

Umschriebene Hypotrichosen in anderen Hautregionen

Alopezie im Augenbrauenbereich. Die Rarefizierung oder das Fehlen der lateralen Anteile der Augenbrauen bezeichnet man als Hertoghe'sches Zeichen. Klassisch ist sein Vorkommen bei der Hypothyreose und bei der Syphilis im zweiten Stadium. Typisch ist es auch beim atopischen Ekzem. Allerdings müßte man hierbei von einem Pseudo-Hertoghe'schen Zeichen sprechen, da die Haut im Augenbrauenbereich nicht normal, sondern entzündlich verändert ist.

Brust und Bauch. Bei schweren Lebererkrankungen der Männer (Zirrhose) fällt eine Verminderung oder ein völliges Fehlen der Behaarung auf der Brust und auf dem Bauch auf. In fortgeschrittenen Stadien wird auch die Genitalbehaarung und die Behaarung in den Achseln schütter. In der Regel verlaufen die

Lebererkrankung und die Hypotrichose parallel. Man erklärt diese Hypotrichose mit einer Hyperöstrogenämie. Dagegen könnte sprechen, daß die Hypotrichose bereits Jahre der Zirrhose vorangehen kann. Dieser Umstand könnte auf eine konstitutionelle Prädisposition auf Leberzirrhose hinweisen. Gleichfalls infolge der Störung des Östrogenmetabolismus treten außer der Hypotrichose häufig auch eine Gynäkomastie und eine Hodenatrophie in Erscheinung. Diese Kombination wird als Corda-Silvestrini-Trias bezeichnet (Abb. 208).

Hypotrichose auf dem gesamten Integument. Eine Insuffizienz der meisten endokrinen Drüsen führt zu einem Schütterwerden der Terminalbehaarung in den Achselhöhlen und im Genitalbereich und bei Männern auch im Bartbereich. So beobachtet man eine Hypotrichose beim Hypopituitarismus. Hierbei dürfte der Ausfall der Hormonproduktion in einer oder in mehreren Drüsen eine Rolle spielen. Die Haut dieser Patienten ist blaß (alabasterfarben) und pigmentiert nur schwer (Simmonds-Sheehan-Syndrom, Anorexia nervosa). Die schüttere Behaarung mit trockenen, brüchigen Haaren kann bereits im Kindesalter die Aufmerksamkeit auf eine Hypothyreose lenken. Der Ausfall oder die Rarefizierung der Achsel- und Genitalhaare kann besonders bei Frauen auf einen Hypocorticismus hinweisen. In der Ausbildung der Hypotrichose spielt neben den Androgenen der Nebennieren auch der Ausfall der permissiven Wirkung der Kortisone eine Rolle. Beim Morbus Addison fällt auf, daß die Haare nicht nur rarefiziert, sondern auch dunkler werden. Beim erworbenen Hypogonadismus, besonders bei Männern, werden die Barthaare und die anderen Haare, die sich als sekundäre Geschlechtsmerkmale entwickelt haben, rarefiziert, während bei angeborenen Formen neben einer Störung der geschlechtlichen Differenzierung auch die Behaarung im Achsel- und Genitalbereich ausbleibt oder nur sehr schütter entwickelt ist. Das Fehlen von Achselhaaren und eine schüttere Genitalbehaarung bei Frauen kann auf eine testikuläre Feminisierung (Morris-Syndrom) hinweisen („hairless women"). Den weiblichen Habitus und den Haarmangel bei

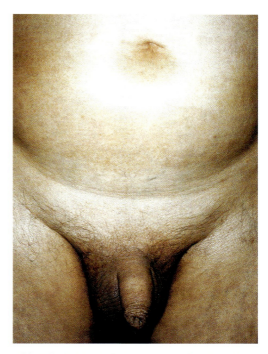

Abb. 208. Fehlende Behaarung auf dem Bauch und schüttere Genitalbehaarung bei Hypogonadismus

Männer mit normal funktionierenden Gonaden kann man mit Fehlen von Androgenrezeptoren erklären [18].

Veränderungen der Haarfarbe

Hypomelanose. Wird das Melaninpigment in den Haaren weniger oder fehlt, so erscheinen die Haare grau. Eine Verringerung des Melanins hat verschiedene Ursachen: Abnahme der Melanozytenzahl, Störung der Melanosomenbildung in den Melanozyten, Störung des Melanosomentransfers und die gesteigerte Degradation der Melanosomen. Klinisch unterscheidet man ein diffuses Ergrauen aller Kopfhaare und das Ergrauen der Haare in umschriebenen Arealen (Poliosis). Die Poliosis erkennt man als eine graue Haarlocke [19].

Erkrankungen mit Poliosis. Bei mehr als der Hälfte der Patienten mit tuberöser Sklerose sieht man eine Poliosis auf der behaarten Kopfhaut, an den Augenbrauen oder an den Augenwimpern. Eine dreieckige graue Haarlocke, die von der Stirne ihren Ausgang nimmt, kann auf einen Piebaldismus und auf das Waardenburg-Syndrom hinweisen. Piebaldismus bedeutet buntscheckige Haut und Haare und zählt zu den kongenitalen Hypomelanosen (partieller Albinismus). Neben der weißen Haarlocke ist der Piebaldismus durch 1–5 cm große, runde, pigmentierte Flecke in vitiligoartigen, hypopigmentierten Hautarealen gekennzeichnet. Für beide Syndrome sind eine Schalleitungstaubheit und eine mentale Retardierung charakteristisch. Die Poliosis ist auch ein Teilsymptom des bereits erwähnten Vogt-Koyanagi-Harada-Syndroms. Die Poliosis kann hierbei nicht nur im Bereich der Kopfhaut, sondern auch an den Augenbrauen und Augenwimpern sitzen und kann sogar Vellushaarbereiche miteinbeziehen. Die Poliosis zählt bei diesem Syndrom nicht zu den Frühsymptomen, da sie nach der bilateralen Uveitis in Erscheinung tritt.

Vorzeitiges Ergrauen aller Kopfhaare. Man spricht von einem vorzeitigen Ergrauen der Haare, wenn die Kopfbehaarung diffus vor dem dritten Lebensjahrzehnt grau wird. Den Hintergrund können einige interessante Syndrome bilden, wie das autosomal dominant vererbte Böök-Syndrom, welches eine Aplasie der Bicuspidalklappen, ein frühzeitiges, diffuses Ergrauen (bereits nach dem 10. Lebensjahr), sowie häufig auch eine Hyperhidrose umfaßt. Ebenfalls vorzeitig, vor dem 20. Lebensjahr, beginnt ein deutlicheres Ergrauen der Haare beim Werner-Syndrom und beim Rothmund-Thomson-Syndrom. Die Kopfform beim Seckel-Syndrom erinnert im Profil an das Vogelgesicht bei Werner-Syndrom. Andere Symptome sind hierbei Knochen- und Zahnanomalien, eine Panzytopenie und eine Hypersplenie.

Literatur

1. Orfanos CE, Happle R; Hrsg (1990) Hair and hair diseases. Springer, Berlin Heidelberg New York
2. Herzberg J (1980) Cutane paraneoplastische Syndrome der Haut. Perimed, Erlangen
3. Zaun H, et al (1984) Das Syndrom der langen Wimpern („Trichomegaliesyndrom" Oliver-McFarlane). Hautarzt 35: 162–165
4. Kaplan M, et al (1991) Acquired trichomegaly of the eyelashes: a cutaneous marker of acquired immunodeficiency syndrome. J Am Acad Dermatol 25: 801–804
5. Greenblatt RB, Mahesh VB, Gambrell RD (1987) The cause and management of hirsutism. Parthenon, Carnforth, England
6. Redmond CP, et al (1990) Menstrual dysfunction in hirsute women. J Am Acad Dermatol 22: 76–78
7. King S, Luppa P (1991) Diagnostik des Hirsutismus mit Klinik und Routinelabor. MMW 133: 129
8. Orfanos CE, Hertel H (1988) Haarwachstumsstörung bei Hyperprolaktinämie. Z Hautkrankh 63: 23–26
9. Zaun H, Perret C (1990) Internal diseases affecting hair growth. In: Orfanos CE, Happle R (Hrsg) Hair and hair diseases. Springer, Berlin Heidelberg New York, S 587–609
10. Gollnick H, Orfanos CE (1990) Alopecia areata: pathogenesis and clinical picture. In: Orfanos CE, Happle R (Hrsg) Hair and hair diseases. Springer, Berlin Heidelberg New York, S 529–569
11. Feingold KR, Elias PM (1988) Endocrine-skin interactions. J Am Acad Dermatol 19: 1–20
12. Lutz G, et al (1987) Die Wertigkeit pathologischer Schilddrüsenbefunde bei Alopecia areata. Z Hautkrankh 62: 1253–1261
13. Bergner T, Braun-Falco O (1991) Die androgenetische Alopezie der Frau. Hautarzt 42: 201–210
14. Rushton DH, et al (1990) Biochemical and trichological characterization of diffuse alopecia in women. Br J Dermatol 123: 187–197
15. Futterweit W, et al (1988) The prevalence of hyperandrogenism in 109 consecutive female patients with diffuse alopecia. J Am Acad Dermatol 19: 831–136
16. Venning VA, Dawber RPR (1988) Patterned androgenic alopecia in women. J Am Acad Dermatol 18: 1073–1077
17. Orfanos CE (1990) Androgenetic alopecia: clinical aspects and treatment. In: Orfanos CE, Happle R (Hrsg) Hair and hair diseases. Springer, Berlin Heidelberg New York, S 485–527
18. Zaun H (1981) Haarsymptome bei Endokrinopathien. Z Hautkrankh 9: 555–560
19. Hori Y, Seiji M (1990) Hypomelanotic hair disorders. In: Orfanos CE, Happle R (Hrsg) Hair and hair diseases. Springer, Berlin Heidelberg New York, S 443–466

22. Die diagnostische Bedeutung von Nagelveränderungen

Die diagnostische Bedeutung von Nagelveränderungen wurde früher überschätzt. In den letzten Jahrzehnten wurden diese dagegen eher vernachlässigt, obwohl zur Untersuchung eines Patienten klassisch auch die Inspektion der Nägel dazugehört. Man kann nämlich von den Nägeln zahlreiche gut brauchbare, frühe diagnostische Zeichen ablesen und so den Verdacht auf eine systemische Erkrankung bekräftigen. Aus diesem Grunde sollte bei einer klinischen Untersuchung die Inspektion der Nägel nicht fehlen [1, 2].

In diesem Kapitel werden diagnostisch wichtige Nagelveränderungen besprochen. Auch solche, die mit wichtigeren inneren Erkrankungen und Systemerkrankungen in Verbindung stehen (Tabelle 56).

Tabelle 56. Nagelveränderungen

Fehlen oder unvollständige Ausbildung der Nagelplatten
Verlust vorhandener Nägel
Formveränderungen der Nägel
Farbveränderungen der Nägel
Veränderungen am Nagelfalz und am Hyponychium

Fehlen oder unvollständige Ausbildung der Nagelplatten

Nagel-Patella-Syndrom. Dieses ektodermale Syndrom wird dominant vererbt und umfaßt eine Aplasie oder Hypoplasie der Nagelplatten und der Patella, sowie andere Knochenanomalien (Osteoonychodysplasie). Die Nagelveränderungen sind meist bereits bei der Geburt vorhanden und betreffen in der Regel Daumen und Zeigefinger. Eine trianguläre Lunula kann frühzeitig die Aufmerksamkeit auf das Syndrom lenken. Die Nagelplatten können vollständig fehlen. Es kommt aber auch vor, daß wegen der Aplasie oder Hypoplasie des medialen Matrixanteils nur die Hälfte oder ein Drittel der Nagelplatten medial fehlt oder stark verkümmert ist. Neben den Veränderungen der Patella bestehen auch zahlreiche Gelenksdysplasien und Exostosen (Beckenknochen). Neuerdings wurden auch assoziierte Nierenveränderungen unterschiedlichen Ausmaßes (Beteiligung der Glomerula, Entwicklungsstörungen) beobachtet, worauf frühzeitig eine Proteinurie und Hämaturie aufmerksam machen können [3].

D.O.O.R.-Syndrom. Das Syndrom umfaßt Taubheit (*D*eafness), *O*nycho-*O*steo-Dysplasien und mentale *R*etardierung. Ursache der fehlenden Nagelplatten ist eine Aplasie der Matrix. Weitere ektodermale Defekte können sich hinzugesellen [4].

Verlust vorhandener Nägel

Dyskeratosis congenita (Zinsser-Engman-Cole-Syndrom). Das Syndrom wird X-chromosomal vererbt und umfaßt die Trias aus Nageldystrophie, netzartiger, brauner Hyperpigmentierung mit Teleangiektasien und Leukoplakie der Mundschleimhaut [1].

Erstmanifestation des Syndroms zwischen dem 8. und 10. Lebensjahr ist eine Ausfransung der Nagelplatten mit deren konsekutiver Ablösung. Statt den Nägeln bleiben dann winzige, dünne, „gelartige" Hornplatten übrig. Gleichzeitig oder nach einigen Jahren erscheint im Gesicht, am Hals, auf den Schultern und auf dem Rücken eine gräulich-braune, netzartige Hyperpigmentierung, welche später durch depigmentierte Herde und durch Teleangiektasien zu einer Poikilodermie vervollständigt wird. Anschließend entwickeln sich auf verschiedenen Schleimhäuten (Mund, Ösophagus, Anus, Urethra) Bläschen und Erosionen, welche ausgeprägte leukoplakische Herde hinterlassen. Ab dem 2.–3. Lebensjahrzehnt muß man mit maligner Entartung der Leukoplakien rechnen.

Bei den Patienten werden häufig auch unterschiedliche hämatologische Krankheitsbilder wie Fanconi-Anämie, schwere Neutropenie, Thrombozytopenie und später eine Panzytopenie beobachtet. Schwere körperliche und geistige Retardierung, gastrointestinale Blutungen, intrakraniale Verkalkung und häufige Infektionen durch opportunistische Keime vervollständigen das klinische Bild. Nach UV-Bestrahlung zeigen die kultivierten Zellen der Patienten einen erhöhten Schwester-Chromatid-Austausch und eine verminderte Repair von DNS. Solche Anomalien erklären die schlechte Lebenserwartung dieser Patienten (Karzinome, Leukämien, Hämorrhagien, Sepsis).

Cronkhite-Canada-Syndrom. Das Syndrom umfaßt eine gastrointestinale, benigne Polypose, Enteropathien mit Proteinverlust, krankhafte Melanin-Hyperpigmentierung, Effluvium und Alopezie, sowie Nageldystrophie oder Verlust der Nägel. Die Nagelveränderungen gehen den Magen-Darm-Veränderungen voraus. Die unveränderten Anteile der Nagelplatten haben die Form eines umgekehrten Dreiecks und sind von dystrophischen Anteilen umgeben.

Onycholyse. Unter einer Onycholyse versteht man die Ablösung der Nagelplatte vom Nagelbett. Meist ist die Onycholyse eine Folge von akuten und chronischen entzündlichen Erkrankungen, von Traumen und von chemischen Einflüssen. Der abgelöste Teil des Nagels zeigt eine typische, weißliche, opale Farbe. Onycholysen kommen von den inneren Erkrankungen bei der Hyperthyreose und bei den Porphyrinopathien (Porphyria cutanea tarda, erythropoetische Porphyrie) vor. Auch bestimmte, phototoxisch wirksame Medikamente (Psoralene, Ofloxacin, Pefloxacin) können eine Onycholyse bewirken.

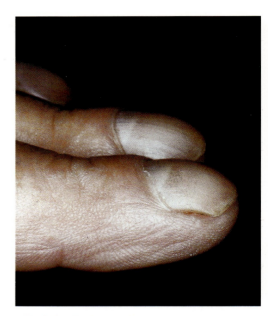

Abb. 209. *Uhrglasnägel*

eine Eindellung der Nagelplatten zustande und begleiten einen Vitamin-B- und Eisenmangel sowie zahlreiche Zustände einer Malnutrition (Plummer-Vinson-Syndrom: eine sideropenische Dysphagie). Löffelnägel beobachtet man häufig auch in Verbindung mit Karzinomen im oberen Teil des Gastrointestinaltraktes und relativ häufig bei der idiopathischen Hämochromatose.

Bei der Akrosklerose, durch Atrophie des letzten Fingergliedes, biegt sich die Nagelplatte auf die Fingerspitze (Parrot's beak nail). In fortgeschrittenen Stadien kann es zu einer Zerstörung der gesamten Endphalanx kommen [5] (Abb. 209).

Formveränderungen der Nägel

Uhrglasnägel entstehen durch eine Vorwölbung der Nagelplatte entlang ihrer Längs- und Querachse. Sie stellen ein Teilsymptom der Trommelschlegelfinger dar (s. Kapitel 20). Die *Löffelnägel* (Koilonychie) kommen durch

Verdickung der Nagelplatten

Pachyonychia congenita (Jadassohn-Lewandowsky-Syndrom). Das Syndrom wird autosomal dominant vererbt und umfaßt eine seit Geburt bestehende Verdickung aller Finger- und Zehennägel, eine Hyperkeratose palmoplantar und an druckexponierten Stellen und eine Leukokeratose (Leukoplakie) der Schleimhäute.

Die gelblich-bräunlichen Nägel sind in ihrer gesamten Länge verdickt und transversal gebogen. Die Oberfläche der Nagelplatten bleibt glatt, aber die Unterfläche der Nagelplatten haftet mit einer kompakten, massiven Hornmasse am Nagelbett. Außer einer frühzeitiger Verhornung der Mundschleimhaut kommen Leukoplakien auch auf der Larynxschleimhaut (Heiserkeit) und am Trommelfell (Taubheit) vor [1, 2].

Chronische, mukokutane Candidose. Durch einen zellulären Immundefekt können sich im Säuglings- und Kindesalter rezidivierende, ausgedehnte Candida-Infektionen auf der Haut, an den Schleimhäuten und in den inneren Organen ausbilden (granulomatöse Candidose). Dabei stellen charakteristische Veränderungen am Nagelbett und an der Nagelplatte ein ständiges Begleitsymptom dar. Die Nagelplatten sind massiv verdickt, ein Großteil der Nägel wird krümelig und ihre Oberfläche wird rauh. Mikrobiologisch kann man hierbei reichlich Pilzelemente nachweisen. Die schweren Nagelveränderungen werden immer auch von einer schmerzhaften Entzündung am Nagelfalz (Candida-Paronychie) begleitet. Mit der chronischen, mukokutanen Candidose ist häufig auch eine Insuffizienz verschiedener endokriner Drüsen (Nebenschilddrüsen, Schilddrüse, Nebennieren, Pankreas) assoziiert (Candida-Endokrinopathie-Syndrom) [6].

Bazex-Syndrom (paraneoplastische Akrosklerose). Eine Auffaserung der Nagelplatten zählt hierbei zu den Frühsymptomen (s. Kapitel 15). Später folgt eine psoriasiforme Schuppung am Paronychium und an den Fingerbeeren. Differentialdiagnostisch unterscheiden sich die Veränderungen von der Psoriasis durch ihre bläuliche, mehr livide Farbe.

Veränderungen der Nageloberfläche

Tüpfelnägel. Das Auftreten scharf begrenzter, tiefer Grübchen in der Nagelplatte ist zwar für die Psoriasis nicht pathognomonisch, aber darauf typisch. Das Symptom ist besonders wichtig bei der Differentialdiagnose von Gelenkserkrankungen, wo fingerhutartig getüpfelte Nagelplatten auf die Psoriasis arthropathica hinweisen. Die kleinen Grübchen sind die Folgen einer Psoriasis am Nagelfalz und sind von den oberflächlicher gelegenen, punktförmigen Grübchen beim Ekzem und bei der Alopecia areata abzugrenzen. (Im Sinne einer Psoriasis arthropathica kann man auch den sog. „Ölfleck", eine umschriebene, gelblich-braune, runde oder ovale Verfärbung der Nagelplatte, verwerten. Diese Veränderung ist auf eine Psoriasis des Nagelbettes zurückzuführen.)

Farbveränderungen der Nagelplatten

Weiße Verfärbungen (Leukopathien). Die umschriebene Weißverfärbung (Leukonychie) der Nagelplatte wird eher durch lokale Faktoren verursacht. Die Leukonychia totalis dagegen kann außer örtlichen Noxen auch bei Erkrankungen innerer Organe in Erscheinung treten. Wegen der opalen, gebrochen weiß verfärbten Nagelplatte kann man auch von „Milchglasnägeln" sprechen. Klassisch werden diese Nägel bei einer fortgeschrittenen Lebererkrankung (assoziiert an eine Hypoalbuminämie) und bei der Colitis ulcerosa beobachtet. Selten treten sie auch familiär auf (Abb. 210).

Die querverlaufenden, mehrere mm breiten, streifenförmigen Weißverfärbungen sind für Schwermetallvergiftungen (Arsen, Thallium, Antimon, Quecksilber) typisch (Leucopathia unguis toxica). Im Falle einer Arsenvergiftung wird diese Erscheinung Mees'scher Streifen genannt, der mit dem Auswachsen der Nägel distalwärts vorgeschoben wird. Paarweise angeordnete, parallel zur Lunula verlaufende weiße Streifen lassen an eine schwere, chronische Hypalbuminämie denken (Muehrcke'sches Zeichen). Diese Streifen sind beständig und werden nicht distalwärts vorgeschoben. Mit Normalisierung der Albuminwerte verschwinden auch die Streifen. Neuerdings wurde dieses Phänomen auch in Verbindung mit einer Polychemotherapie eines Bronchial-

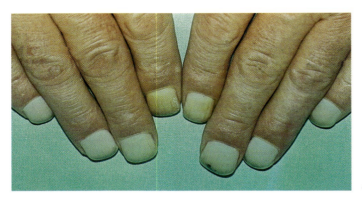

Abb. 210. Milchglasnägel

tumors beobachtet, obwohl die Werte für Albumin im Normbereich lagen [7].

Braune Verfärbung. Dunklere (schwarze, braune, blaue, grüne) Verfärbungen der Nagelplatten haben verschiedene Ursachen. Der Farbstoff kann äußerlich liegen (exogene Einflüsse und Infektionen, die hier außer acht gelassen werden), in der Nagelplatte selbst (Melanin, Hämosiderin) oder unter der Nagelplatte (bei einem subungualen Krankheitsprozeß, z. B. ein malignes Melanom).

Den braunen Längsstreifen durch die gesamte Nagelplatte, hervorgerufen von Melanin, nennt man eine Melanychia longitudinalis. Ursache dafür ist in der Regel ein angeborener oder erworbener subungualer Naevuszellnaevus in der Matrix. Man muß jedoch hierbei immer auch an ein malignes Melanom denken. In ungeklärten Fällen oder bei der Ausbreitung der Läsion sollte man eine histologische Untersuchung veranlassen. Man muß insbesondere dann an ein Melanom denken, wenn man auch am Nagelfalz eine fleckige bräunlich-schwarze Pigmentierung sieht (Hutchinson'sches Zeichen) (Abb. 211, 212).

Eine longitudinale, streifenförmige Hyperpigmentierung sieht man auch als Nebenwirkung einer Behandlung mit Bleomycin. Es ist auch wichtig zu wissen, daß eine Melanychia longitudinalis, in Verbindung mit hyperpigmentierten Flecken am Lippenrot, immer gut-

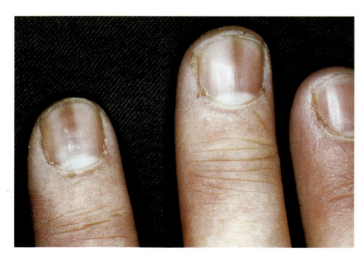

Abb. 211. Naevus pigmentosus am Nagelbett

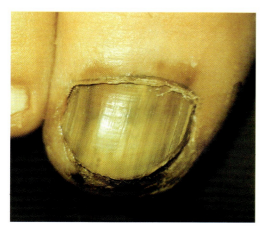

Abb. 212. Subunguales Melanom mit bräunlicher Fleckbildung am Nagelfalz

artig ist (Laugier-Hunziker-Syndrom). In solchen Fällen muß man nicht an eine Polypose (wie beim Peutz-Jeghers-Syndrom) und an ein subunguales Melanom denken.

Wenn mehrere oder alle Nägel diffus bräunlich verfärbt sind, besteht der Verdacht auf eine systemische Erkrankung. Hierbei kommen in erster Linie solche Erkrankungen in Frage, die mit einer gesteigerten MSH-Sekretion einhergehen, wie der Morbus Addison, der Zustand nach einer Adrenalektomie oder eine Hämochromatose, sowie eine diffuse Melanose (metastasierendes malignes Melanom).

Bläuliche Verfärbung. Eine silberne, bläuliche Verfärbung neben der Lunula macht auf eine Quecksilber- oder Silberintoxikation aufmerksam. Die azurblaue Lunula weist auf eine hepatolentikuläre Degeneration hin. Eine diffuse, bläulich-graue Verfärbung der Nagelplatte kommt bei Ochronose vor.

Subunguale Blutung und Splitterblutung. Eine umschriebene oder die gesamte Nagelplatte einnehmende bläulich-rote Verfärbung wird meist durch ein subunguales oder intraunguales Hämatom nach einem Trauma verursacht. Eine subunguale Blutung an allen Zehen weist auf eine hämorrhagische Diathese hin (Abb. 213).

Die 1–3 mm langen, linienhaften, longitudinal verlaufenden subungualen Blutungen nennt man Splitterblutungen. Wie bereits bei den hämorrhagischen Dermadromen erwähnt, kommen diese am häufigsten bei der infektiösen Endokarditis, bei Sepsis, Trichinose und Thyreotoxikose vor. Neuerdings wurden Splitterblutungen häufiger auch bei langzeitdialysierten Nierenkranken beobachtet. Außerdem kommen Splitterblutungen auch bei peripheren Durchblutungsstörungen und Traumen vor.

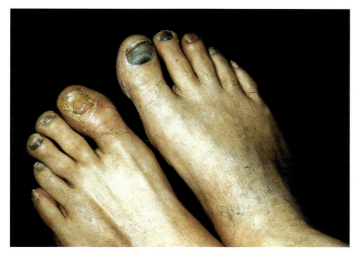

Abb. 213. Subunguales Hämatom mit Onycholyse bei einer schweren, hämorrhagischen Diathese

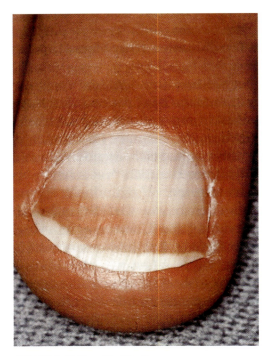

Abb. 214. *Half and half nail*

Rote Verfärbung. Bei Niereninsuffizienz sieht man ein streifenförmiges, etwa 20–50 % der Nagelplatte einnehmendes bräunlich-rotes Erythem. Ist die Nagelplatte zur Hälfte bräunlich-rot verfärbt, spricht man von „half and half"-Nägel (half white/half red nail bed). Diese Veränderung kann auf eine gesteigerte Kapillarisierung des Nagelbettes zurückgeführt werden und blaßt dementsprechend auf Druck ab. Diese Nagelverfärbung wird für ein spezifisches Zeichen einer schweren Niereninsuffizienz gehalten und bildet sich nach einer Nierentransplantation wieder zurück. Eine rote Lunula kann man auf dem Daumen- und Großzehennagel bei der rheumatoiden Arthritis beobachten [5] (Abb. 214).

Gelbe Verfärbung (Yellow nail-Syndrom). Das Syndrom umfaßt gelbe, langsam wachsende Nägel, ein Lymphödem der unteren Extremität, einen idiopathischen Pleuraerguß, Bronchiektasien und eine chronische Sinusitis. Auf den Zusammenhang der respiratorischen Anomalien und der Störungen des Lymphkreislaufes mit den Nagelveränderungen haben Saman und White aufmerksam gemacht [8].

Die Nagelveränderungen können in jedem Lebensalter in Erscheinung treten und gehen im allgemeinen Jahre den pulmonalen Symptomen voraus. Die Nägel weisen eine zitronengelbe bis dunkel gelblich-braune Verfärbung auf und betreffen alle Nägel. Die Nagelplatten sind verdickt und seitlich zusammengedrückt. Interessanterweise fehlen hier die Cuticula und die Lunula. Die Ursache der Nagelveränderungen ist noch nicht bekannt.

Das Lymphödem an den Extremitäten und den Pleuraerguß erklärt man mit einer Störung des Lymphkreislaufes (Hypoplasie der Lymphwege). Andere vermuten einen primär sklerosierenden Prozeß der Lymphgefäße mit deren konsekutiver Obstruktion und erklären damit auch die Entstehung der verdickten Nägel. Dagegen spricht, daß sich die Nagelveränderungen auch dann zurückbilden können, wenn das Lymphödem unverändert weiter bestehenbleibt.

Gelbe Nägel ohne deren Verdickung hat man neuerdings bei Pneumonie durch Pneumocystis carinii von AIDS-Kranken beschrieben [9]. Von den 8 untersuchten Patienten wiesen 4 eine distalwärts fortschreitende, gelbe Verfärbung der Nagelplatten auf. Wenn dieses Symptom auch von anderen Autoren bestätigt wird, könnte es ein Frühzeichen einer Pneumonie durch Pneumocystis carinii werden. Schließlich sei erwähnt, daß das Syndrom auch mit einem Karzinom innerer Organe assoziiert werden kann [10].

Veränderungen am Nagelfalz

Chronisch-rezidivierende Paronychien werden häufig durch eine Candida-Infektion verursacht. Bei hartnäckigen Paronychien ist es deshalb sinnvoll, nach einer Störung des Kohlenhydratstoffwechsels zu fahnden. Eine nicht infektiöse Paronychie an mehreren Nägeln kann man neuerdings bei der Therapie mit Retinoiden beobachten.

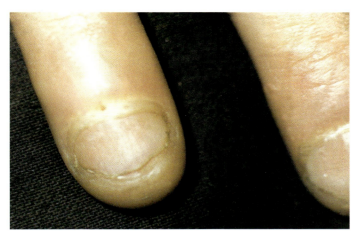

Abb. 215. *Verbreiterte Cuticula bei Dermatomyositis*

Ein Unguis incarnatus – besonders an mehreren Nägeln – kann auf das von Steigleder beschriebene Syndrom hinweisen. Dieses Syndrom umfaßt Unguis incarnatus, Diabetes mellitus (häufiger nur eine geringere Glucosetoleranz), Hochwuchs und Hyperhidrose. Das Syndrom wird hauptsächlich bei jungen Männern beobachtet. Als Ursache denkt man hierbei an einen Basophilismus in der Pubertät (Überfunktion der Hypophyse) [11].

Wie bereits erwähnt, zählen Fibrome am Nagelfalz zu den Spätsymptomen eines Morbus Pringle (Koenen-Tumoren), so daß ihre diagnostische Bedeutung nur gering einzuschätzen ist.

Veränderungen der Cuticula. Normalerweise hat die wallartige Cuticula an der proximalen Seite der Nagelplatte eine Breite von 1–2 mm. Durch eine chronische Verhornung kann sich die Cuticula gelblich-weiß verfärben und mehrere mm breit werden. In der verbreiterten Cuticula können auch parallel verlaufende, strahlenförmig angeordnete Teleangiektasien in Erscheinung treten. Diese zählen zu den charakteristischen Zeichen von Kollagenkrankheiten und der Raynaud-Symptomatik [5]. (Der proximale Nagelwall stellt eine Lieblingslokalisation der Kollagenkrankheiten dar.) Eine Nagelbettnekrose durch Infarktbildung in den erweiterten Gefäßen sowie Blutungen in die Cuticula zählen zu den häufigen

Symptomen eines SLE. Bei einer psoriasiformen Veränderung der Cuticula – besonders in Verbindung mit einer Dermatomyositis – sollte man nach einem malignen Tumor fahnden (Abb. 215).

Pterygium inversum. Man versteht darunter das Zusammenwachsen des distalen, freien Randes der Nagelplatte mit dem korrespondierenden Anteil des Nagelbettes. Typisch ist hierbei die Druckschmerzhaftigkeit der Fingerspitzen. Manchmal kommt es kongenital vor (und ist dann schmerzlos), in der Regel jedoch begleitet es eine Akrosklerose bei Sklerodermie [5].

Literatur

1. Zaias N (1980) The nail in health and disease. MTP Press, Lancaster, England
2. Zaun H (1990) Krankhafte Veränderungen des Nagels. Perimed, Erlangen
3. Daniel CR, Osment LS, Noojin RO (1980) Triangular lunulae. A clue to nail-patella syndrome. Arch Dermatol 116: 448–449
4. Nervin NC, et al (1982) Deafness, onychoosteodystrophy, mental retardation (DOOR) syndrome. Am J Med Genet 13: 325–332
5. Tosti A (1991) The nail apparatus in collagen disorders. Semin Dermatol 10: 74–76
6. Prince ML, Macdonald DM (1984) Candida endocrinopathy syndrome. Clin Exp Dermatol 9: 105–109

7. Schwartz RA, Vickerman CE (1979) Muehrcke's lines of the finger nails. Arch Intern Med 139: 242

8. DeCoste SD, Imber MJ, Baden HP (1990) Yellow nail syndrome. J Am Acad Dermatol 22: 608–611

9. Burrows N, Jones RR (1991) Yellow nail syndrome in association with carcinoma of the gall bladder. Clin Exp Dermatol 16: 471–473

10. Chernosky ME, Finley VK (1985) Yellow nail syndrome in patients with acquired immunodeficiency disease. J Am Acad Dermatol 13: 731

11. Reszler M, Mari B (1981) Beitrag zum Unguis-incarnatus-Syndrom. Z Hautkrankh 56: 171–174

Sachverzeichnis